DE

L'ADÉNOPATHIE

TRACHÉO-BRONCHIQUE

EN GÉNÉRAL

ET EN PARTICULIER DANS

La Scrofule et la Phthisie pulmonaire

PRÉCÉDÉE DE

L'ÉTUDE TOPOGRAPHIQUE DES GANGLIONS TRACHÉO-BRONCHIQUES

PAR

A. BARÉTY,

Docteur en médecine de la Faculté de Paris,
Interne en médecine et en chirurgie des hôpitaux de Paris,
Membre correspondant
de la Société anatomique et de la Société de biologie de Paris,
Médaille d'argent du Gouvernement (vaccinations de 1869),
Médaille de bronze de l'Assistance publique.

Avec six planches dessinées et lithographiées par l'auteur.

PARIS

ADRIEN DELAHAYE, LIBRAIRE-ÉDITEUR

PLACE DE L'ÉCOLE-DE-MÉDECINE

1874

TRAVAUX DU MÊME AUTEUR.

Anatomie pathologique de l'otite interne (moyenne) des nouveau-nés,
par MM. A. Baréty et J. Renaut (*Arch. de physiol. norm. et path.*,
1869, n° 3).

Recherches expérimentales sur les mouvements du *tournesol* (helian-
thus major) exécutés sous l'influence de la lumière du jour, au lever
du soleil et dans la journée (Soc. de biologie, séance du 2 décembre
1871).

Méningite tuberculeuse avec sueur limitée à la moitié droite de la face
(ibid.).

Mort rapide avec les symptômes d'une attaque apoplectique chez un
homme de 70 ans, causée par une thrombose du tronc basilaire (Soc.
anat., séance du 22 décembre 1871).

Rétrécissement mitral non compliqué d'insuffisance (Soc. anatomique,
19 juillet 1872).

Expérience établissant la possibilité de ralentir et de suspendre à vo-
lonté la circulation dans les vaisseaux artériels de sa propre rétine.
Valeur de cette expérience (Soc. de biol., 27 juillet 1872, et *Journal
d'ophthalmatologie*, septembre 1872).

Gangrène pulmonaire, suite d'embolie de l'artère pulmonaire chez une
femme récemment accouchée, atteinte d'ovarite gauche et de phlé-
bite suppurée de la veine utéro-ovarienne du même côté (Soc. de
biol., 21 décembre 1872).

Cachexie syphilitique. Irido-cyclite avec tumeur gommeuse de l'iris et
hernie choroïdienne de l'œil gauche. etc. (*Annales de dermatologie*,
1872-73, n° 1).

De quelques phénomènes pathologiques dépendant d'hémorrhagies ou
de ramollissements circonscrits du cerveau et siégeant du côté de la
paralysie, c'est-à-dire du côté opposé à la lésion cérébrale (Mémoire
lu à la Société de biol., 12 juillet 1873).

Tuberculisation des organes urinaires et granulations tuberculeuses
dans les deux poumons chez un homme de 63 ans (Soc. anat., 10
avril 1874).

Atrophie des muscles interosseux de la main d'origine syphilitique
(2 obs. avec remarques, *in Ann. de dermatologie*, 1874).

De la congestion et de l'apoplexie pulmonaires en rapport avec les
traumatismes accidentels du crâne (Soc. de biol., 18 avril 1874).

De la kératite eczémateuse (*Recueil d'ophthalmologie*, avril 1874), etc.

L'ADENOPATHIE

TRACHÉO-BRONCHIQUE

EN GÉNÉRAL

ET EN PARTICULIER DANS

La Scrofule et la Phthisie pulmonaire

PRÉCÉDÉE DE

L'ÉTUDE TOPOGRAPHIQUE DES GANGLIONS TRACHÉO-BRONCHIQUES

PAR

A. BARÉTY,

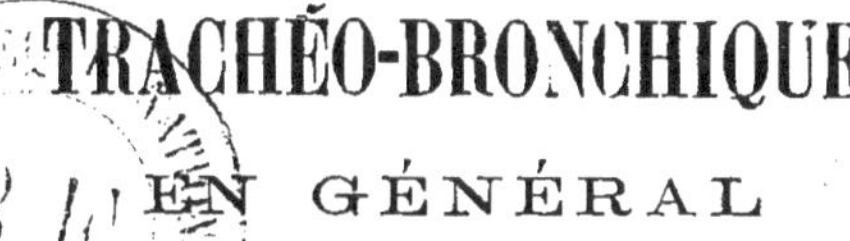

Docteur en médecine de la Faculté de Paris,
Interne en médecine et en chirurgie des hôpitaux de Paris,
Membre correspondant
de la Société anatomique et de la Société de biologie de Paris,
Médaille d'argent du Gouvernement (vaccinations de 1869),
Médaille de bronze de l'Assistance publique.

Avec six planches dessinées et lithographiées par l'auteur.

PARIS

ADRIEN DELAHAYE, LIBRAIRE-ÉDITEUR

PLACE DE L'ÉCOLE-DE-MÉDECINE

1874

AVANT-PROPOS.

Ce travail n'est pas une œuvre de simple critique dé faits connus. C'est en même temps l'exposé de recherches historiques, anatomiques, anatomo-pathologiques et cliniques auxquelles je me suis livré depuis quelques années et particulièrement dans ces derniers mois.

En l'année 1869, dans le servive de M. le Dr Parrot, aux Enfants-Assistés, j'eus l'occasion d'observer pour la première fois un cas de phthisie bronchique et de voir le diagnostic porté pendant la vie vérifié par l'autopsie.

En 1871, dans le service de M. le Dr Guibout, médecin requis à l'hôpital militaire St-Martin, je soupçonnai chez un de nos malades une compression de la bronche gauche, et l'autopsie vint de nouveau confirmer le diagnostic.

Depuis j'ai eu maintes fois l'occasion de rencontrer des cas d'adénopathie trachéo-bronchique compliquant divers états pathologiques.

De nouvelles autopsies faites en grand nombre sur des enfants et des adultes à l'Hôtel-Dieu, et complétées pour la plupart dans le laboratoire de M. le professeur Béhier, m'ont permis d'augmenter la somme des notions acquises.

J'avais en même temps la bonne fortune d'être attaché,

à titre d'interne, au service de M. le Dr Noël Guéneau de Mussy qui, depuis de longues années, s'occupe de la question de l'adénopathie bronchique. Sous l'habile et bienveillante direction de ce savant Maître nous avons pu, au lit des malades, acquérir des notions nouvelles et voir se confirmer celles précédemment acquises par nous.

Grâce à toutes ces heureuses conditions, grâce au bienveillant appui de notre excellent ami M. le Dr Henri Liouville, chef du laboratoire d'anatomie pathologique de l'Hôtel-Dieu, grâce enfin au concours précieux de mes collègues et amis MM. Darolles, Carion, et Poyet, internes distingués des hôpitaux, qui m'ont fourni des pièces anatomiques intéressantes, j'ai pu achever l'essai d'une étude générale de l'adénopathie trachéo-bronchique.

Nous avons divisé notre étude en cinq parties, avec des considérations préliminaires qui comprennent la définition du sujet, l'historique et la bibliographie, et suivies d'observations et de planches inédites.

Dans la première partie sont exposées : 1° quelques notions d'anatomie normale, nos recherches sur l'anatomie topographique et les rapports des ganglions trachéobronchiques; 2° les principales notions d'anatomie pathologique.

La 2ᵉ partie se rapporte à l'étiologie ; la 3ᵉ partie à la symptomatologie ; la 4ᵉ au diagnostic ; la 5ᵉ au pronostic et au traitement.

L'ADÉNOPATHIE TRACHÉO-BRONCHIQUE

CONSIDÉRATIONS PRÉLIMINAIRES.

DÉFINITION. — *L'adénopathie trachéo-bronchique* dans son sens le plus général, consiste dans une modification pathologique des ganglions des bronches, et de la partie inférieure ou intrathoracique de la trachée. Elle fait de ces organes (hypertrophiés et dégénérés ou non) des corps étrangers capables de comprimer les organes divers qui les avoisinent, ou bien des foyers d'inflammation adhésive ou suppurative simple ou symptomatique, capables, à leur tour, d'amener l'altération à tous les degrés possibles de ces mêmes organes de voisinage.

Cette modification pathologique comprise de la sorte, se traduit, ainsi que nous le verrons, par un ensemble de symptômes locaux et généraux, dont les uns dépendent de l'altération ganglionnaire elle-même, et les autres des altérations de voisinage auxquelles ces ganglions peuvent donner lieu.

C'est à ce point de vue général que nous envisagerons

la question. Nous aurons à nous occuper, il est vrai, le plus souvent de la dégénérescence tuberculeuse et strumeuse des ganglions médiastinaux, mais nous aurons soin en même temps de tenir compte des autres dégénérescences principales qui peuvent affecter ces organes.

C'est ainsi que nous justifierons notre définition; mais, nous fussions-nous borné à ne parler que de la dégénérescence tuberculeuse des ganglions, nous aurions évité de l'envisager sous le nom de phthisie bronchique, à moins toutefois de nous renfermer dans l'examen de ces cas peu nombreux qui paraissent bien appartenir à cette dénomination.

Quelques explications sont nécessaires au sujet de cette dénomination : *phthisie bronchique*, que l'on trouve assez fréquemment employée par les auteurs (Leblond, Le Roy de Méricourt, Barthez et Rilliet, Sotinel, Schœffel, etc.).

Les auteurs qui ont fait usage de ce terme n'auraient dû toujours considérer que les cas dans lesquels les ganglions bronchiques ou trachéo-bronchiques *seuls* se trouvaient être atteints, ou bien les cas dans lesquels l'altération de ces ganglions *prédomine de beaucoup* sur l'altération d'autres organes, et particulièrement des poumons. Nous dirons, dans la partie consacrée à l'historique, combien Leblond a peu justifié le titre de sa thèse. On y relève, en effet, des observations dans lesquelles la lésion des poumons était trop avancée pour qu'elle n'eût pas joué un rôle considérable dans les souffrances du patient et sa terminaison fatale. Les autres auteurs qui se sont servis de la même expression l'ont généralement mieux justifiée.

En se reportant à l'index bibliographique, il sera facile de voir que l'altération des ganglions trachéo-bronchiques a été étudiée sous des dénominations diverses et nom-

breuses. La dénomination qui nous a paru la plus convenable est celle d'un de nos Maîtres, M. le Docteur
Guéneau de Mussy. Le terme *adénopathie*, en effet, ne
préjuge en rien la nature de la lésion, dont il pourra être
question. C'est un terme générique commode. Reste ensuite à localiser, puis à spécifier l'expression *adénopathie*.
L'expression *bronchique* qui la suit indique clairement
qu'il s'agit des ganglions en rapport avec des bronches.
Nous avons adopté ces deux termes, mais en y ajoutant
toutefois la désignation de la trachée, et nous disons : *adénopathie trachéo-bronchique*. L'étude anatomique nous montrera, en effet, que plusieurs des dits ganglions bronchiques sonten même temps en rapport avec la trachée ; enfin,
il sera toujours facile de spécifier la nature de cette adénopathie ; elle sera tuberculeuse, strumeuse, *adénique*,
mélanique, cancéreuse, etc.

HISTORIQUE.

Parmi les altérations diverses des ganglions bronchiques ou trachéo-bronchiques, leur tuberculisation a
été étudiée depuis longtemps déjà et sous des dénominations un peu diverses, ainsi que le montrera l'examen
historique suivant :

INDEX BIBLIOGRAPHIQUE.

1780. Lalouette. — Traité des scrofules, pp. 15, 34 et 35.
1789. Kortum. — Commentarius de vitio scrofuloso, pp. 252, 259
    et 262.
1800. Portal. — Mémoire sur plusieurs maladies, t. XI, pp. 126, 308.
1802. Sauvée. — Recherches sur la phthisie laryngée. Paris, an X.
    Th. n° 87.

1809. Portal. — Observations sur la nature et le traitement de la
   phthisie pulmonaire, T. XI, pp. 218, 219 et 307.

1810. Bayle. — Recherches sur la phthisie, édit. de 1855, chez Ad.
   Delahaye, pp. 397 et 633.

1810. Cayol. — Recherches sur la phthisie trachéale. Th. de Paris,
   n° 93.

1821. Hufeland. — Traité de la maladie scrofuleuse, traduit de l'allemand sur la 3e édit. (1819), par J.-B. Bousquet, pp. 97 et 109.

1824. De Breventani (cité par Albers et par Jolivet). Gaz. méd., p. 409.

1824. Leblond. — Recherches sur une espèce de phthisie particulière
   à l'enfance. Th. de Paris, n° 53.

1826. Becker. — De glandulis thoracis lymphaticis atque thymo. Th.
   Berlin.

1829. Tonnelé. — Observations et réflexions sur les principaux cas de
   tubercules observés à l'hôpital des Enfants pendant les années 1827 et 1828; — et Mémoire sur les maladies des sinus
   veineux de la dure-mère. (Journal hebdomadaire, t. V, pp. 50,
   337 et 344.)

1829. Rousset. — Tumeur squirrheuse située derrière le sternum,
   comprimant la trachée-artère, etc. (Recueil de la Soc. de méd.
   de Marseille, t. IV, p. 261.)

1834. Albers (de Bonn). — Recherches anatomo-pathologiques sur le
   nerf pneumogastrique, suivies de quelques observations de
   maladies de ce nerf, par le Dr Hankel, traduit de l'allemand,
   par le Dr Richelot (Archives gén. de méd., t. V, 2e série).

1834. Ley (H.). — Observations sur l'inspiration rauque des enfants,
   et sur ses rapports avec un état morbide des ganglions thoraciques et cervicaux (Gaz. méd., p. 593); — et London med·
   Gaz., févr., t. XIII, et av. t. XIV).

1834. Swan (cité par Kyll). — A treatise on diseases and injuries of
   the nerves. London, ch. X.

1835. Clarke. — A treatise of pulmonary consumption and scrofulous
   diseases, p. 60.

1836. Ley. — An [essay on the laryngismus stridulus, or crouplike
   inspiration of infant. London.

1837. Becquerel. — Compression de la trachée-artère, de l'aorte et de
   ses branches d'origine par des masses tuberculeuses; hypertrophie des deux ventricules; mort par suite d'une inflammation générale de la trachée-artère et des bronches (Bull. de la
   Soc. anat., XIIe année, p. 121).

1837. Laënnec. — Traité de l'auscultation médiate, 4e édition, t. Ier,
   p. 336, ch. 9, et t. II, p. 53.

1839. Andral. — Clinique médicale, 3e édit., t. III, p. 262 et suiv., et
   t. IV, p. 248 et suiv.

1840. Barthez et Rilliet. — Recherches anatomo-pathologiques sur la tuberculisation des ganglions bronchiques chez les enfants (Archiv. gén. de méd.).

1841. Becquerel. — Mémoire sur la tuberculisation des ganglions bronchiques (Gaz. méd., t. IX, juillet, p. 449).

1842. Barthez et Rilliet. — Recherches anatomo-pathologiques sur la tuberculisation des ganglions bronchiques chez les enfants (Arch. gén. de méd.).

1842. Berton. — Traité pratique des maladies des enfants, 2ᵉ édit.

1842. Stimmel. — Mort par asphyxie causée par la chute dans la trachée du contenu d'un ganglion tuberculeux, qui a ulcéré ce conduit (Gaz. méd., p. 601).

(1) 1843. Wegner. — De glandularum bronchialium tuberculosi. Berol. Diss. inaugurale.

1843. Louis. — Recherches sur la phthisie; 2ᶜ édit.

1845. H. Gintrac. — Essai sur les tumeurs solides intrathoraciques.

1845. Lebert. — Physiologie pathologique, t. I, p. 475.

1846. Hérard. — Accès d'asthme. — Compression des pneumogastriques. — Désorganisation du poumon droit. — Perforation de la bronche droite (Bull. de la Soc. anat., 1ʳᵉ série, 21ᵉ ann., p. 268).

1848. Marchal (de Calvi). — De la tuberculisation ganglio-bronchique chez l'adulte (Acad. de Méd., séance du 13 juillet).

1847. Kyll. — Mémoire sur le spasme de la glotte (Arch. gén. de méd., 2ᵉ série, t. XV, p. 97).

1849. Legroux. — Mémoire sur le diagnostic de la compression des nerfs laryngés récurrents et pneumogastriques (Arch. gén. de méd., 4ᵉ série, t. XXI, p. 491).

1850. Marchal (de Calvi). — De la tuberculisation ganglio-bronchique chez l'adulte (Mém. de méd. milit., t. V, 2ᶜ série, p. 246).

1852. Hourmann. — Sur quelques effets peu connus de l'engorgement des ganglions bronchiques. Th. de Paris.

1852. Sestier. — Traité de l'angine laryngée œdémateuse, p. 219.

1853. Richet. — Gangliophymie bronchique. Mort presque subite (Gaz. des hôpit.; 26 fév., p. 99).

1854. Goupil. — (Enfant de 10 ans, mort de méningite tuberculeuse. — Trachée environnée d'une masse de ganglions bronchiques, non comprimée; poumons sains sans tubercules.) (Bull. de la Soc. anat., 1ʳᵉ série, 29ᵉ année, p. 269).

1855. Schœffel. — De la tuberculisation des ganglions bronchiques. Th. de Strasbourg, n⁰ 343.

(1) Nous inscrivons le travail de Wegner, bien que nous ne l'ayons pas lu. Il nous a été impossible de nous le procurer. Nous le citons d'après Virchow.

1856. De Beauvais. — Broncho-pneumonie, suivie de. phthisie aiguë et d'emphysème sous-cutané du côté gauche du thorax (Bull. de la Soc. méd. des hôp., 28 mai, t. III, p. 138).

1856. Simon. — Même observation avec ce titre : Emphysème du tissu cellulaire sous-cutané des parois gauches du thorax ; ganglion bronchique suppuré ; bronche perforée (Bull. de la Soc. anat., 2ᵉ série, t. I, p. 264).

1856. Bernier. — Observation de tuberculisation des ganglions bronchiques, suivie de mort (Recueil des mém. de méd., chir. et pharm. milit., p. 300).

1856. Duriau et Gleize. — De la tuberculisation des ganglions bronchiques chez l'adulte (Gaz. hebdom., pp. 613, 631).

1857. Barthez. — Phthisie ganglionnaire bronchique. Respiration caverneuse persistante, sans excavations pulmonaires (Bull. de la Soc. méd. des hôpit., 8 juillet).

1857. Bonfils. — Hypertrophie ganglionnaire générale ; fistules lymphatiques ; cachexie sans leucémie (Rec. des trav. de la Soc. méd. d'obs., t. I, p. 157).

1857. Genouville. — Gangrène du larynx et des ganglions bronchiques (Bull. de la Soc. anat., 2ᵉ série, 11, p. 119).

1857. Luton. — Tuberculisation pulmonaire chez un enfant de 2 ans. Dégénérescence tuberculeuse des ganglions bronchiques et mésentériques, etc., etc. Mort, autopsie. — (Bull. de la Soc. anat., 2ᵉ série, II, p. 105.)

1860. Le Roy de Méricourt. — Phthisie bronchique ou adénite péribronchique suppurée diagnostiquée pendant la vie ; — absence de tubercules dans le parenchyme pulmonaire ; — asphyxie lente par compression de la partie inférieure de la trachée (Obs. communiquée à la Soc. méd. des hôp. — Union méd., 17 juillet, p. 97.)

1861. Bazin. — Leçons théoriques et cliniques sur la scrofule (2ᵉ édit., pp. 129, 308, 467 et 468).

1861. Barthez et Rilliet. — Traité clinique et pratique des maladies des enfants, 2ᵉ édit., t. III, p. 600. — Tuberculisation des ganglions bronchiques.

1861. Fonssagrives. — Mémoire sur l'engorgement des ganglions bronchiques chez l'adulte, considéré comme cause d'asphyxie, et sur la possibilité d'établir le diagnostic de cette affection (Arch. gén. de méd., décembre).

1861. Potain. — Hypertrophie simple des ganglions bronchiques. — Compression du pneumogastrique droit par un ganglion, etc. (Bull. de la Soc. anat., 3ᵉ série, VI, p. 96).

1861. Sotinel. — Phthisie ganglionnaire chez l'adulte (Th. de Strasb., janv., p. 23).

1861. Woillez. — Rapport sur le mémoire de Fonssagrives, lu à la
     Soc. méd. des hôp., séance du 14 août.

1862. Cruveilhier. — Traité d'anatomie pathologique générale, t. IV,
     p. 642, 643.

1862. Empis. — Cornage broncho-trachéal (Union méd., t. XIII, pp. 35,
     36, 74).

1863. Bouchut. — De la tuberculose des ganglions bronchiques ou tu-
     berculose médiastine (Gaz. des hôp., p. 429, 433).

1863. Kerstein.—Observationes quædam de phthisi bronchiali, seu de
     depositione tuberculorum in glandulis bronchialibus (Analyse
     in Arch. gén. de med., 4e série, t. III, octobre).

1863. Roger. — Cours clinique des maladies des enfants. — Séméiolo-
     gie (Union méd., 2e série, t. XIX, p. 275 et 407).

1864. Woillez. — Tumeurs des ganglions bronchiques. — Diagnostic,
     pronostic et traitement (Gaz. des hôp., nos 126, 131 et 136).

1865. Barth et Roger.— Traité pratique d'auscultation, 6e édit., p. 64,
     obs.

1865. Johnson. — Medical Times and Gazette, n° 786.

1865. Machenaud. — Gangrène pulmonaire déterminée par la compres-
     sion d'un ganglion bronchique (Bull. de la Soc. anat., 2e série,
     t. X, p. 34).

1865. Verliac. — Sur quelques cas de toux spasmodique observés dans la
     tuberculisation bronchique chez les enfants (Rec. des trav. de
     la Soc. méd. d'obs., 2e série, t. 1er, p. 88).

1865. Rigal. — Tuberculisation générale, spécialement des poumons
     et des ganglions bronchiques. — Pleurésie purulente. Perfo-
     ration pulmonaire. Mort. Autopsie. (Bull. de la Soc. anat.,
     2e série, t. X, p. 414).

1865. Trousseau. — Clinique méd., t. III, 2e édit. (Adénie, p. 555).

1866. Hayem. — Hémiplégie ancienne. — Aphonie subite. — Accès de
     suffocation. — Trachéotomie. — Mort. — Tumeur du cou dé-
     viant la trachée et comprimant le nerf récurrent gauche (Gaz.
     hebdomad. n° 6. — Obs. prise en même temps par M. Joliet et
     publiée en 1868 dans la thèse de M. Jolivet, p. 25 : Essai
     sur les accidents déterminés par l'altération des nerfs récur-
     rents).

1866. Daga. — De la tuberculisation des ganglions bronchiques chez
     l'adulte (Rec. de méd. milit., 3e série, t. XVI, p. 276 et 449).

1866. Richet. — Traité d'anat. médico-chirurg., 3e édit., p. 573.

1867. Tauchon. — De la tuberculisation bronchique ou gangliophymie
     chez l'adulte (Th. de Paris, n° 65).

1868. N. Guéneau de Mussy. — Etudes cliniques sur l'adénopathie bron-
     chique (Gaz. des hôp., nos 67 et 68).

1868. Jolivet.— Essai sur les accidents déterminés par l'altération des
     nerfs récurrents (Th. de Paris, n° 152, p. 20 et suiv.).

1869. N. Guéneau de Mussy. — Signes d'adénopathie bronchique siégeant à droite (Gaz. des hôp., 2 août, n° 89).

1869. H. Liouville. — Contribution à l'étude de l'adénopathie médiastine (ganglions péritrachéaux et péribronchiques) principalement observée chez le vieillard (Arch. de physiol. norm. et pathol., n°s 5 et 6, p. 600 et 714, pl. X).

1869. Rathery. — Phthisie ganglionnaire. — Mort rapide par suite de l'ouverture d'un ganglion ramolli dans la trachée (Bull. de la Soc. anat., t. XIV, 1870).

1870. Béhier. — Tuberculose pulmonaire et ganglionnaire chez un homme de 41 ans. — Difficulté du diagnostic (Gaz. des hôp.).

1871. Virchow.—Pathologie des tumeurs, trad., t. III, p. 23 et 179, etc.

1872. Solmon. — Du rétrécissement pulmonaire acquis (Th. de Paris, p. 49).

1873. N. Guéneau de Mussy. — Nouvelles recherches sur l'adénopathie bronchique (Gaz. hebd., mai, n° 21, p. 330).

1874. N. Guéneau de Mussy.—Clinique médicale, t. 1er, p. 565 et suiv.

1874. Brouardel. — Adénopathie des ganglions bronchiques (Leçon clinique faite le 10 janvier à la Charité. — Résumée dans le journal le Mouvement médical, janvier, n° 3, p. 18).

1874. Lerey (de Francfort).—De la dégénérescence des ganglions bronchiques ou mésentériques chez les jeunes enfants dans ses rapports avec la tuberculose héréditaire (Tribune médicale du 8 mars, — d'après la Rivista clinica, de Bologne).

1874. Pasturaud.— Tumeur du médiastin (lymphadénome), obs. et réflexions (Progrès méd., 4 et 11 avril).

1874. Gaz. des hôp. (9 mai, p. 425).—Valeur sémiologique du cornage.

1874. Lereboullet.—Recherches cliniques sur l'adénopathie bronchique considérée comme l'un des signes du début de la tuberculisation pulmonaire. Mémoire lu à la Soc. de méd. d'émulation, séance du 2 mai. (Union méd., 19 et 26 mai.)

1874. V. Cornil. (Examen critique du tome Ier de la Clinique médicale de M. le Dr N. Guéneau de Mussy). Journal des connaissances médicales et pharmaceutiques (n° 12, 30 juin, p. 177 et 177).

1874. Guerchoux. — Essai sur la compression broncho-trachéale (Th. de Paris).

Consultez, en outre, le Traité de pathologie de Grisolle, le Dictionnaire du diagnostic de M. Woillez, le Dictionnaire encyclopédique de Dechambre (art. Lymphatiques), etc., etc.

Remarques. — Dans l'index bibliographique qui précède, nous avons disposé les divers travaux sur la matière, par ordre de date, afin qu'il fût aisé de voir d'un rapide coup d'œil quelle place chaque travail occupe dans la chronologie. Nous avons attaché à ces détails d'autant plus d'importance, qu'aucune bibliographie à peu près complète sur le sujet n'avait encore vu le jour. Cette disposition des divers travaux dont nous avons eu connaissance, mais surtout leur lecture et leur analyse que nous avons eu soin de faire, d'ailleurs, prêtent à diverses remarques intéressantes. On y voit clairement qu'avant la publication de la thèse de *Leblond* et de *Becker*, on s'était à peu près borné à citer quelques faits. *Cayol*, traitant de la phthisie trachéale, a peut-être entrevu ce travail d'ensemble qu'ont ébauché *Leblond* et *Becker*. La thèse de *Cayol*, à certains égards, diffère peu de celle de *Leblond* ; celui-ci entend parler de la phthisie bronchique, *Cayol* traite de la phthisie trachéale. *Leblond* se préoccupe avant tout de l'état des ganglions ; *Cayol*, de l'ulcération de la trachée. Mais, malgré cette différence de point de vue, on trouve dans *Cayol* trois observations sur six, dans lesquelles l'ulcération de la trachée a été causée par le voisinage et l'action directe de ganglions dégénérés, strumeux. Dans la plupart des faits que cite *Cayol*, et notamment dans deux des trois que nous venons de mentionner, l'ulcération siége à la partie inférieure de la trachée et communique, ainsi qu'il a déjà été dit, avec les ganglions qui en sont la cause de l'aveu même de *Cayol*. Dans les sept observations que cite *Leblond*, on note trois fois la perforation (l'ulcération) soit de la bronche droite, soit des deux bronches. On avouera qu'il y a grande similitude entre ces faits des deux auteurs, et nous verrons que plus tard d'autres pathologistes, s'occupant de nouveau de ce que l'on appelle la phthisie bronchique, signalent des ulcérations de la partie inférieure de la trachée. Il est difficile, en effet, de ne pas comprendre, dans cet ordre de lésions reconnaissant une même cause, la trachée et les bronches. C'est même la raison qui nous a fait adopter les expressions d'*adénopathie trachéo-bronchique*. Mais ce qui distingue *Cayol* et *Leblond*, en dehors du point de vue un peu différent auquel ils se sont placés, c'est que le premier (Cayol) se fait, à notre avis, une assez juste idée de l'expression *phthisie trachéale*, tandis que Leblond emploie les mots de *phthisie bronchique* sans en justifier le sens. En lisant la thèse de Cayol, on voit que le nom de phthisie trachéale semble avoir été adopté par opposition au nom de phthisie pulmonaire ; les symptômes généraux seraient les mêmes, et les altérations consisteraient, dans un cas, en des ulcérations de la trachée, et dans l'autre cas en des ulcérations et la suppuration des poumons. Si nous conservons au terme *phthisie* sa signification propre, on verra que Cayol se faisait une idée nette de la phthisie trachéale, ou soit *consomption par ulcérations* de nature particulière de la trachée. Dans sa définition, il est d'ailleurs explicite, car il entend par phthisie trachéale, une phthisie qui n'a d'autre cause qu'une ulcération de la trachée-artère, ou des premières divisions bronchiques (l'auteur, on le voit, y comprend même l'ulcération des bronches), affection qui peut, de même que la phthisie pulmonaire, conduire à la mort par tous les degrés du marasme. Et, plus loin, donnant une définition plus anatomique de la phthisie trachéale, il dit : « La phthisie trachéale est une maladie organique, qui consiste dans un ulcère considérable de la trachée-artère, ou des premières divisions bronchiques *sans aucune altération, d'ailleurs, dans le tissu pulmonaire*. » Leblond n'a pas pris le terme phthisie bronchique dans le même sens. En lisant sa thèse, on voit facilement qu'il a pris le mot de phthisie dans un sens dans lequel on le prend souvent aujourd'hui par abus de langage, c'est-à-dire, dans le sens *anatomique* le plus large qui est la dégénérescence tuberculeuse ; j'emploie le mot *anatomique* à dessein, parce que la thèse de Leblond est plutôt une thèse d'anatomie pathologique. On y trouve notés, il est vrai, divers symptômes, mais aucun, ou presque aucun, n'est signalé comme propre à l'affection, et ce n'est qu'éclairés par les travaux postérieurs qu'on relève, dans les observations de Leblond, des symptômes dont il n'a pas connu lui-même toute la valeur. Dans la thèse de Cayol, au contraire, on trouve notés et signalés d'une façon explicite un certain nombre de symptômes propres à l'affection, et dont les recherches ultérieures ont confirmé la valeur. Une dernière différence, mais qui, de nos jours, grâce aux nombreux travaux parus sur le sujet, perd de son importance primitive, consiste en ce que Leblond s'occupe d'enfants de 2 ans et demi à 11 ans, et Cayol d'adultes de 31 ans à 80 ans. Aussi, Cayol pourrait être considéré comme s'étant occupé le premier de l'adénopathie trachéo-bronchique tuberculeuse *chez l'adulte*, et de ses lésions de voisinage y compris, bien entendu, les symptômes locaux et généraux.

Cette comparaison de deux travaux remarquables nous a paru utile et nécessaire, pour bien marquer quel a pu être le point de départ des principaux travaux sur la matière.

Le nom de Leblond, pour la plupart de mes devanciers, paraît inséparable de celui de Becker dont le travail, méconnu par plusieurs, parut deux ans après celui de Leblond. Nous pensons, de même, qu'on ne saurait séparer le nom de ces deux auteurs parce que tous les deux marquent le début d'une série de travaux qui, depuis 1824, se sont succédé presque sans interruption, d'année en année, jusqu'en ces derniers mois. Mais, nous avons cru faire acte de justice en leur associant le nom de Cayol, auquel Becker emprunte une observation, sans rendre à son auteur l'hommage auquel il avait droit.

Nous apprécierons dans quelques instants la thèse de Becker, mais, tout d'abord, et avant de poursuivre l'examen rapide des principaux travaux qui ont vu le jour depuis, nous devons jeter un coup d'œil en arrière par de là les publications des trois écrivains que nous venons de mentionner.

Un de nos excellents Maîtres, M. le Dr Lailler, ayant bien voulu mettre à notre disposition sa riche bibliothèque, nous avons pu nous assurer que dès 1780, *Lalouette*, dans son *Traité des scrofules*, avait connu un certain nombre de points très-intéressants concernant l'anatomie pathologique et la symptomatologie des dégénérescences ganglionnaires scrofuleuses du médiastin.

Lalouette a connu :

A. — 1º Les enrouements; la perte de la voix.
    2º L'asthme.
    3º « *La persistance de la toux changée en ce qu'on appelle coqueluche.* »
    4º L'oppression habituelle.
    5º La bouffissure du visage.
    Tous phénomènes reliés à l'engorgement souvent considérable des glandes qui accompagnent la trachée-artère et ses divisions.

B. — 1º L'induration et la suppuration de ces glandes.
    2º Leur ouverture dans la plèvre.

3º Le tiraillement et l'induration des nerfs qui s'y distribuent et les avoisinent.

4º L'épanchement de sérosité dans les plèvres et le péricarde.

5º Coïncidemment le développement du thymus.

Ces détails consignés dans le livre de Lalouette ayant passé complètement inaperçus jusqu'à ce jour, nous croyons devoir rapporter les passages qui en font mention.

Page 15. SECTION II. — *Des scrofules bénignes qui attaquent les glandes.*

« Ce qui se passe au cou arrive aussi quelquefois à la poitrine, d'où résultent des *enrouements*, la *perte de la voix*, et quelquefois dans la suite l'*asthme*. Ces glandes s'enflamment rarement et ne suppurent presque jamais. »

Page 34. SECTION VI. — *Des scrofules bénignes internes.*

« C'est pendant que la nature travaille à se délivrer d'une humeur qui l'incommode, qu'il se fait dans les *glandes du poumon*, dans celles du mésentère, des engorgements qui, venant promptement à maturité , forment des suppurations qui font périr les enfants. La *persévérance de la toux changée en ce qu'on appelle coqueluche*, la difficulté de respirer, l'*oppression habituelle*, la rougeur du visage et la *bouffissure*, le pouls petit, fréquent et serré, les petits frissons, tout annonce la suppuration dans le poumon dont les glandes sont tuméfiées. »

Page 35 : « Les engorgements qui se sont faits dans le premier âge, tant dans les glandes du poumon que dans celles du mésentère, et qui ne se sont pas terminés par la voie de la résolution, subsistent souvent fort longtemps, sans produire aucun désordre apparent; mais le gonflement qu'elles ont conservé s'accroît de plus en plus vers le temps de la seconde dentition, qui arrive ordinairement vers l'âge de 4 ans 1[2 ou 5 ans, jusqu'à 7. Alors la *toux*, la fièvre, le gonflement du ventre, les dévoiements, les coliques, les convulsions, les éruptions à la peau reparaissent avec plus de violence qu'au temps de la première dentition; et si ces enfants ont été assez heureux pour échapper au péril dont ils étaient menacés, ils évitent rarement les accidents secondaires plus dangereux que les premiers ; la fièvre augmente le spasme; *le gonflement des glandes tiraille et irrite les nerfs qui s'y distribuent et les avoisinent.....*

« *A l'ouverture des cadavres, on trouve presque toujours les glandes qui accompagnent la trachée-artère et ses divisions et celles de l'œsophage tuméfiées , et si gonflées que leur volume* excède trois ou quatre fois celui de l'état naturel; le poumon flétri est adhérent à la plèvre; le *péricarde rempli de sérosité;* le *thymus* extrêmement gonflé, et toutes les glandes d'une substance plus solide, mais non concrète. »

« Dans d'autres, le tissu cellulaire qui réunit les grains glanduleux dont l'assemblage compose les glandes, après l'inflammation qu'il a subie, tombe en *suppuration*. Le pus amassé et retenu par leur membrane commune, présente des abcès qui communiquent souvent entre eux. Si quelquefois ils s'ouvrent du côté de la substance du poumon, le pus s'épanche dans son parenchyme; mais s'ils se percent à sa surface, et que le viscère ait contracté des adhérences avec la plèvre, le pus s'insinue dans le tissu cellulaire qui l'unit aux muscles intercostaux, et passant à travers leur texture, forme un œdème extérieur assez difficile à connaître d'abord au toucher, *ou bien il produit à la surface du poumon de petits abcès qui, venant à se percer, le laissent échapper et s'épancher sur le diaphragme.* »

« Il n'est pas étonnant de trouver dans ces cadavres de *la bouffissure au visage et aux mains.* »

Page 44. SECTION VII. — *Des scrofules malignes internes.*

: « A l'ouverture des cadavres on trouve..... les glandes...... du cæcum, du côlon et du rectum, arrondies, *dures*, inégales, renfermant des *concrétions* presque *gypseuses*.......... Le poumon flétri; les *glandes bronchiales, celles de la trachée-artère et de l'œsophage*, sont aussi *endurcies*, gonflées, et surpassent de beaucoup leur volume naturel. *On trouve aussi souvent de l'eau épanchée dans l'une et l'autre cavité.* »

J'ai cru devoir citer Kortum, Portal, Bayle et Hufeland, parce que leurs œuvres contiennent quelques détails intéressants, surtout au point de vue de l'anatomie pathologique. Je fais aussi mention de Sauvée, parce que dans ses recherches sur la phthisie laryngée, traitant du diagnostic avec la phthisie trachéale, il rapporte tout au long une observation de Lieutand, prise dans la collection des professeurs de clinique interne et que Cayol a plus tard insérée dans sa thèse (obs. 5).

Becker, dont nous nous occuperons maintenant, dans ce

chap. V de son travail, cite des observations de divers auteurs qui, avant lui, ont étudié l'altération des ganglions thoraciques (glandes sternales, œsophagiennes, bronchiques, etc.). Pour les glandes sternales, il cite : Camper, Cruikshank, Sœmmering. — Pour les glandes œsophagiennes : Tulpius, Van Geuns, Bleuland. — Pour les autres : Rœderer et Wagler Honflamm, Wrisbergs Tozzetti, et Cayol dont il a été question plus haut.

Le travail de Becker est avant tout remarquable par le soin avec lequel il a été fait, la vaste érudition dont l'auteur fait preuve, et qui lui a permis de réunir une masse de documents épars dans la science.

On trouve dans cette thèse : 1° une bonne classification des glandes thoraciques ; — 2° des notions précises d'anatomie pathologique ; — 3° des observations assez nombreuses, les unes puisées dans les écrits précédents, les autres personnelles à l'auteur.

Ces faits ont permis à Becker de traiter non-seulement des lésions tuberculeuses, strumeuses ou autres, des ganglions thoraciques et des altérations de voisinage auxquelles elles peuvent donner lieu, mais encore de tenter la symptomatologie de ces dégénérescences.

Malheureusement, les signes donnés par ce médecin ne sont pas tous tirés de l'observation directe. C'est ainsi que les signes donnés par l'auscultation et la percussion ne sont que le résultat de l'induction.

Les autres signes sont précieux et ont été retrouvés depuis. Nous citerons la dyspnée, l'orthopnée, la toux opiniâtre, les variétés du pouls, l'état violacé et l'œdème de la face, l'hydrothorax, la dysphagie, le dégoût des aliments, la vomiturition, l'émaciation.

Se fondant sur les résultats des recherches nécroscopiques et les connaissances physiologiques de l'époque, Becker donne une explication généralement satisfaisante de tous ces phénomènes.

Nous ajouterons que l'auteur a fait suivre son travail de trois planches qui ajoutent certainement à la clarté de la description.

Mais il est regrettable qu'il n'ait pas fait deux parts de son travail, afin de ne pas confondre dans une même description les tumeurs du thymus et les altérations des glandes thoraciques. Peut-être a-t-il voulu, avant tout, mettre à profit les matériaux qu'il avait à sa disposition, ne pouvant s'embarrasser d'une distinction qui, aujourd'hui, paraît possible et naturelle.

Tels sont les premiers travaux remarquables dans lesquels on traite de l'adénopathie trachéo-bronchique sous des titres un peu divers.

Parmi les publications qui ont vu le jour depuis, nous ferons un choix, voulant surtout signaler celles qui, s'occupant de la question dans son ensemble, marquent un véritable progrès, grâce à l'étude comparative que leurs auteurs ont faite des faits observés par eux avec les faits de leurs devanciers. Au surplus, et dans la limite de nos moyens, il sera rendu pleine justice à chaque auteur dans le courant de ce travail. La question de l'adénopathie trachéo-bronchique prise dans son sens général, ou considérée à certains points de vue étiologiques particuliers relatifs soit à l'âge des sujets, soit à la nature des altérations, n'a jamais été traitée au complet par un seul auteur, et avec les seuls matériaux dont cet auteur pouvait disposer personnellement. Nous avons eu à cœur de rechercher quelle part il revenait à chacun d'eux, et nous n'avons point épargné le temps pour arriver à ce but.

Tous, ou presque tous les auteurs cités dans notre index bibliographique, après les noms de Lalouette, Cayol, Leblond et Becker, ont apporté leur pierre à l'édifice. Les uns se sont bornés à consigner le fait, ou les faits observés par eux, dans quelque publication périodique ; d'autres en ont fait l'objet de Mémoires spéciaux, ou les ont insérés dans quelque œuvre capitale.

Parmi tous ces travaux, nous signalerons donc plus spécialement les suivants : ce sont ceux de Ley (1834) ; — Andral (1839) ; — Barthez et Rilliet (1840-42) ; — Becquerel (1841) ; — Berton (1842) ; — Marchal (de Calvi) (1847 et 1850) ; Hourmann (1852) ; — Schœffel (1855) ; — Duriau et Gleize (1856) ; — Fonssagrives (1861) ; — Sotinel (1861) ; — Woillez (1861) ; — Empis (1862) ; — Woillez (1864) ; — Verliac (1865) ; — Trousseau (1865) ; — Daga (1866) ; — Tauchon (1867) ; — Jolivet (1868) ; — Liouville (1869) ; — Noël Guéneau de Mussy (1868, 1869, 1873, 1874).

La lecture de ces divers travaux nous paraît indispensable à quiconque veut acquérir une connaissance exacte, et à peu près complète, de la question prise toujours dans son sens le plus général.

Mais, si on vient à l'envisager dans un sens plus restreint, au point de vue, par exemple, de l'*âge* des sujets, on se trouve forcément conduit à rechercher quels sont les auteurs qui, les premiers, ont fait cette distinction et ceux qui, ultérieurement, ont mis à profit cette donnée étiologique spéciale.

Dans cette rapide revue historique dont le seul but est de ne laisser passer inaperçu aucun travail important, ou plus particulièrement intéressant que d'autres, nous nous bornerons aux remarques suivantes.

Lalouette et Leblond sont les premiers qui aient traité de l'altération strumeuse ou tuberculeuse des ganglions bronchiques *chez l'enfant*, en tant que maladie principale.

Les publications postérieures, jusqu'en 1847, se sont bornées à ajouter de nouveaux faits, la plupart remarquables par les lésions diverses de voisinage qui s'y trouvent signalées.

En 1847, dans les *Bull. de l'Acad. de méd.*, et en 1850, dans les *Mém. de méd. milit.*, parut un travail de Marchal (de Calvi), intitulé : *De la tuberculisation ganglio-bronchique chez l'adulte*. Dès lors, de nouveaux faits analogues à ceux qui serviront de base à ce travail furent publiés. Parmi ceux-ci, nous citerons ceux de Richet, Schœffel, Duriau et Gleize, Le Roy de Méricourt, Fonssagrives, Sotinel, Woillez, Daga, Tauchon, etc.

Le travail de M. Daga est particulièrement intéressant en ce qu'il représente pour l'adulte une étude d'ensemble analogue à celle qu'ont faite pour les enfants MM. Rilliet et Barthez.

Enfin, notre excellent ami, M. le docteur Liouville, s'est particulièrement occupé de l'adénopathie médiastine chez les vieillards. De telle sorte qu'aujourd'hui on ne peut nier *qu'à tous les âges* on ne soit exposé à souffrir ou à mourir par le fait d'altération des ganglions médiastinaux, soit que l'on souffre et succombe par les progrès seuls de cette altération, et par le retentissement que cette altération a sur toute l'économie, soit que l'on souffre et succombe par les altérations diverses de voisinage, que les ganglions trachéo-bronchiques altérés peuvent produire.

Actuellement les travaux d'ensemble les plus connus, les seuls connus même, de ceux-là surtout qui n'ont pas fait une étude particulière de la question, sont ceux de Rilliet et Barthez pour les enfants, et de M. N. Guéneau de Mussy, pour les adultes jeunes. Nous reconnaissons volontiers que la lecture de ces ouvrages remarquables (*Traité des maladies des enfants*, de Rilliet et Barthez, et *Clinique méd.* de M. Guéneau de Mussy) est amplement suffisante pour quiconque veut se tenir au courant de la science, mais il faudrait aussi, je crois, y joindre la lecture de travaux antérieurs, et pour ceux-ci, on n'a que l'embarras du choix.

On sera peut-être étonné, après l'analyse succincte que nous avons faite des travaux de Lalouette, Cayol, Leblond et Becker, de voir que nous n'avons fait que signaler ceux qui se sont produits depuis. Ce n'est pas que nous ne les ayons tous lus, mais nous avons omis d'en faire l'analyse, parce que dans le courant de cette thèse, nous serons forcé à tout instant de faire appel aux notions toujours précieuses contenues dans ces mêmes travaux.

Il est encore une autre remarque qu'on n'a pas dû manquer de faire, c'est l'oubli relatif dans lequel nous avons laissé jusqu'à présent deux grands noms quand il s'agit de tuberculose, et l'on sait que les ganglions trachéo-bronchiques sont plus souvent atteints par la dégénérescence tuberculeuse ou scrofulo-tuberculeuse que par toute autre dégénérescence. Ces deux noms toujours vénérés sont ceux de Laënnec et de Louis.

Je dois quelques explications à ce sujet. Si nous voulions indiquer tous les auteurs qui ont signalé et décrit même avec talent les altérations tuberculeuses ou autres

des ganglions médiastinaux, la liste en serait longue.
C'est ainsi que dans les recherches sur la phthisie pulmonaire de Bayle, qui ne figure pas généralement dans
l'historique de la question, on trouve très-souvent notée
dans les observations la dégénérescence tuberculeuse
des ganglions médiastinaux, coïncidemment ou non avec
celle des ganglions cervicaux ou mésentériques. Or,
Louis, au moins dans sa première édition, est encore plus
sobre de détails que Bayle sur ce point. Louis dans cette
première édition (1825) de ses recherches sur la phthisie,
s'exprime ainsi : « Nous ne parlons pas des glandes bronchiques, parce qu'après les avoir examinées attentivement comme les autres, nous avons le plus ordinairement négligé d'en tenir note. » Dans sa seconde édition,
il est un peu plus explicite, il est vrai, et l'on trouve que
dans ses relevés statistiques, sur soixante-dix sujets tuberculeux, trente-quatre possèdent une tuberculisation des
ganglions bronchiques. Puis il signale les troubles que
peut faire naître l'action de ces ganglions dégénérés sur
les organes voisins, et il avoue qu'il ne possède aucun
fait personnel qui le montre. Evidemment, Louis, à cette
époque, se crut obligé de faire des concessions aux idées
régnantes, nées de la connaissance des travaux déjà nombreux sur la matière.

L'ouvrage de Laënnec (4ᵉ édit., 1837) contient d'excellents détails sur la dégénérescence tuberculeuse des
ganglions bronchiques, et l'on voit que l'auteur a connu
quelques-uns des accidents de voisinage auxquels ils
peuvent donner lieu. Mais pas plus que dans l'œuvre
de Louis, on n'y trouve des faits personnels ou une étude
d'ensemble à la fois anatomique et clinique. Ces auteurs

ont toutefois leur place marquée dans l'histoire du sujet, et s'ils n'en ont pas connu la symptomatologie, du moins ne l'ont-ils pas niée, ainsi que le fit Andral dans ses cliniques.

Ainsi donc, on ne devra pas perdre de vue que l'étude que nous faisons n'est pas une étude de pure anatomie pathologique, c'est un travail plus général que nous avons entrepris, et nous avions, par conséquent, à nous occuper surtout des auteurs qui avaient cherché et démontré une relation entre les symptômes observés et les altérations ganglionnaires médiastines, et avaient, par conséquent, contribué à rendre possible leur diagnostic.

Malgré ces nombreux travaux, l'adénopathie trachéobronchique tuberculeuse ou autre est restée longtemps confinée dans les publications spéciales, et seul notre regretté Maître Grisolle lui avait accordé asile dans son Traité resté classique. En vain chercherait-on dans les autres traités de pathologie interne une simple ébauche de cet intéressant sujet. On n'en sera pas étonné d'ailleurs quand on songe combien peu la généralité des médecins songent à rechercher la présence de ganglions médiastinaux simplement engorgés ou dégénérés, soit dans la tuberculose à son début ou dans son cours, soit dans toute autre affection. Cela tient en partie peut-être à quelques difficultés qui se présentent dans l'exploration de la poitrine, et qui exigent parfois une certaine délicatesse des sens. Cependant, on ne nous taxera pas d'exagération, si nous avançons que surtout depuis la publication de la Clinique médicale de notre excellent Maître, M. le docteur N. Guéneau de Mussy, on se préoccupe beaucoup plus qu'auparavant de la recherche des engorgements ganglionnaires du médiastin. Déjà un travail inspiré en partie, nous semble-t-il, par les recherches de cet auteur, vient de paraître, il y a peu de jours ; nous voulons parler des recherches du docteur Lereboullet, professeur agrégé au Val-de-Grâce.

PREMIÈRE PARTIE

Quelques notions d'anatomie normale. — Anatomie topographique et rapports des ganglions trachéo-bronchiques.

Je me propose d'étudier ici la position exacte des ganglions lymphatiques qui correspondent à la portion intrathoracique de la trachée, aux bronches principales et à leurs divisions. Accessoirement je m'occuperai des autres ganglions médiastinaux, dont les rapports avec la trachée et les bronches sont moins intimes.

La plupart des anatomistes se sont bornés à dire qu'il existait des ganglions autour de la trachée et des bronches. D'autres ont désigné d'une manière plus particulière quelques-uns de ces ganglions, ceux, par exemple, qui occupent l'angle de bifurcation de la trachée ou qui dans le hile des poumons et l'intérieur de la substance pulmonaire, occupent l'angle de division des bronches. Bourgery a même tenté une classification et une description plus soignée de tous ces ganglions. La classification qui nous a paru la plus juste est celle de Becker. Cet auteur s'inspirant des recherches de Mascagni et de Cruikshank, divise les glandes lymphatiques thoraciques : A. en glandes pariétales, B. en glandes viscérales.

Les glandes pariétales comprennent :

1° Les glandes sternales ou mammaires ;

2° Les glandes intercostales ;

3° Les glandes diaphragmatiques.

Aux glandes viscérales il rattache :

1° Les *glandes trachéales* (celles qui occupent les côtés de la trachée) ;

2° Les *glandes bronchiales* (situées au niveau de la bifurcation de la trachée, en petit nombre, il est vrai, trois ou quatre, mais beaucoup plus volumineuses que les autres) ;

3° Les *glandes pulmonaires* (situées à la racine des poumons entre les divisions bronchiques, tantôt grandes, tantôt petites) ;

4° Les *glandes cardiaques* (au nombre de quatre à six, situées à la base du cœur et autour de l'origine des gros vaisseaux,— à droite entre la naissance des carotides,— à gauche, entre la crosse de l'aorte et la trachée-artère) ;

5° Les *glandes œsophagiennes* (situées dans le médiastin postérieur, près de l'œsophage où elles reçoivent des lymphatiques profonds du foie et de l'œophage, — décrites pour la première fois par Vésale. (Op. Amst., 1725, t. I.)

La description de Becker, on le voit, se borne aux indications générales topographiques.

Les auteurs classiques, qui sont entre nos mains, ont à peu près conservé la classification de Becker. Mais on les trouve sobres de renseignements. Ce n'est pas qu'ils aient pu méconnaître la position, la distribution exacte, et jusqu'au nombre peut-être de tous ces ganglions, et particulièrement des ganglions viscéraux, mais nous croyons que s'ils ont un peu négligé ce point d'anatomie descriptive, c'est parce qu'à leurs yeux, il ne s'y attachait qu'un intérêt clinique ou anatomo-pathologique de médiocre importance.

Mascagni lui-même ne peut nous renseigner plus exactement que les autres. On ne trouve chez lui aucune description complète de ces ganglions, considérés dans les rapports qu'affecte chacun de leurs groupes principaux.

Ayant besoin de notions plus précises et plus complètes sur la distribution générale, et surtout sur les rapports qu'affectent les ganglions médiastinaux, et en particulier ceux qui touchent à la trachée et aux bronches, il nous fallait ou bien les injecter à notre tour ou bien nous contenter de les étudier, tels qu'ils se présentent à nous, sans injection artificielle préalable, capable de les mettre en relief. Nous avons rejeté la première méthode vu la difficulté pour nous de son application, et vu aussi le peu de temps dont nous avions à disposer. Nous avons donc pensé que l'injection pour ainsi dire *naturelle* de ces ganglions pouvait remplacer l'injection *artificielle* ; que leur engorgement pathologique, eu un mot, les mettrait suffisamment en évidence, n'en créerait, dans tous les cas, pas de nouveaux, n'en épargnerait aucun, et n'en altérerait pas les vrais rapports. Nous avons donc mis à profit une méthode qui nous paraît l'analogue en principe de celle dont se servent quelquefois les anatomistes lorsque, voulant connaître le trajet exact de certains filets nerveux, ils en déterminent la dégénérescence (dégénérescence dite Wallérienne).

Dans ce but, nous avons mis à profit la dissection attentive de la région médiastine chez un grand nombre de sujets de tous les âges, morts la plupart d'affections pulmonaires avec retentissement sur les ganglions qui en dépendent.

Nous sommes arrivé de la sorte à acquérir sur les rapports et la vraie situation de chaque groupe ganglionnaire important, des connaissances sans lesquelles il est difficile d'établir un diagnostic exact de leurs altérations. Ce sont surtout les cas d'hypertrophie moyenne de ces ganglions que nous avons choisis pour guide.

Cette étude n'a pas seulement pour but de faire connaître avec plus de précision une région importante de l'économie, et de permettre au clinicien d'apporter plus de rigueur dans son diagnostic et son pronostic ; elle pourra de plus, croyons-nous, forcer l'anatomo-pathologiste à user aussi de plus de rigueur dans sa description. Il se présente, en effet, des cas où une tumeur du médiastin, par son aspect et par son développement exagéré, place l'anatomo-pathologiste dans une incertitude assez grande concernant le point de départ réel de cette tumeur, ou bien d'une partie de cette même tumeur. Cette incertitude, il nous semble l'avoir devinée chez plusieurs auteurs et entre autres, chez Rousset (1829, voy. l'*Index bibliogr.*). Sous le titre de *Tumeur squirrheuse, située derrière le sternum*, cet auteur donne une série d'observations dans lequelles la tumeur médiastine paraît occuper tantôt le thymus, et tantôt les ganglions trachéo-bronchiques, tantôt enfin tous ces organes à la fois.

Après ces considérations nous devons aborder la description topographique et l'étude du rapport des ganglions médiastinaux. Pour plus de commodité, et pour rester autant que possible dans le juste cadre de notre sujet, nous admettrons une *région trachéo-bronchique*.

Cette région, qui comprend tout le médiastin, sauf le

cœur, serait limitée *en haut* par l'ouverture supérieure du thorax; *en bas* par un plan horizontal passant par l'axe du tronc des veines pulmonaires à leur embouchure dans l'oreillette gauche; *de chaque côté* par les poumons; *en arrière* par la portion correspondante de la colonne vertébrale; *en avant* par la partie supérieure du sternum.

Dans cette région nous trouvons un grand nombre d'organes importants qui se groupent tous, suivant nous, autour de la trachée et des bronches.

Cette portion intrathoracique des voies aériennes représente en quelque sorte le squelette de la région que nous étudions. Il est donc nécessaire avant tout que nous examinions quelle en est la situation exacte.

La portion intrathoracique de la trachée et les deux bronches qui en naissent occupent le médiastin postérieur; et les principales divisions bronchiques qui naissent de ces dernières : le hile et une portion de la substance des poumons.

La trachée dans le thorax et les deux bronches-mères forment comme une sorte d'étoile à trois branches dont le centre, point d'intersection de leurs axes, marque à la fois la limite inférieure de la trachée et l'origine des deux bronches.

La limite inférieure de la trachée correspond, suivant les anatomistes, *en arrière, au corps de la troisième vertèbre dorsale; en avant, à l'union de la poignée et du corps du sternum.*

Cette portion des conduits aérifères affecte des rapports nombreux et variés avec les organes voisins; ce sont des vaisseaux, des nerfs, des ganglions lymphatiques et du tissu cellulaire, ou cellulo-graisseux.

Nous ne ferons point une description particulière de

tous ces organes voisins de la portion intrathoracique
de la trachée et des bronches. Nous nous bornerons à
décrire, dans leur portion et leurs rapports essentiels,
l'ensemble et les groupes principaux des ganglions qui
avoisinent cette portion des voies aériennes.

Les ganglions des parties latérales du cou sont les uns
superficiels, les autres profonds. Ces derniers se groupent autour du paquet vasculo-nerveux constitué par la
veine jugulaire interne, le pneumogastrique et la carotide
primitive. Ils forment le long de ces conduits une chaîne
que l'on pourrait considérer comme formée elle-même
de deux chaînes, l'une prévasculaire, l'autre rétrovas-
culaire. Ces deux chaînes de ganglions pénètrent dans le
thorax où nous les suivrons maintenant.

Chacune des deux chaînes latérales va constituer dans
le thorax deux anses principales. L'anse de droite contourne l'artère sous-clavière, celle de gauche, la crosse
aortique. Elles suivent en quelque sorte l'anse que forment ensemble les pneumogastriques et les récurrents de
chaque côté.

Chacune de ces anses reçoit en avant et en bas la
chaîne ganglionnaire qui accompagne les vaisseaux mammaires internes et les vaisseaux sous-claviers, et en arrière et en bas la chaîne des ganglions qui accompagnent
les bronches; et, enfin, plus en arrière, ceux qui accompagnent l'aorte et l'œsophage.

Il existerait donc : 1° une chaîne de ganglions cervico-
thoracique récurrente ; 2° une chaîne sous-clavière ;
3° une mammaire interne ; 4° une autre bronchique (celle-
ci double, sus et sous-bronchique) ; 5° une dernière, enfin,
œsophago-aortique.

Cette division n'implique aucune indépendance bien

marquée entre chacune des chaînes ganglionnaires, et nous ne l'avons admise que pour les besoins de la description et la facilité des recherches nécroscopiques.

Parmi ces chaînes de ganglions, il en est qui sont plus directement que les autres en rapport avec la trachée et les bronches. C'est la portion profonde de la chaîne récurrente et celle qui porte le nom de sus et sous-bronchique.

Ce sont celles dont nous nous occuperons plus spécialement.

Ainsi de chaque côté de la trachée et en rapport direct avec elle, nous trouvons une succession de ganglions lymphatiques qui, gagnant de proche en proche le bord supérieur de chaque bronche-mère, les suit jusqu'à ses quatrièmes divisions dans les poumons. Le bord inférieur des bronches est cotoyé de même par une série de ganglions qui lui sont directement adossés.

Cet ensemble de ganglions occupe une position intermédiaire entre ceux qui sont situés immédiatement derrière le sternum, et ceux qui, en arrière, placés au devant de la colonne vertébrale, longent l'œsophage et l'aorte.

La chaîne non interrompue des ganglions trachéaux latéraux et sus-bronchiques, et celle des ganglions sous-bronchiques sont bien distinctes l'une de l'autre en général. Elles paraissent se toucher pourtant par quelques points. Il est évident qu'elles se confondent dans le hile des poumons, mais, au niveau de la racine des bronches, elles sont fréquemment reliées entre elles par quelques petits ganglions soit en arrière et à droite (V. pl. vi, fig. 3, G. 3, et pl. iii), soit en avant des deux côtés (V. pl. ii-3, et pl. vi, fig. 1, G. pr. tr. br. d. et g.).

Jusqu'à présent nous avons eu en vue les rapports

de contiguïté que les ganglions trachéo-bronchiques affectaient entre eux. Quant à leurs rapports de continuité par les vaisseaux lymphatiques efférents et afférents, nous dirons sur la foi des auteurs que ces rapports sont variables. Les ganglions des principales chaînes communiquent entre eux, et se transmettent successivement de l'un à l'autre le contenu des vaisseaux lymphatiques qui les traversent. Mais chacune de ces chaînes reçoit aussi, en certains points de son étendue, les vaisseaux lymphatiques qui émergent des chaînes ganglionnaires voisines.

Considérés dans leur ensemble, les ganglions lymphatiques viscéraux du médiastin reçoivent les lymphatiques des poumons et de la plèvre, des bronches et de la trachée, du cœur et de ses enveloppes et aussi des parois thoraciques.

On admet cependant que chez certains sujets, les lymphatiques d'une partie des poumons, au lieu de passer à travers les ganglions, vont se jeter directement soit dans le canal thoracique, soit dans la grande veine lymphatique.

Nous avions cru un instant, et un certain nombre d'autopsies semblaient nous donner raison, qu'à chaque lobe principal des poumons correspondait un même groupe de ganglions bien délimité. Des recherches plus nombreuses ne nous permettent pas d'admettre une correspondance aussi parfaite. On se tromperait fort, si l'on pensait, par exemple, que le lobe supérieur ou les deux lobes supérieur et moyen envoient leurs lymphatiques exclusivement, et, tout d'abord, aux ganglions sus-bronchiques correspondants, et que le lobe inférieur les envoie de même aux ganglions sous-bronchiques. Tout ce que nous pouvons affirmer, c'est que lorsque l'un des poumons est malade et que son altération retentit sur les ganglions trachéo-bronchiques, les ganglions atteints sont exactement ceux de la partie correspondante de la région trachéo-bronchique. Nous ajouterons, enfin, que parmi ces ganglions quelques-uns paraissent atteints de préférence aux autres.

C'est pourquoi nous avons dû fixer pendant longtemps toute notre attention sur certains groupes ganglionnaires, remarquables, d'ailleurs, par la multiplicité et l'importance de leurs rapports.

Une remarque générale doit être faite avant tout, c'est que les angles de bifurcation des voies aériennes, aussi bien que des vaisseaux, paraissent être le siége de prédilection de ganglions en nombre variable, tels sont les angles de bifurcation de la trachée, des bronches jusqu'aux divisions de quatrième ordre, de l'artère et des veines pulmonaires et enfin de la veine cave supérieure.

Quant au volume des ganglions nous en dirons quelques mots, mais nous aurons à nous en occuper surtout, ainsi que de leur couleur, à propos de l'anatomie pathologique. Qu'il nous suffise de dire, pour le moment, que dans l'examen des rapports que nous allons faire des principaux ganglions ou groupes de ganglions, nous supposons que ces ganglions ont subi un certain degré d'hypertrophie.

On se reportera donc aux planches qui se trouvent à la fin de cet ouvrage, et à la légende qui s'y rapporte.

Les ganglions ou groupes de ganglions qui méritent une attention spéciale, sont les suivants par ordre d'importance.

1° *Groupes ganglionnaires*, dits par nous, *prétrachéo-bron-chiques*, *droit* et *gauche*.

2° *Groupe intertrachéo-bronchique ou groupes sous-bron-chiques droit et gauche.*

3° *Ganglions interbronchiques.*

1.° GROUPES GANGLIONNAIRES PRÉTRACHÉO-BRONCHIQUES.

(Voyez pl. I, 3 ; II, 3 ; V. fig. 1, 2 et fig. 3, 2 ; VI, fig. 1. G. pr. tr, br. dr, et g.).

Nous donnons ce nom à une groupe de ganglions qui occupent la face antéro-supérieure de l'angle obtus que forment extérieurement la trachée et la bronche principale correspondante. (Pl. vi, fig. 1, G. pr. tr. br. dr. et g.)

Ce groupe ganglionnaire existe des deux côtés, mais son hypertrophie et sa dégénérescence se rencontrent bien plus souvent à droite qu'à gauche.

Ces deux groupes de ganglions ont généralement une forme ovalaire plus ou moins allongée. (Pl. ii-3 et pl. vi, fig. 1.) Leur partie inférieure représente la grosse extré-mité de l'ovale, et la partie supérieure souvent allongée, la petite extrémité. Celle-ci peut même remonter assez haut ainsi qu'on le voit dans la fig. 1 de la planche vi, à gauche.

Chacun de ces deux groupes de ganglions affecte des rapports qu'il serait difficile de lui assigner le plus souvent, lorsque son volume reste normal.

A l'état normal les ganglions qui forment le groupe du côté droit sont, avec ceux qui occupent l'angle de bifur-cation de la trachée, les ganglions les plus gros de tout le médiastin. Leur volume et leur forme varient entre celui d'un pois et celui d'un gros haricot. Ceux du groupe prétra-

chéo-bronchique gauche sont généralement à peine per-
ceptibles : ils ont un volume qui varie entre celui d'une
lentille et d'un petit pois.

Ainsi qu'on a pu le voir plus haut, ces deux groupes
ganglionnaires font partie de la chaîne ganglionnaire
récurrente, dont ils occupent l'extrémité postéro-infé-
rieure.

a. *Rapports du groupe ganglionnaire prétrachéo-bron-chique gauche.*

(Pl. VI, fig. 1, G. pr. tr. br. g. et fig. 2 G.)

Ce groupe, composé de trois ou quatre principaux ganglions qui tendent à se confondre quand ils sont altérés,
est situé entre la trachée à son union avec la bronche gauche, la crosse de l'aorte, et l'origine de la carotide primitive
gauche. En bas et en dedans, il est en rapport avec le bord
supérieur de la branche gauche de l'artère pulmonaire et
deux ou trois petits ganglions qui se voient fréquemment
dans l'angle de bifurcation de ce vaisseau ; en bas et
en dehors avec la même branche gauche de l'artère pulmonaire et des ganglions qui, passant sous l'aorte au delà
du canal artériel (pl. vi, fig. C. A.), suivent la face supérieure de la bronche gauche et constituent la chaîne
ganglionnaire sus-bronchique gauche. En haut, ils se
continuent avec les ganglions trachéaux latéraux qui accompagnent le trajet du nerf récurrent. Extérieurement,
et un peu en arrière, il est en rapport avec le nerf récurrent dans la première portion de son trajet. En dedans et
en arrière, il est en rapport avec l'origine de la bronche
gauche, la trachée et le bord gauche de l'œsophage.

Il suffit de signaler ces rapports pour en comprendre

l'importance. Dans la fig. 1 de la pl. III, on voit que le nerf récurrent gauche lui est adhérent, et que ses fibres sont étalées et aplaties. La fig. 2 de la même planche nous montre un ganglion de ce groupe moins développé mais plus altéré et ayant déterminé la luxation partielle en dedans de deux cartilages naturellement soudés entre eux. Nous avons vu l'œsophage adhérer à ces ganglions par son bord gauche. Enfin, l'on comprend que la crosse de l'aorte, l'origine de la carotide et de la sous-clavière gauche, et la branche gauche de l'artère pulmonaire peuvent subir, de même que la trachée, les bronches et le récurrent, une compression qui en gêne les fonctions, ou même une altération plus ou moins avancée.

b. *Rapports du groupe ganglionnaire prétrachéo-bronchique droit.*

(V. pl. I, 3 ; pl. II, 3 ; pl. V, fig. 1, 2 et fig. 2, 2, pl. VI, fig. 1, G. pr. tr. br. dr., et fig. 3, 1.

Ce groupe par son développement naturel, la facilité avec laquelle il s'altère, mérite toute notre attention. Il occupe d'ailleurs une sorte de *loge* bien définie.

Il se compose de quatre ou cinq ganglions qui, à l'état normal, ont généralement le volume et la forme d'un gros pois ou d'un gros haricot. Le plus souvent, lorsque leur altération n'est pas assez avancée pour empêcher de les distinguer, ils présentent la disposition suivante: deux d'entre eux sont situés à cheval sur l'origine de la bronche droite, l'un en avant, l'autre en arrière, le troisième les surmonte. Un quatrième ganglion existe plus en dehors ; et un cinquième en arrière. Enfin, d'autres ganglions surmontent le groupe, se continuant avec les ganglions trachéaux latéraux droits, et avec d'autres qui débordent en avant dans l'angle de bifurcation de la veine cave supérieure (Pl. 1-2; pl. v, fig. 1), et qui font partie de la chaîne ganglionnaire mammaire interne à son point de terminaison supérieure.

La *loge* qu'occupe cette masse ganglionnaire est formée et fermée *en avant* par la veine cave supérieure et une portion de la crosse de l'aorte, — *à droite* par la face interne du lobe supérieur du poumon droit, — *à gauche* par la face profonde de la crosse de l'aorte, le tronc brachio-céphalique artériel et la face antéro-externe de la trachée, — *en bas* par le bord supérieur de la branche droite de l'artère pulmonaire et la veine *azygos*, — *en arrière* par la face antéro-supérieure de la bronche droite à sa racine, la face antéro-externe de la trachée et le tronc du pneumogastrique droit, — *en haut* par le bord inférieur concave de l'artère sous-clavière et le nerf récurrent qui contourne le vaisseau en cet endroit, et plus profondément avec la chaîne ganglionnaire qui accompagne le nerf récurrent droit. Cette loge, remarquable par la netteté de ses limites et l'importance des organes qui la constitue, est ouverte en haut et en avant entre l'angle de bifurcation de la veine cave supérieure et le bord inférieur concave de l'artère sous-clavière droite.

La masse ganglionnaire qui occupe cette loge et la distend dans les cas d'hypertrophie un peu considérable se continue non-seulement avec la chaîne ganglionnaire dite récurrente, et la chaîne ganglionnaire mammaire interne, mais elle se continue encore en bas et en dehors avec la chaîne des ganglions sus-bronchiques droits et les ganglions interbronchiques.

Nous ne pouvons signaler ici tous les dangers auxquels

l'hypertrophie et la dégénérescence de cette masse ganglionnaire, dont nous venons d'étudier la loge, expose les organes divers qui l'environnent. Nous insisterons sur ce point dans l'anatomie pathologique et dans les symptômes ; qu'il nous suffise de dire que tous les accidents de voisinage ont été observés depuis la simple compression jusqu'à la destruction, et l'on comprend déjà, par ce simple énoncé, le rôle considérable qu'est appelé à jouer ce groupe ganglionnaire, lorsqu'il s'hypertrophie et s'altère.

En lisant les observations qui sont rapportées par les auteurs, il nous a été possible, un certain nombre de fois, de retrouver une description assez vague, mais suffisamment claire pour nous, de ce groupe ganglionnaire altéré. Nous avons pu nous assurer de même que les altérations de voisinage auxquelles donne lieu son altération sont fréquentes et variées. Et pour ne nous en rapporter pour le moment qu'à quelques-unes de ces lésions de voisinage figurées, nous renverrons tout d'abord à la pl. iii de la thèse de Becker (1826). Il est facile de retrouver dans cette planche le groupe ganglionnaire prétrachéo-bronchique droit dont on n'aperçoit que la face postérieure. Cette masse ganglionnaire hypertrophiée et dégénérée comprime visiblement et altère la structure du tronc du pneumogastrique. On y trouve figurée de plus la veine *azygos*, qui se dégage entre cette masse ganglionnaire et la face supérieure de la bronche droite correspondante. Or, Becker attachait certainement quelque importance à ce dernier rapport, puisque voulant expliquer la formation de l'hydrothorax dans les cas qu'il rapporte, il invoque précisément la compression de cette veine par un ganglion hypertrophié.

Si on se reporte d'autre part à notre pl. v, fig. 2, 3 et 4,

on retrouvera ce ganglion vu par sa face postérieure, affectant les mêmes rapports avec la veine *azygos*,
et le tronc du pneumogastrique qui lui adhère (fig. 2),
ou coupé dans une direction perpendiculaire au point
d'union extérieur de la trachée avec la bronche droite,
et comprimant ces deux portions des voies respiratoires
au point de les aplatir (fig. 3 et 4).

Nous bornerons les déductions pathologiques des rapports de ce groupe ganglionnaire à ces quelques exemples, bien qu'il nous eût été facile de citer au moins un
exemple de la compression ou de la dégénérescence
à laquelle peut être soumis chaque organe de voisinage.

2° GROUPE GANGLIONNAIRE INTERTRACHÉO-BRONCHQUE OU SOUS-BRONCHIQUE DROIT ET GAUCHE.

(Voy. pl. IV, G. i. tr. br. ; pl. VI, fig. 3, E.)

Les ganglions couchés le long de la face inférieure des
bronches-mères, constituent une masse qui par la netteté
de ses délimitations et la fréquence de son hypertrophie
et de sa dégénérescence, a de tout temps attiré l'attention
des anatomistes.

Ces ganglions sont au nombre de 10 à 12 en moyenne,
généralement plus développés et plus nombreux sous
la bronche droite que sous la bronche gauche; leur volume varie chez l'adulte, à l'état normal, entre
celui d'un pois et celui d'un gros haricot; chez l'enfant
(pl. VI, fig. 3) ils ont le volume d'un grain de chènevis ou
de la moitié d'un petit pois.

Ces ganglions intertrachéo-bronchiques, de même que
les autres de la même région, doivent être étudiés à un
état d'hypertrophie moyenne. (V. pl. IV G. i. tr. Gr.)

Ils occupent tout l'espace triangulaire situé entre la face inférieure des deux bronches principales et le bord supérieur du tronc postérieur des veines pulmonaires.

Ils sont recouverts *en arrière* par les ramifications et anastomoses des pneumogastriques (plexus pulmonaires droit et gauche), l'œsophage, l'aorte, la veine azygos, le bord postérieur de chaque poumon, du tissu cellulaire et quelques ganglions œsophagiens.

Les ramifications anastomotiques des deux pneumogastriques forment, à la surface postérieure de cette masse ganglionnaire, une sorte de réseau à mailles assez étroites souvent distenduess et injectées.

Ce réseau unit entre eux les deux plexus pulmonaires postérieurs proprement dits. Chacun de ces plexus a pour centre la continuation du tronc du pneumogastrique. Rien n'est plus fréquent chez les phthisiques ou simplement chez les vieillards de trouver le plexus pulmonaire droit ou tout au moins le tronc du pneumogastrique de ce côté adhérent aux ganglions sous-bronchiques droits. Un de ces ganglions possède même le privilége d'offrir l'altération la plus avancée au milieu des autres ganglions de la région altérés aussi. Il est même souvent dégénéré à des degrés divers d'une manière exclusive. Aussi n'est-il point rare de le trouver caséeux, pierreux, sclérosé et adhérent plus ou moins fortement à la fois à la bronche droite, au pneumogastrique droit, au péricarde et à l'oreillette droite ou bien à la fois aux mêmes organes et au bord droit de l'œsophage. (Voy. pl. iv, x, et obs. 83 et suiv., p. 92.)

Le pneumogastrique gauche, en arrière de la bronche gauche, est bien moins souvent adhérent aux ganglions. Quand on le trouve ainsi altéré, c'est plutôt au niveau d'un des ganglions sus-bronchiques gauches (V. pl. iv, 5, 4; pl. v, fig. Pn. g.; pl. vi, fig. 3, 2).

Enfin, *en avant*, la masse ganglionnaire intertrachéobronchique est couchée sur la face postérieure du péricarde qui la sépare de l'oreillette gauche, à laquelle elle envoie même une veine signalée par M. le Dr Lannelongue et que j'ai retrouvée dans mes dissections. Plus profondément se trouve l'artère pulmonaire et la crosse de l'aorte.

3° GANGLIONS INTERBRONCHIQUES.

Je donne ce nom aux ganglions qui occupent l'angle de division des bronches. Suivant Cruveilhier on peut retrouver ces ganglions jusqu'aux divisions bronchiques de quatrième ordre.

Leur altération est fréquente, surtout dans la tuberculisation pulmonaire. L'importance de cette altération, au point de vue des conséquences pathologiques qui en découlent, n'avait pas échappé à Cruveilhier (*Traité d'anat. path. gén.*, t. IV, 1862). A la page 640 il s'exprime de la sorte : « Plusieurs faits m'autorisent à admettre que la compression des premières divisions des bronches, au moment où elles pénètrent dans l'épaisseur des poumons, ne doit pas être étrangère à la mort par asphyxie d'un certain nombre d'enfants et d'adultes tuberculeux. On en sera convaincu si on étudie avec soin la racine des poumons tuberculeux, et si l'on suit les divisions bronchiques dans l'épaisseur des organes jusqu'à une certaine profondeur; on voit alors indépendamment des gros ganglions qui entourent les premières divisions bronchiques, des ganglions plus petits qui pénètrent dans l'épaisseur des poumons avec les divisions secondaires, tertiaires et quaternaires dont ils occupent les angles de bifurcation ; si bien qu'ils aplatissent ces conduits et doivent les rendre difficilement perméables à l'air : les crises de suffocation de quelques phthisiques à une période peu avancée de la maladie peuvent tenir en partie à cette cause. »

Le volume normal de ces ganglions varie entre celui d'un pois et celui d'un haricot de moyen volume chez l'adulte.

Parmi ces ganglions interbronchiques il en est qui attirent plus particulièrement l'attention : ce sont ceux qui occupent l'angle de bifurcation de la bronche-mère avec la première division bronchique soit à droite, soit à gauche, mais particulièrement à droite (*premiers ganglions interbronchiques*) ; comme ces ganglions affectent des rapports importants avec diverses branches de l'artère pulmonaire, nous croyons devoir exposer en quelques mots la disposition de ces vaisseaux, telle que nous la connaissons par nos dissections.

Nous prendrons pour type la description que nous en avons faite chez un homme de 40 ans mort de cirrhose hépatique avec ascite et nous renverrons quelquefois à nos planches par comparaison.

La *branche droite* de l'artère pulmonaire se porte obliquement en haut et en dehors au devant de la bronche droite. Vers le bord supéro-externe de celle-ci, elle se divise en *deux rameaux* principaux, *un supérieur* destiné au lobe supérieur, *un inférieur* destiné aux lobes moyen et inférieur (Voy. pl. vi, fig. 1. Br. d., A. p.). Ces deux rameaux forment à leur origine un angle qui correspond au *premier ganglion interbronchique droit* (nous appelons ainsi le ganglion qui occupe l'angle de bifurcation de la bronche-mère avec la première division bronchique, qui est destinée au lobe supérieur du poumon).

Le *rameau supérieur*, situé au devant de la première division bronchique (première bronche secondaire destinée au lobe supérieur), se divise après un trajet de 1 centim. au plus en *cinq ramuscules* qui se dirigent dans tous les sens dans l'épaisseur du lobe supérieur, et s'y subdivisent de plus en plus. Un de ces cinq ramuscules se porte directement en arrière à cheval sur l'angle de séparation de la division principale de la première division bronchique secondaire.

Les divers angles de bifurcation, que forment les divisions de ce rameau vasculaire supérieur sont en rapport aussi avec des ganglions qui occupent les angles de bifurcation de la première division bronchique supérieure (Voy. pl. vi, fig. 1 g. int. br. dr. fig. 3, 3).

Le *rameau inférieur* (de la branche droite de l'artère pulmonaire) se porte en bas et en dehors, en contournant et longeant pendant 1 centim. 1/2 au moins les faces antérieure et supérieure et postéro-externe de la deuxième division bronchique secondaire (celle destinée au lobe moyen), et se divise en trois ramuscules principaux dont deux plus grêles destinés, l'un au lobe supérieur, l'autre au lobe moyen, et enfin l'autre plus considérable, destiné au lobe moyen et surtout au lobe inférieur. Tous ces ramuscules de même que ceux précédemment indiqués s'entrecroisent fréquemment avec les divisions bronchiques, et passent souvent entres elles dans l'angle de leur bifurcation où ils rencontrent des ganglions jusqu'aux 4mes divisions bronchiques.

Il résulte de cette description que la bronche droite de l'artère pulmonaire, un peu avant sa division en deux rameaux supérieur et inférieur, est en rapport en arrière

avec la face antérieure de la bronche droite et de la naissance de la 1rd division bronchique, et du premier espace
interbronchique dont elle est séparée par *le* ou *les premiers ganglions interbronchiques*. Ceux-ci, qui sont la
continuation des ganglions sus-bronchiques droits et
particulièrement du groupe ganglionnaire prétrachéo-
bronchique droit (Voy. pl. ii, 3, g. et Br. d. A. p.; pl.
iv G. pr. tr. br. d., G. 1), sont souvent hypertrophiés et
dégénérés, coïncidemment avec la masse ganglionnaire,
prétrachéo-bronchique droite, débordent alors entre les
deux premières divisions de la branche droite de l'artère
pulmonaire, s'insinuent au-dessous d'elle et peuvent la
comprimer tout en la recevant, ainsi que ses divisions,
dans des sortes de gouttières.

J'ai insisté sur ces rapports à dessein, parce que l'avenir
nous dira jusqu'à quel point il est permis de faire jouer
un certain rôle, dans la localisation des lésions tuberculeuses (pneumoniques), au sommet des poumons, à cette
compression des rameaux supérieurs de divisions de l'artère pulmonaire, soit que cette compression ait lieu par
les *premiers ganglions interbronchiques*, ou bien par l'extrémité inférieure du groupe ganglionnaire prétrachéo-
bronchique. Nous reviendrons sur ce sujet, lorsque le
moment sera venu d'examiner à quels dangers exposent
l'hypertrophie et la dégénérescence des ganglions trachéo-
bronchiques.

La *branche gauche de l'artère pulmonaire*, un peu plus
courte que la droite, se porte obliquement en haut et en
dehors, passe au devant de la bronche gauche, à sa partie
moyenne, perpendiculairement à sa direction. A 1 centim.
1/2 au delà du bord supéro-externe de la bronche gauche
elle se divise en *deux rameaux* principaux, l'un supérieur

destiné au lobe supérieur, l'autre inférieur destiné au
lobe inférieur du poumon. Le rameau supérieur se divise
bientôt en trois ou quatre ramuscules qui se subdivisent
dans l'épaisseur du lobe supérieur, et ses divisions ramus-
culaires s'entrecroisent avec les divisions bronchiques.

Le *rameau inférieur* plus considérable *contourne la face
supérieure et postérieure* de la bronche gauche, au point
où elle donne naissance à la première division bronchique
destinée au lobe supérieur et à la partie supérieure du lobe
inférieur du poumon ; là, en arrière, ce rameau inférieur
et ses premiers ramuscules (Voyez pl. v, fig. 2 Br. A. p.)
se mettent en rapport direct, en arrière, avec les *premiers
ganglions interbronchiques* qui, quelquefois exercent sur
eux une compression à un degré variable.

Il résulte des détails que nous venons de donner sur
la distribution et la direction générale des deux branches
de l'artère pulmonaire, que celle de droite, au moment
où elle se divise, occupe particulièrement la face antérieure de la bronche droite et que celle de gauche, dans
le point correspondant, contourne en arrière la bronche
correspondante ; aussi se trouve-t-elle en rapport avec
l'aorte (rapport important selon nous) dont elle est séparée par le récurrent gauche et des ganglions qui unissent
les ganglions prétrachéo-bronchiques gauches avec les
ganglions mammaires internes du côté gauche (Voy. pl.
vi G. 3, etc.).

Nous avons surtout étudié jusqu'ici l'ensemble des
ganglions trachéo-bronchiques, et nous avons longuement
insisté sur les principaux groupes qu'ils constituent. Nous
avons montré que ces ganglions, dont les ulcérations pathologiques doivent plus particulièrement nous arrêter, se
trouvaient en rapport de continuité avec les autres gan-

glions intrathoraciques et avec les ganglions extrathoraciques.

Ces ganglions, autres que les ganglions trachéo -bron-
chiques, sont fréquemment altérés en même temps que
ceux-ci ou même préalablement. Il importe par conséquent
de ne pas perdre de vue leur situation et leur disposition générales.

Nous n'avons rien à dire de particulier sur les ganglions sous-maxillaires et cervicaux latéraux et nous
ne reviendrons pas sur les ganglions œsophagiens. Mais
nous croyons qu'il est utile d'insister un moment sur les
ganglions sus-claviculaires et sur les *ganglions rétro-sternaux
ou mammaires internes*.

Ces ganglions nous intéressent à des points de vue
différents ; les sus-claviculaires au point de vue de leurs
relations avec l'état des poumons et des plèvres et aussi
avec celui des ganglions médiastinaux ; enfin les ganglions rétrosternaux au point de vue de la percussion de
cette région.

*Ganglions dits mammaires internes ou ganglions rétro-
sternaux.*

Au point où la chaîne des ganglions mammaires internes semble s'unir vers le sommet du thorax aux ganglions cervicaux et trachéo-bronchiques, existe de chaque côté un groupe de ganglions perdu dans un amas plus
ou moins considérable de tissu cellulo-graisseux. Ces
groupes de ganglions, vu leurs rapports intimes avec la
chaîne ganglionnaire trachéo-bronchique ou cervico-
trachéo-bronchique, sont fréquemment atteints, avons-
nous dit, de la même dégénérescence ; c'est ce qui résulte des recherches nécroscopiques.

Ils existent de chaque côté de la première pièce du sternum, au niveau et un peu au-dessous de l'articulation sterno-claviculaire ; aussi pourrait-on les appeler *rétro-sterno-claviculaires*.

Le *groupe rétro-sterno-claviculaire du côté droit* a pour centre l'angle de bifurcation de la veine cave supérieure, au point où elle se divise en deux troncs (troncs veineux brachio-céphaliques). Il se compose d'un nombre indéterminé de ganglions généralement très-petits, à l'état normal. Quand ils sont développés et dégénérés ils contribuent avec le groupe ganglionnaire prétrachéo-bronchique droit (hypertrophié aussi) à comprimer la veine cave supérieure et les troncs veineux qui en partent, et à diminuer plus ou moins la sonorité de la moitié correspondante de la première pièce du sternum.

Le *groupe rétro-sterno-claviculaire gauche* est situé un peu plus bas et un peu plus profondément que celui du côté droit. Il a pour centre la face antéro-externe de la crosse aortique, entre la naissance de la carotide gauche et le canal artériel. Le nombre des ganglions qui le forment est également variable, et leur volume est généralement très-petit, mais ils peuvent acquérir un volume assez considérable quand ils s'engorgent.

Sur quelques sujets, dont les ganglions sont atteints d'hypertrophie, on voit ces deux groupes ganglionnaires rétro-sterno-claviculaires se continuer manifestement avec les cervicaux latéraux prévasculaires et les sus-claviculaires.

Ganglions sus-claviculaires.

Nous avons dit plus haut que ces ganglions nous intéressaient au point de vue de leur relation (quand ils s'hypertrophient du moins), avec l'état des poumons, et aussi avec celui des ganglions médiastinaux.

La pathologie nous apprend que ces ganglions peuvent s'engorger à la suite d'altérations diverses du poumon (cancer, tuberculose); d'autre part, il n'est pas rare de les voir hypertrophiés et dégénérés en même temps que ceux des parties latérales du cou et du médiastin, sans que ceux de l'aisselle soient forcément atteints, ou le soient à un même degré.

Si nous consultons les traités d'anatomie, nous ne trouvons pas nettement exprimée l'existence d'une communication par des vaisseaux lymphatiques entre les ganglions médiastinaux et les ganglions sus-claviculaires. Mascagni admet cette communication, et voici comment M. le professeur Richet s'exprime au sujet des ganglions sus-claviculaires dans son *Traité d'anat. médico-chir.*, 4ᵉ édit., 1873, p. 298 : « Blandin avance que les ganglions lymphatiques du creux sus-claviculaire reçoivent des lymphatiques du sommet du poumon, et il explique ainsi leur engorgement assez fréquent dans les phthisies pulmonaires. C'est là une erreur... J'ai toujours vu les lymphatiques pulmonaires se rendre, en suivant les ramifications bronchiques, dans les ganglions de même nom, et jamais ailleurs, à l'état normal du moins. Quant au gonflement des ganglions dans les affections tuberculeuses, gonflement qui est fréquent, en effet, je dirai qu'il s'explique naturellement par ce fait, que les vaisseaux lymphatiques qui partent du feuillet externe de la séreuse pulmonaire se rendent dans les ganglions sous-claviers; en sorte que, lorsque les tubercules développés dans le poumon ont enflammé les deux feuillets de la plèvre et déterminé

leur adhérence, l'irritation se transmet jusqu'aux ganglions du creux sus-claviculaire. »

Ainsi, d'après M. le professeur Richet, les ganglions
sus-claviculaires reçoivent des lymphatiques, non pas
du parenchyme pulmonaire, mais de la plèvre pariétale;
celle-ci, seule atteinte d'inflammation, pourra traduire
son altération par l'engorgement des ganglions du creux
sus-claviculaire.

De nouvelles injections de ces ganglions et des lymphatiques voisins seraient peut-être nécessaires pour
établir, d'une façon irrécusable, s'ils communiquent ou
non avec les ganglions médiastinaux.

Principales notions d'anatomie pathologique.

Nous nous proposons d'examiner sous ce titre,

1° *L'altération des ganglions trachéo-bronchiques;*

2° *Les lésions de voisinage et éloignées qui sont la consé-quence de cette altération ganglionnaire;*

3° Enfin, *les altérations d'organes divers ayant joué, à l'égard de l'altération de ces ganglions, un rôle étiologique évident.*

1° ALTÉRATIONS DES GANGLIONS TRACHÉO-BRONCHIQUES.

Ces altérations sont fréquentes et variées, elles se traduisent à l'œil nu par une modification dans leur volume, leur aspect et leurs propriétés physiques en général.

Nous avons vu plus haut quel était leur volume à l'état normal, mais il faut avouer qu'il est souvent difficile de dire, pour tel ou tel ganglion, s'il a conservé son volume normal ou s'il est réellement hypertrophié. Ceci nous explique la dissidence, ou même le silence des principaux anatomistes à cet égard.

Quant à la couleur de ces ganglions, tous les anatomistes s'accordent à dire qu'elle est rougeâtre chez l'enfant, puis de moins en moins rouge avec l'âge (Wharton), et brune ou noire, enfin, chez l'adulte, et surtout chez le vieillard, par suite d'un dépôt de *pigment noir*.

Si nous cherchons à nous expliquer la présence de ce pigment, nous en trouverons évidemment la raison en ce que les poumons transmettent à ces ganglions, par la voie des lymphatiques, une partie du pigment qui s'y développe aussi avec l'âge. On est autorisé à faire cette hypothèse par analogie. Ne sait-on pas en effet, 1° que les ganglions lymphatiques qui reçoivent les vaisseaux du foie ont, d'après M. le professeur Sappey, un aspect jaunâtre? Or, cet aspect jaunâtre doit provenir du transport de la matière colorante de la bile.

2° Que les ganglions mésentériques, d'un rose pâle dans les intervalles de la digestion, deviennent blancs pendant la durée de l'absorption du chyle?

3° Que les ganglions axillaires, chez les personnes dont les bras ont été tatoués, présentent la même coloration que celle du tatouage?

4° Enfin, qu'à l'état pathologique, les ganglions présentent la même altération et le même aspect que l'on trouve aux tissus dont ils reçoivent les lymphatiques?

Aussi peut-on dire que les ganglions lymphatiques d'une région sont, le plus souvent, le miroir fidèle des modifications normales, accidentelles ou pathologiques qui se retrouvent dans les organes dont ils reçoivent les vaisseaux lymphatiques.

Cela est surtout vrai pour les ganglions trachéo-bronchiques, au point que mon excellent Maître, M. le Dr Parrot, dans ses autopsies, ne manque jamais de rechercher l'état de ces ganglions avant d'ouvrir les poumons, et qu'il a pu ainsi prédire, avec une grande précision, la nature et le degré de l'altération pulmonaire. De notre côté, nous avons constaté la très-grande fréquence de cette relation. D'ailleurs, rien ne répugne moins à l'esprit que d'admettre cette correspondance des lésions, et nous la voyons notée, sinon étudiée, dans bien des au teurs. Ce n'est pas à dire, pourtant, que lorsque les gan- glions des bronches et de la partie inférieure de la trachée sont altérés, il existe forcément une altération des pou- mons. Nous avons vu plus haut que les poumons peuvent rester sains dans ces mêmes conditions, et ce sont préci- sément de pareils cas qui ont servi de type à quelques auteurs pour la description de la phthisie bronchique.

Ainsi, le pigment d'origine pulmonaire qui colore les ganglions s'y trouve réparti d'une façon variable. Géné- ralement cette répartition est irrégulière, et elle peut être alors générale ou partielle. Elle donne ainsi au ganglion, sur sa surface de coupe, un aspect marbré caractéris- tique. D'autres fois, et cela tient peut-être à l'âge avancé des sujets, le pigment est réparti d'une manière uniforme. Tout le parenchyme se trouve envahi et représente alors une masse absolument noire à l'extérieur aussi bien qu'à l'intérieur. Dans les cas où le pigment est simplement disséminé sous forme d'arborisations, la couche périphé- rique ou corticale des ganglions est souvent respectée. Il en résulte qu'à l'extérieur l'organe paraît rosé, pâle ou violacé foncé, ou simplement cendré, tandis qu'il est pigmenté à l'intérieur.

La *consistance* de tous ces ganglions à l'état normal est celle d'un corps rénitent, ou d'une substance qui résiste tout en se laissant déformer temporairement.

La forme est celle d'un pois, d'un haricot, ou d'une lentille même.

Quand à leur *structure*, nous n'avons pas à nous en

occuper ici, et nous ne ferions que répéter ce qui se trouve dans les traités d'anatomie et d'histologie.

Nous dirons seulement que les ganglions se composent d'une enveloppe fibro-celluleuse et d'une substance parenchymateuse au milieu de laquelle l'enveloppe envoie des cloisons incomplètes.

Les ganglions trachéo-bronchiques peuvent subir toutes les altérations capables d'atteindre les autres ganglions de l'économie. Mais il est une modification pathologique, rare d'ailleurs, qui paraît cependant leur appartenir en propre, c'est l'*hypertrophie mélanique*, observée et décrite par M. Woillez, signalée aussi par Andral et Fonssagrives.

On pourra donc observer dans les ganglions trachéobronchiques :

1° La congestion,
2° L'inflammation,
3° La dégénérescence scrofuleuse,
4° — — tuberculeuse,
5° — — mélanique,
6° — — cancéreuse,
7° — — de l'adénie,
8° La gangrène.

L'altération la plus fréquente, incontestablement, est la dégénérescence tuberculeuse ou scrofulo-tuberculeuse, car les deux diathèses se montrent souvent unies l'une à l'autre si elles ne se confondent pas.

1° *Congestion.* — La congestion peut être simple ou compliquée. Elle est simple lorsqu'elle se montre dans un ou plusieurs ganglions sains d'ailleurs; elle est compliquée lorsqu'elle atteint des ganglions affectés d'une dégénérescence quelconque. Elle paraît se montrer dans diverses affections inflammatoires des poumons ; et elle semble précéder, dans tous les cas, la dégénérescence tuberculeuse et strumeuse des ganglions. A ce titre, elle est fréquente chez les enfants et les adolescents. La congestion des ganglions est souvent désignée par le mot : *engorgement*.

2° *Inflammation.*— Elle est aiguë ou chronique, simple ou compliquée : elle peut succéder à l'*engorgement* proprement dit ou se montrer d'emblée. Les vaisseaux augmentent de nombre et de diamètre : ils deviennent tout au moins plus apparents, et, tandis que dans l'engorgement pur et simple, le ganglion ne manifeste les modifications qui l'atteignent que par une augmentation de volume, due, semble-t-il, à un afflux ou à une rétention de liquide, l'inflammation se manifeste ici comme elle ferait dans tout autre tissu de l'économie. Le ganglion devient en même temps plus friable.

L'*inflammation simple et aiguë* arrive rarement à la suppuration. C'est une remarque déjà faite par Laënnec. Andral (1) s'exprime à ce sujet de la manière suivante : « Dans quelques cas, nous avons trouvé dans ces ganglions une véritable suppuration... Nous n'avons rencontré que quatre fois cette véritable ganglionite terminée par suppuration... Dans trois de ces cas, il n'y avait que bronchite chronique peu intense. Dans le quatrième cas, le parenchyme de l'un des poumons, enflammé au second degré dans une partie de son étendue, offrait, vers son sommet, deux ou trois petites cavités..., des abcès pulmonaires. »

____

(1) Clin. méd., t. IV, 4ᵉ éd., 1840, p. 248.

Dans cet état, le ganglion représente une sorte de poche purulente. Le pus qu'elle contient, lorsqu'il ne se vide pas à l'extérieur, peut perdre sa partie liquide, s'épaissir et disparaître en grande partie, et former peut-être, dans certains cas, ces noyaux crétacés, qui, habituellement, sont le résultat de la dégénérescence tuberculeuse.

L'inflammation simple et prolongée, ou chronique, de même que l'inflammation aiguë, atteint toutes les parties du ganglion : son contenu, sa capsule, et le tissu cellulaire lâche ambiant. Lorsqu'elle n'aboutit pas à la suppuration elle peut à la fois déterminer l'hypertrophie des ganglions et leur adhérence réciproque.

Cette *adhérence réciproque des ganglions* qui se touchaient déjà au point de s'aplatir sur les faces de contact comme les calculs de la vésicule biliaire, est fréquente surtout lorsqu'il s'agit de ganglions en voie de dégénérescence; elle se fait aux dépens de la capsule d'enveloppe déjà épaissie et du tissu cellulaire lâche ambiant, sorte de gangue unissante.

Ces ganglions, ainsi réunis en nombre variable, forment des masses plus ou moins bosseleés et de grandeur variable. Ces bosselures peuvent disparaître en grande partie avec le temps, mais il reste presque toujours extérieurement quelques dépressions linéaires, sortes d'étoiles à trois ou quatre branches qui indiquent la fusion de ces organes. Il suffit du reste de sectionner ces masses ganglionnaires pour s'assurer qu'elles sont composées de plusieurs ganglions de volume inégal, séparés encore les uns des autres par une sorte de rainure dans laquelle on retrouve le plus souvent la trace de la capsule d'enveloppe. Ces intersections fibreuses ne disparaissent que si la masse de ces ganglions vient à dégénérer et à se ramollir.

D'autres fois, on peut reconnaître chacun des ganglions qui composent la masse à une différence dans la répartition du pigment noir pour chacun d'eux, ou à une différence dans le degré de la dégénérescence.

Il est rare que toute trace intérieure de séparation des ganglions ainsi agglomérés disparaisse entièrement; ce sont les cas qui ont fait croire à une hypertrophie ganglionnaire énorme.

Lorsque l'inflammation porte sur tous les éléments, il en résulte de l'*hypertrophie*. Mais si elle atteint surtout le tissu cellulaire, qui, parti de la capsule, le pénètre sous forme de cloisons incomplètes, et si sa durée est longue, c'est l'atrophie qui en sera la conséquence.

Cette *atrophie* peut arriver au point de réduire le ganglion à un nodule fibreux dans lequel on ne retrouve quelquefois plus trace du parenchyme ganglionnaire; nous avons rencontré un certain nombre de ces cas. L'atrophie n'est pas cependant la conséquence forcée de l'induration scléreuse des ganglions. MM. Duplay et Robin, cités par Schœffel (obs. II), semblent avoir vu un cas d'induration considérable avec hypertrophie. M. Liouville a, de son côté, particulièrement insisté sur la sclérose des ganglions bronchiques chez les vieillards, qu'il appelle *sclérose anthracosique*. Nous devons faire remarquer que la sclérose des ganglions n'est pas nécessairement liée à leur agglomération et à leur confusion.

Ces adhérences réciproques supposent le plus souvent qu'il en existe de semblables avec les parties voisines. Elles sont plus ou moins prononcées, et il peut en résulter une gêne considérable pour la fonction d'organes aussi importants.

3° *Dégénérescence scrofuleuse.* — L'inflammation qui atteint les ganglions chez les sujets scrofuleux a, en général, une grande tendance soit à la suppuration, soit à la caséification. Au cou la suppuration est fréquente, tandis que la caséification paraît atteindre tous les ganglions indistinctement, mais plus spécialement ceux du cou, du mésentère et du médiastin.

4° *Dégénérescence tuberculeuse.* — De même que la dégénérescence scrofuleuse et toutes les dégénérescences en général, elle s'accompagne d'un travail inflammatoire ou tout au moins congestif.

Leblond et plus tard Berton et toute l'école de Broussais ont insisté sur ce fait que l'inflammation précède toujours la tuberculisation des ganglions bronchiques. Sans vouloir entrer dans ce débat tel qu'il a été posé par ces auteurs nous dirons seulement que l'inflammation et la congestion accompagnent la tuberculisation des ganglions, comme il arrive du reste pour les poumons, et qu'il n'est pas rare de rencontrer des ganglions simplement congestionnés ou enflammés à côté de ganglions manifestement tuberculeux. Enfin nous reconnaissons que les phlegmasies de ces ganglions les exposent à la tuberculisation, lorsque le terrain est prêt pour la manifestation de cette diathèse.

La dégénérescence tuberculeuse offre des points communs avec la dégénérescence strumeuse. Le plus souvent on les confond sous la dénomination commune de *tuberculisation.*

Considérée dans son sens le plus large, la *tuberculisation des ganglions du médiastin* a été étudiée par un grand nombre d'auteurs. On trouvera d'utiles renseignements et souvent d'excellentes descriptions des phases diverses de cette altération dans les auteurs suivants, cités dans notre historique : Lalouette (1780); — Portal (1809) ; — Bayle (1810); — Becker (1826); — Laënnec (1837); — Andral (1839) ;— Barthez et Rilliet (1840-1861); — Becquerel (1841); — Berton (1842); — Lebert (1845); — Daga (1866).

Nous conformant aux résultats de notre propre observation, nous distinguerons trois périodes ou stades dans la tuberculisation de ces ganglions: 1° une période de début; 2° une période d'état; 3° une période de terminaison.

1° La *période de début de la lésion* comprend deux formes :

A. La forme infiltrée : infiltration tuberculeuse grise, lardacée.

B. La forme disséminée : granulations tuberculeuses grises, brillantes, saillantes à la coupe, semi-transparentes; et granulations miliaires, mates, jaunâtres, non saillantes à la coupe.

2° La *période d'état* comprend la caséification. Celle-ci présente aussi deux aspects ou deux formes reliées aux deux formes précédentes.

A. La forme infiltrée (caséification en masse).

B. La forme disséminée (caséification par noyaux).

3° La *période de terminaison* qui trahit la tendance à la guérison; elle se montre lorsque les lésions de la période d'état ont atteint un degré où la résolution ou bien l'état stationnaire devient impossible.

Cette tendance à la guérison se manifeste :

1° Ou bien par le ramollissement,

2° Ou bien par la crétification.

Les *granulations* grises, semi-transparentes, brillantes, saillantes sur les surfaces de coupe, les granulations tuberculeuses proprement dites, en un mot, nous ont paru assez rares chez l'adulte du moins, car chez l'enfant en bas âge elles sont fréquentes suivant la remarque de M. Parrot. Quand elles existaient, elles coïncidaient avec des granulations identiques de la plèvre ou des poumons du même côté. Ces granulations se comportent dans les ganglions de la même façon que dans les poumons.

On ne confondra pas ces granulations avec d'autres qui ne méritent pas en réalité ce nom. Celles-ci non saillantes sur la surface de coupe, mates et de couleur jaunâtre, se présentent tantôt sous l'aspect d'un fin sablé, tantôt sous la forme de petits points de la grosseur d'une petite tête d'épingle, ainsi que Leblond l'avait déjà vu. Ces deux derniers aspects correspondent probablement à ce que MM. Rilliet et Barthez distinguent sous le nom de poussière tuberculeuse et de granulations jaunes.

L'*infiltration* tuberculeuse se présente beaucoup moins rarement à l'observation, et ce serait la forme la plus commune d'après Laënnec. Ce mode d'altération est général ou partiel, mais le plus souvent général. Le ganglion ou la partie du ganglion ainsi altérée, est grisâtre, lardacée : sa consistance mollasse au début augmente dans la suite ; elle jaunit soit dans sa totalité, soit par places, et l'aspect caséeux ne tarde pas à se montrer, soit sous la forme de noyaux caséeux jaunes, soit sous l'aspect de masses qui occupent tout le ganglion.

L'*état caséiforme* (1) d'un ganglion présente lui-même deux périodes au point de vue de sa consistance. Au début un ganglion caséifié est rénitent, élastique en quelque

(1) L'état caséeux des gangliôns est indiqué en propres termes par Becker (1826) — « et mihi videntur quædam *caseosœ* sic dictæ mate- « riæ exempla hujus fuisse naturæ. »

Baréty.   5

sorte ; il résiste au doigt qui le presse. Plus tard sa consistance diminue et ressemble assez à du marron cuit, suivant l'expression de M. le professeur Richet, ou à du « fromage blanc, caillé, mais épais », suivant Becquerel. Plus tard encore le ganglion ainsi caséifié se ramollit à son centre.

Les noyaux caséiformes passent par les mêmes phases, lorsqu'elles ne succédent pas aux granulations vraies. Ils présentent des dimensions variables, et l'on ne confondra pas un noyau caséeux avec un ganglion caséeux faisant partie d'une agglomération d'autres ganglions. Ces noyaux caséeux occupent tantôt le centre, tantôt la periphérie du ganglion ; cette dernière disposition est assez commune.

Le couleur de ces ganglions caséeux est d'un jaune blanchâtre, dans certains cas, et franchement jaune clair dans d'autres.

Les noyaux caséeux peuvent se trouver mêlés aux fausses granulations dont ils semblent formés quelquefois, si l'on a égard à l'irrégularité de leurs contours. Mais le plus souvent ils sont parfaitement arrondis.

Chez les *enfants*, la matière caséiforme ne se trouve jamais mêlée à de la matière noire pigmentaire, ou bien le ganglion est entièrement jaune pâle, ou bien il l'est par places, et ces noyaux caséeux tranchent sur la coloration rosée ou gris cendré du reste du ganglion.

Chez l'*adulte* ces cas peuvent se rencontrer, mais cela tient à ce que la matière noire pigmentaire a disparu.

Une des conséquences ordinaires, en effet, de la caséification des ganglions, c'est de faire disparaître le pigment noir qui les infiltrait.

Lorsque ce pigment n'a pas entièrement disparu, il forme des taches cendrées ou ardoisé clair, irrégulières, en lobules ramifiés.

D'autres fois le pigment est accumulé à la périphérie du ganglion caséeux sous la capsule d'enveloppe, où elle semble former une seconde enveloppe de 1 millimètre d'épaisseur en moyenne.

Dans d'autres cas, ce pigment forme une zone noire et mince autour des noyaux caséeux, ou bien il se trouve accumulé au centre du ganglion, tandis que ces noyaux existent à la périphérie en nombre et en volume variables.

Enfin, chez les *vieillards* surtout, il n'est pas rare de rencontrer le pigment noir intimement mêlé à la matière caséeuse. On dirait que le pigment avait acquis droit de domicile dans le ganglion au point que la matière caséeuse était devenue impuisante à l'en chasser. Dans ce cas le ganglion a pris une consistance remarquable.

En même temps que les ganglions deviennent caséeux, ils se soudent entre eux de la même manière que nous l'avons indiqué plus haut, à propos de leur inflammation; ils constituent alors des masses qui peuvent atteindre des dimensions considérables : celles d'un œuf de poule, et même du poing.

Après un temps difficile à déterminer, le ganglion devenu caséeux peut se ramollir soit dans sa totalité et d'emblée, soit d'abord au centre puis dans toute son étendue.

C'est à cette période qu'il mérite véritablement le nom de caséeux, ou mieux de caséiforme, car il acquiert alors la consistance faible et la couleur blanchâtre de certains fromages. Nous avons vu que, dans la période qui précède le ramollissement, le ganglion blanchâtre ou jaune pâle présente une consistance quelquefois considérable. Nous avons cru pouvoir appliquer l'épithète de caséeux ou caséiforme à ce degré de la caséification. Les mêmes nuances se présentent d'ailleurs dans le poumon devenu caséiforme, et le même terme sert journellement à les exprimer.

La caséification, celle qui succède à l'infiltration tuberculeuse présente donc deux périodes qui ne diffèrent que par le degré de la consistance. A la première période elle est ferme et rappellerait celle du vrai fromage de Gruyère, et à la seconde période celle du fromage de Roquefort. Cette comparaison est d'autant plus juste que l'on peut retrouver dans le ganglion friable, mou et blanchâtre les même taches bleuâtres qui caractérisent en partie le fromage de Roquefort. Cette remarque s'applique pourtant mieux au poumon caséifié.

Lorsque le ganglion a atteint cet état, il peut ou bien se fluidifier tout à fait, ou bien se sécher en quelque sorte, en perdant une partie de ses liquides pour se crétifier et se pétrifier.

La liquéfaction proprement dite du ganglion peut succéder à ce léger degré de ramollissement dont l'organe s'est trouvé atteint dans sa totalité, et l'a fait comparer à du fromage de Roquefort. D'autres fois elle se montre d'emblée dans un ganglion caséeux, mais encore rénitent. Dans ce dernier cas, elle commence le plus souvent peut-être par le centre dont la coloration un peu foncée tranche sur le reste du ganglion.

Bientôt le ganglion plus ou moins volumineux représente une poche, une sorte de kyste, remplie d'une matière puriforme, grumeleuse ; la membrane d'enveloppe étant formée par la capsule fibreuse du ganglion ou des ganglons agglomérées et soudés ensemble.

Deux autres modifications peuvent se produire alors : ou bien cette poche purulente se videra de son contenu en s'ouvrant une issue dans les cavités voisines, la trachée,

les bronches, l'œsophage ou la cavité pleurale ; ou bien
la partie liquide se séparera des particules solides en se
résorbant peu à peu. Dans le premier cas, on aura une
sorte de *caverne* ou de *cavernule ganglionnaire ;* dans le
second cas, les particules solides prendront peu à peu la
consistance de la craie (crétification) ou même de la
pierre (pétrification).

Caverne ganglionnaire. — Lorsqu'un ganglion ramolli
entièrement dans son intérieur se vide de la totalité ou
d'une partie de son contenu, il forme une cavité qui porte
le nom de caverne ganglionnaire, par analogie avec les
cavernes pulmonaires. En réalité ce n'est qu'un kyste
purulent ou puriforme ouvert dans une cavité voisine, car
on semble réserver le nom de caverne à des cavités qui se
creusent au dedans et aux dépens d'un organe. On pourrait conserver le nom de *kyste* aux petites poches ganglionnaires ouvertes ou non, et réserver le nom de *cavernes*
à ces poches ganglionnaires plus grandes communiquant
avec les voies aériennes seulement, et qui, situées quelquefois à la racine des poumons, peuvent en imposer pour
une caverne pulmonaire véritable.

Quant à nous, nous adopterons les termes de *cavernule*
et de *caverne ganglionnaire*. Nous les préférons à celui de
kyste parce que l'expression *caverne* implique l'idée d'une
communication d'une cavité avec les voies aériennes, et
que d'ailleurs la communication d'un ganglion, converti
en kyste, avec la trachée ou les bronches est beaucoup
plus fréquente que celle avec l'œsophage, l'artère pulmonaire et surtout l'aorte. Pour ces derniers cas on peut
conserver la dénomination de kyste ganglionnaire. Enfin,
il est une dernière raison qui justifie les appellations de

cavernule et caverne ganglionnaire, c'est que souvent leurs parois ont quelque rapport avec la substance pulmonaire. Quand un kyste hydatique, par exemple, développé dans la substance du poumon se vide dans une bronche, il constitue une caverne, la *caverne hydatique;* ici il n'y a pas eu destruction du parenchyme, il y a eu simple refoulement.

Les deux auteurs qui ont le mieux étudié les kystes et les fausses cavernes ganglionnaires sont Leblond et MM. Barthez et Rilliet.

Une *caverne* ou *une cavernule ganglionnaire* se compose d'une paroi, d'un contenu et d'un ou plusieurs orifices de communication.

Paroi. Elle est formée par la capsule d'enveloppe du ganglion. Cette capsule est épaissie et adhère à l'extérieur ou bien au tissu pulmonaire, lorsque la cavité est située dans le hile, ou bien en partie au poumon et en partie à du tissu cellulo-fibreux qui la double, à des bronches, à la trachée, a des nerfs (pneumogastrique) ou à des vaisseaux. Cette paroi paraît être généralement arrondie, elle peut paraître inégale si des ganglions voisins, transformés en kystes, communiquent avec la poche principale. La surface interne serait tapissée, au moins dans certains cas, d'après Barthez et Rilliet, par une fausse membrane rouge, inégale, assez épaisse, mais elle serait loin de présenter l'aspect et la couleur de la muqueuse bronchique, ainsi que Leblond l'a avancé. Cette pseudo-membrane serait tapissée, toujours d'après Barthez et Rilliet, par une couche de tissu blanchâtre, assez dense, de nature tuberculeuse.

Nous avons eu l'occasion d'examiner, chez un homme de 41 ans, une caverne ganglionnaire communiquant avec la partie latérale droite de la trachée, mais nous n'avons pas constaté à son intérieur cette pseudo-membrane vascularisée. (Voy. obs. 84, p. 92.)

Le *contenu* de ces fausses cavernes est un peu variable.

Elles sont rarement absolument vides. Elles contiennent toujours ou presque toujours une certaine quantité de matière tuberculeuse à divers degrés de régression. Cette matière est caséeuse, ramollie et grumeleuse, crétacée, ou même pétrifiée sous forme de petits calculs très-durs, irréguliers, donnant un son caractéristique quand on les percute avec un instrument en métal. Du pigment peut se trouver encore dans ces cavités plus ou moins mêlé à la matière caséeuse.

L'intérieur de ces cavernes peut être traversé par des organes divers. Ainsi Barthez et Rilliet ont vu une petite bronche jetée comme un pont au travers de l'excavation, et allant se perdre dans ses parois. La cavernule ganglionnaire, que nous avons examinée et à laquelle nous avons fait allusion plus haut, contenait outre des concrétions pierreuses un peu de matière caséeuse, semi-fluide et elle était traversée par le tronc du pneumogastrique (droit) qui se trouvait aminci à ce niveau, mais résistant et libre de tous côtés.

L'*orifice de communication* avec les voies aériennes est variable de forme et de dimensions ; il est tantôt petit, semblable à un pertuis, tantôt grand et constitue une large ulcération. C'est même sur l'existence de cette ulcération, que Cayol s'est fondé pour faire entrer dans le cadre de la phthisie trachéale certains cas où la trachée avait été manifestement détruite par une masse ganglionaire, dans laquelle on pénétrait à travers l'ulcération elle-même.

Quand il existe un pertuis, il semble que l'ulcération ou la perte de substance est nette, petite, à bords mousses.

Il s'agit surtout alors d'un orifice devenu fistuleux; et, en y regardant de près, on peut voir quelquefois que le travail d'usure a porté aussi sur les anneaux cartilagineux qui, sur une certaine étendue, au voisinage du pertuis, ont été résorbés. (Voy. obs. 84, p. 92.)

Si le pertuis est plus large, on peut observer les traces d'une destruction plus ou moins étendue. Les bords de l'ulcération sont comme déchiquetés, irréguliers, etc.

Les cavernes ganglionnaires sont assez rares, elles se rencontrent aussi bien chez l'enfant que chez l'adulte. Leur volume peut varier entre celui d'un pois, d'une noisette, d'une cerise et d'un œuf de pigeon.

Anatomiquement on ne devra pas confondre ces fausses cavernes ou cavernes ganglionnaires avec les vraies cavernes (cavernes pulmonaires). Voici comment Barthez et Rilliet s'expriment à ce sujet : « Pour distinguer ces fausses cavernes des véritables, il faut avoir égard à leur structure et au mode d'altération des tissus avoisinants. Ainsi, le plus ordinairement, la caverne ganglionnaire est lisse à son intérieur et revêtue de la fausse membrane rouge dont nous avons déjà parlé ; en général, elle est peu volumineuse ; sa communication avec les bronches, quand elle a lieu, existe sur les parties latérales de ces conduits, et l'ouverture est ordinairement arrondie, à bords minces. De plus, ces fausses cavernes aboutissent presque toujours à la racine du poumon, et, comme nous l'avons vu..., offrent pour parois internes des masses tuberculeuses attenantes aux masses ganglionnaires bronchiques.

« Les cavernes pulmonaires présentent des caractères différents ; ainsi elles sont plus considérables, irrégulières à leur intérieur, souvent parcourues par des brides de tissu pulmonaire hépatisé ou infiltré de matière tuberculeuse, ou bien encore par des vaisseaux. Les bronches communiquent directement avec elles par leurs extrémités et non point latéralement ; de plus, elles sont séparées de la racine du poumon par une étendue plus ou moins considérable, et ainsi complètement isolées des ganglions bronchiques.

« Toutefois dans quelques observations, nous avons vu des bronches ulcérées sur leur paroi latérale, communiquant avec une caverne appartenant au poumon lui-même.

« Nous avons insisté, disent-ils encore, sur ce diagnostic différentiel d'anatomie pathologique, parce que la distinction entre les deux lésions est réellement difficile à établir. »

Ces cavernes ganglionnaires peuvent-elles guérir? Après avoir déversé leur contenu dans les bronches d'une manière brusque, continue ou intermittente, elles peuvent ou bien revenir sur elles-mêmes, ce que croyait Leblond, et ce que Barthez et Rilliet n'ont pu vérifier ; ou bien persister ainsi que l'admet Laënnec : « La glande reste quelquefois excavée, et la surface de cette excavation se tapisse d'une fausse membrane accidentelle analogue aux menbranes muqueuses, qui se joint par continuité de substance avec celle des bronches, au moyen de l'ouverture de communication qui reste fistuleuse. M. Guersent a rencontré souvent ce cas qui est beaucoup plus rare chez l'adulte. »

Il est probable que quelques-uns de ces kystes ganglionnaires ainsi ouverts, dans la trachée ou les bronches, ont la propriété de fournir pendant quelque temps une matière puriforme. Et si dans ces cas l'orifice de communication est petit, le pus pourra s'accumuler, puis se faire jour au dehors d'une façon intermittente, à intervalles plus ou moins éloignés. C'est une supposition basée sur l'observation, chez un adulte, d'un ensemble de symptômes qui ne pouvaient se rapporter, croyons-nous, qu'à l'existence d'une caverne ganglionnaire. Ce malade qui avait paru phthisique un moment finit par guérir complètement.

Transformation crétacée. — Il n'est pas rare de trouver, aussi bien chez l'enfant que chez l'adulte, des ganglions de volume variable, durs et transformés entièrement en un amas blanchâtre ressemblant à de la craie ou à de la chaux tassée légèrement humide et intimement mêlée à une sorte de sable très-fin. Lorsqu'un ganglion est arrivé à ce degré de dégénérescence, il est toujours entouré d'une coque fibreuse qui, dans certains cas, présente même la consistance des cartilages et des os. Cette coque n'est autre chose que la membrane d'enveloppe du ganglion épaissie et dégénérée. Becker, Andral, etc., ont insisté sur la présence constante et en quelque sorte nécessaire de cette membrane d'enveloppe, protectrice, pour ainsi dire, des organes voisins.

Cette transformation crétacée peut atteindre de même les noyaux caséiformes que l'on rencontre soit au centre, soit à la périphérie d'un ganglion ; même dans ce cas, on peut trouver ces petites masses dégénérées entourées d'une coque fibreuse ou d'aspect fibreux. Ces noyaux développés dans le parenchyme du ganglion y ont joué le rôle de corps étranger, et se sont enkystés en provoquant, autour d'eux, et aux dépens du parenchyme, la formation d'une enveloppe protectrice. Des modifications semblables ne sont pas rares dans le poumon. Elles m'ont paru rares dans les ganglions, car je ne l'ai bien observé qu'une fois chez un adulte. (Voy. obs. II, p. 269.)

J'entends parler ici de la présence d'une coque bien distincte, car il n'est pas rare de trouver autour de ces noyaux crétifiés, une couche de tissu fibreux, avec ou sans froncement d'une partie du reste du parenchyme. Ces modifications sont surtout propres à l'adulte et au vieillard.

Une transformation plus avancée est la *pétrification*. Ce n'est pas que le ganglion en totalité ou en grande partie se trouve converti en une masse dure, homogène, de consistance pierreuse. Aucun auteur, en effet, n'a signalé cette particularité. Le ganglion ou la portion de ganglion représente, dans ces cas, un amas d'une substance qui ressemble à du mortier tantôt fin, tantôt grossier. On dirait que les fines particules crétacées à peine sensibles souvent sous le doigt qui les presse, se réunissent par groupes et se soudent en nombre variable. Il en résulte un amas de grains irréguliers, de volume un peu variable et durs comme de la pierre, mêlés souvent à de la matière caséeuse, isolés ou légèrement adhérents entre eux, enkystés comme les amas crétacés.

Ces concrétions, désignées sous les noms de petites pierres, de caculs, d'osselets (*lapilli, calculi, ossicula appellatæ*) (1), ont beaucoup frappé les anciens, toujours étonnés de rencontrer chez l'homme des corps appartenant au règne minéral ou paraissant appartenir au règne animal; témoin les fameux serpents du cœur et des gros vaisseaux qui n'étaient autre chose que de la fibrine moulée dans ces cavités.

Becker consacre tout le chapitre VII de sa disserta-

(1) Becker, loc. cit., chap. VII.

tion à ces concrétions. Il cite les nombreux auteurs qui en ont parlé avant lui, et discute assez longuement leur origine et leur signification ainsi que l'étiologie des calculs bronchiques auxquels il semble donner pour origine ces mêmes concrétions. Nous n'entrerons pas dans ce débat. Nous dirons seulement, que depuis cette époque, ces concrétions ont attiré l'attention de divers auteurs (Bayle, Andral, Laënnec, Becquerel, etc.).

Bayle parlant de la *phthisie calculeuse* s'exprime de la manière suivante :

« Cette espèce, quoique très-rare, a cependant été signalée depuis longtemps. Le poumon renferme des concrétions semblables tantôt à de petites pierres, tantôt à de la craie agglomérée, tantôt à de petites ossifications. Il est même quelquefois entièrement farci de ces concrétions qui sont *presque toujours placées dans les glandes bronchiques* ou dans de petits kystes, et quelquefois entre les bronches ou entre les premières divisions des ramifications bronchiques. »

Ces concrétions crétacées et pierreuses ne sont pas spéciales aux vieillards chez lesquels elles sont communes ; on les a constatées aussi chez l'adulte, l'adolescent et l'enfant. Becker en a observé chez un enfant de 8 ans ; Andral depuis l'âge de 23 ans jusqu'à la vieillesse, et d'autant plus fréquentes qu'on se rapproche d'un âge avancé.

5° *Dégénérescence mélanique*. — Nous avons vu que, chez l'adulte et surtout chez le vieillard, les ganglions trachéo-bronchiques étaient remarquables par leur coloration noire, et nous avons admis avec tous les auteurs, que la présence de ce pigment noir ne constituait pas un état pathologique pour ces organes.

Mais lorsque ce pigment s'accumule en quantité considérable dans ces ganglions, de manière à les hypertrophier notablement, nous reconnaissons qu'il s'agit d'un cas pathologique. Aussi, de même qu'il existe une pigmentation noire normale des poumons et une affection de ces mêmes organes connue sous le nom d'anthracosis, de même, il existe pour les ganglions des bronches une modification de composition qui porte, tantôt le nom de pigmentation noire ou ardoisée normale, tantôt le nom d'*anthracosis* ou même de *mélanose*.

Ce qui qui caractérise ce genre d'altération, c'est l'hypertrophie des ganglions par un excès de pigment noir. Aussi M. *Woillez* qui le premier (1) l'a signalée, la désigne-t-il sous le nom d'*hypertrophie mélanique*, et rapproche du fait qu'il a observé l'observation IX du mémoire de Fonssagrives. Dans cette observation, il est dit que les ganglions bronchiques sont hypertrophiés, que leur couleur est noire ou brune, et que leur tranche de section présente l'aspect de la truffe. Enfin, nous pourrions rapprocher de ces deux faits une observation d'Andral (2), dans laquelle il est question de compression des grosses bronches du poumon droit par une masse de mélanose enkystée.

Dans l'observation de M. Woillez, il s'agit d'un homme adulte; dans celle du mémoire de M. Fonssagrives, d'un homme âgé de 68 ans ; enfin le sujet de l'observation d'Andral était un vieillard.

(1) Rapport sur le mémoire de M. Fonssagrives, 1861.
(2) Clinique méd., t. III, 3ᵉ édit., p. 190, obs. 5.

Dans tous ces cas, il s'agit de mélanose pure sans mélange de tubercules (Voy. *Résumé*, p. 105).

6° *Dégénérescence cancéreuse*. — Il existe dans la science un très-petit nombre d'exemples de *cancer* des ganglions trachéo-bronchiques *ayant déterminé quelques accidents de voisinage ou donné lieu à un trouble fonctionnel* appréciable pendant la vie, imputable à leur présence.

Envisagée à ce point de vue la dégénérescence cancéreuse des ganglions trachéo-bronchiques a été notée par quelques auteurs.

M. Woillez (1) a rapporté une observation de Debrou. On en verra les détails plus loin (*Résumé*, p. 103).

M. Liouville en rapporte deux faits ; M. Virchow un ; M. Pasturaud un ; enfin nous en avons nous-même observé un cas. Il est certain qu'en cherchant dans les auteurs divers, on en trouverait d'autres. Nous ne signalons ici que les cas qui ont été vus et analysés par les auteurs cités dans notre bibliographie.

Ces dégénérescences cancéreuses présentent quelques variétés, ce sont des carcinomes, du lympho-sarcôme ou du lymphadénome.

Le cas cité par M. Woillez est particulièrement intéressant en ce que les organes thoraciques autres que les ganglions du médiastin étaient indemnes de dégénérescence cancéreuse.

Quant au cas observé et relaté avec tant de soin par mon collègue et ami Pasturaud, il devrait peut-être rentrer dans les faits relatifs aux tumeurs du médiastin, mais l'auteur ne sait pas si le lymphadénome a pris naissance

____

(1) Rapport sur le mémoire de M. Fonssagrives.

dans le tissu cellulaire ou dans les ganglions du médiastin. Toujours est-il que ceux-ci étaient dégénérés au
moins en partie. Enfin, les poumons n'étaient pas envahis. Nous devons encore ajouter que les lésions de
voisinage dans le thorax dépendaient en partie du lymphadénome lui-même (compressions diverses) et en partie
de la dégénérescence de ganglions de nature différente de
celle du lymphadénome, et probablement antérieure à
celle-ci. Ce serait un cas mixte ; et nous l'avons conservé
à ce titre, d'autant plus que la symptomatologie en est
intéressante (1).

7° *Dégénérescence des ganglions trachéo-bronchiques* dans
la maladie connue sous le nom d'*adénie* (Trousseau) ou de
cachexie lymphatique (Woillez).

De même que pour la dégénérescence cancéreuse nous
n'entendons parler ici que des cas dans lesquels l'attention s'est trouvée forcément appelée sur les ganglions de
la trachée et des bronches, à cause des lésions qu'ont
déterminé ces ganglions dans leur voisinage et des symptômes particuliers auxquels leur présence a pu donner
lieu.

M. Woillez cite une observation des plus intéressantes
de Bonfils, et on en trouvera quelques cas relatés dans la
clinique de Trousseau, etc.

8° *Gangrène.* — Je n'ai pu rassembler que quatre cas
de gangrène des ganglions trachéo-bronchiques. Ces ganglions sphacélés sont foncés, souvent verdâtres, friables,

(1) Il faudrait ajouter ici le cas observé par M. Hayem, que nous
avons signalé dans notre Index bibliographique, p. 15.

plus ou moins hypertrophiés et répandant une odeur manifeste de gangrène. Cette altération peut les atteindre tous ou à peu près tous, dans cette région, ou seulement un petit nombre d'entre eux. Le ramollissement de ces ganglions sphacélés les convertit en un foyer putride quelquefois volumineux.

Pour de plus amples détails, voy. le *Résumé*, p. 105.

Appendice. — Chez des personnes atteintes de *syphilis*, on peut constater les signes d'un développement anormal des ganglions trachéo-bronchiques. C'est ce qui semble résulter des détails consignés dans l'observation XVI, recueillie par nous, chez une femme de 30 ans, à l'hôpital Lariboisière, dans le service de M. le Dr Millard.

Nous avons recherché si l'adénopathie médiastine, de nature syphilitique, avait fixé l'attention des auteurs. Mais nous n'avons rien trouvé qui nous permît d'avancer qu'elle existe incontestablement, et d'en donner les caractères anatomiques.

Résumé anatomo-pathologique des observations publiées
par les auteurs ou inédites.

1re Section. — Scrofule, tuberculose et hypertrophie simple.

Obs. 1. Cayol, 1810. — M. (1). 31 ans. — *a* (2). *Altération des ganglions
trachéo-bronchiques et autres :* Grosse masse tuberculeuse à la bifurcation de la trachée. — *b* (3). *Lésions de voisinage dans le thorax :* Ulcération de l'extrémité inférieure de la trachée, bouchée
par cette masse tuberculeuse. — *c* (4). *État des poumons et du
cœur :* Larynx non examiné. *Poumons* gorgés de sang et de sérosité. Pas d'autres altérations. *Cœur* et gros vaisseaux *sains.* Double épanchement de sérosité dans les plèvres.

2. Cayol (obs. empruntée à Morgagni), 1810. — M. 15 ans. — *a* Dégénérescence tuberculeuse des ganglions du médiastiu, du *cou, des
aisselles, des aines, du mésentère.* — *c Poumons sains.*

3. Cayol (obs. empruntée à Lieutaud), 1810. — F., 40 ans. — *a* Tumeur
ganglionaire au côté droit de la *partie inférieure de la trachée.* —
b Ulcération de la trachée au niveau de la tumeur. — *c Poumons
sains* dans toute leur étendue.

4. Leblond, 1824. — M. 3 ans. — *a* État tuberculeux des ganglions
bronchiques du côté droit. Ganglions iléo-cæcaux rouges et gonflés. — *c* Péripneumonie. Aucune trace de tuberculisation ailleurs
que dans les ganglions bronchiques.

5. Leblond. 1824. — M. 2 ans 1|2. — *a* Ganglions bronchiques tuber-
leux à droite surtout. Rougeur et gonflemeut des ganglions iléo-
cæcaux. État tuberculeux d'autres ganglions mésentériques. —
c Pneumonie double plus forte à droite qu'à gauche.

6. Leblond, 1824. — M. 11 ans. — *a* Gonflement des ganglions bronchiques. État tuberculeux de ceux du côté droit. Tubercules mé-

(1) *M* signifie sexe masculin et *F* sexe féminin.

(2) *a* est le signe abréviatif qui, dans les observations suivantes,
remplace le titre : *Altération des ganglions trachéo-bronchiques et autres.*

(3) *b* remplacera de même, dans les observations, le titre : *Lésion de
voisinage dans le thorax.*

(4) c désignera l'état des poumons et du cœur.

Nota. — Nous avons adopté ces signes conventionnels *M*, *F*, *a*, *b*, *c*,
pour éviter de nombreuses répétitions.

sentériques correspondant à la valvule iléo-cæcale. — c Pleuropneumonie à droite. Pneumonie à gauche.

7. Leblond, 1824. — M. 5 ans. — a Ganglions bronchiques tuberculeux, surtout à droite. Tubercules mésentériques. — c Larynx et trachée sains. *Pneumonie* superficielle des deux côtés. Sérosité dans la *plèvre* et le *péricarde*.

8. Leblond, 1824. — M. 3 ans. — a État tuberculeux des ganglions bronchiques du côté droit. Ganglions mésentériques pâles, développés. — b Ouverture fistuleuse linéaire de la bronche droite, communiquant avec une *cavité ganglionnaire* anfractueuse qui adhère à l'œsophage (sain). L'œsophage adhère aussi à la bronche droite, au poumon correspondant et au péricarde. — c Pneumonie tuberculeuse du côté droit. Quelques parcelles de matière tuberculeuse dans la trachée.

9. Leblond, 1824. — M. 3 ans. — a État tuberculeux des ganglions bronchiques. Ganglions mésentériques sains. — b Perforation de l'œsophage et de la bronche droite. — c Pneumonie tuberculeuse du lobe inférieur du poumon droit. Pneumonie simple du lobe inférieur gauche.

10. Leblond, 1824. — M. 9 ans. — a État tuberbuleux des ganglions bronchiques avec tumeur ganglionnaire *au côté gauche et à la partie inférieure de la trachée*. Tubercules mésentériques. — b Perforation des bronches. Bronche gauche aplatie et presque oblitérée. — c Hépatisation et caverne du lobe pulmonaire gauche.

11. Becker, 1826. — M. 20 ans. — a Tumeur volumineuse au devant du péricarde. Ailleurs, tumeurs plus petites. — b Compression de l'*aorte* ascendante et de ses branches. *Veine azygos* comprimée entre une tumeur et la bronche droite. *Nerf vague gauche* déprimé par une tumeur. *Nerf vague droit* descendant, comprimé entre deux tumeurs. « Difficillime ipsum nervum cultello exhibere potui. Aspera arteria cum bronchis eodem modo coarctatur. » — c Rien dans la substance des poumons.

12. Becker (obs. empruntée à Tozzetti), 1826. — M. 13 ans. — a Tumeurs *stéatomateuses* auprès des branches ascendantes de l'aorte. Semblables tumeurs dans le mésentère. — c Tout le poumon droit rempli de semblables tumeurs. Pleurésie avec adhérences à droite, *sérosité dans la plèvre gauche* et le péricarde.

13. Becker (obs. empruntée à Kerkringius (1670), 1826. — M. Adulte. — a « Lapides varii variæque figuræ asperæ arteriæ incumbentes. » — b « Ita eam compresserant ut tandem hominem præfocaverint. » — c « Cætera enim interiora nihil contraxerant vitii. »

14. Becker (obs. empruntée à Isenflamm), 1826. M. Adulte. — a Trois glandes bronchiales converties en tumeurs. — b Ces glandes exerçaient sur la partie inférieure de la trachée une pression de ma-

nière à déterminer presque une véritable courbure sigmoïde. —
c Poumons sains et le reste.

15. Becker (obs. empruntée à Wrisberg, 1800), 1826. — M. Enfant. —
a Dégénérescence *stéatomateuse* des glandes *cervicales*, bronchiques
et mésentériques. — *b* Compression des nerfs phrénique et pneumogastrique droits.

16. Becker (obs. empruntée à Rudolph), 1826. — M. 21 ans. — *a* Glandes sternales, trachéales, bronchiques, pulmonaires et cardiaques
caséeuses. Même altération des glandes cervicales et mésentériques. — *b* Compression des divisions bronchiques droite et de la
veine cave supérieure. — *c* Poumon droit seul malade : « minor
atque durus pleuræ àdhærebat. »

17. Tonnelé, 1829. — M. 2 ans. — *a* Énorme masse tuberculeuse enkystée au-dessous de la veine cave supérieure. — *b* Compression de la
veine cave supérieure par cette masse. Rapprochement des parois
de cette veine et interception complète du cours du sang (coagulation du sang dans les sinus de la dure-mère, les veines jugulaires
internes et hémorrhagie méningée). — c (?).

18. Albers (de Bonn) (obs. empruntée à Hankel). 1834. — F. 2 ans. —
a Développement tuberculeux des ganglions bronchiques et *cervicaux*. — *b* Union intime du nerf vague du côté droit avec ces
ganglions (croup intermittent). — c Le poumon gauche fait corps
avec les glandes dégénérées et contient beaucoup de tubercules.
Le sommet du poumon droit est infiltré de matière mélanique.

19. Albers (de Bonn) (obs. empruntée à de Breventani, 1824), 1834. —
F. 40 ans. — *a* Glandes bronchiques principales tuméfiées et pleines de concrétions calculeuses. — *b* Adhérences du pneumogastrique droit (qui est tiraillé, aplati et développé) à un des ganglions situés à droite, avant de passer derrière les bronches. Le
pneumogastrique gauche est moins atteint. (Dyspnée, ralentissement du pouls.) — c Adhérences pleurales de date récente. Épanchement de sérosité jaune transparente dans les plèvres et dans le
péricarde (3 onces). Cavités du cœur plus amples qu'à l'état normal.

20. Ley, 1834. — M. Enfant. — *a* Ganglions du hile et de la crosse
aortique, suppurés et caséeux. — *b* (Inspiration rauque). — c Poumons parfaitement sains et crépitants.

21. Ley, 1834. — M. Enfant. — *a* Ganglions du hile gonflés considérablement. — *b* (Inspiration rauque). — c Poumons parsemés de
vomiques.

22. Ley (cité par Kyll), 1837. — M. 42 ans. — *a* Ganglions trachéaux et
mésentériques hypertrophiés (tuberculeux ?). — *b* (Accès de suffocation). — c (?).

23. Becquerel, 1837. — F. 14 ans. — *a* Masses tuberculeuses de grosseur variable dans les médiastins antérieur et postérieur. Ganglions mésentériques tuberculeux. — *b* Compression des gros vais-

seaux, de la trachée et de la bronche droite. — c Quelques bulles
d'*emphysème* dans le lobe droit en avant. Tubercules crus au sommet des poumons. Rougeur de la muqueuse bronchique et trachéale. Hypertrophie des deux ventricules du cœur (attribuée à la
compression des vaisseaux pulmonaires et aortiques).

24. Andral, 1839. — M. 15 ans 1[2. — *a* Tubercules des ganglions
bronchiques. — *b* L'état de la trachée et des bronches n'a pas été
noté. — *c État sain des poumons.*

25. Andral, 1839. — M. 25 ans. — *a* Ganglions de l'angle de bifurcation
de la trachée et des bronches volumineux et tuberculeux à l'état
cru. Ganglions *cervicaux* et mésentériques tuberculeux. Simple tuméfaction de ceux de l'aisselle et de l'aine. (Entérite chronique.)
— *b* Pas de compression. — *c* Granulations et excavations tuberculeuses dans les poumons.

26. Andral, 1836. — M. 24 ans. — *a* Grosse masse de ganglions lymphatiques tuberculeux dans le médiastin antérieur. *Chapelet* de
ganglions tuberculeux de chaque côté du cou. Au devant de la colonne
vertébrale, énorme masse de ganglions lymphatiques, dégénérés en
tubercules, comprimant la veine cave et la veine porte (ascite). —
b Compression et atrophie des deux nerfs diaphragmatiques.
Aplatissement des deux nerfs pneumogastriques. — *c* Petit nombre
de tubercules miliaires dans les poumons généralement engoués.
Quelques adhérences pleurales anciennes des deux côtés. Cœur et
péricarde sains.

27. Berton, 1842. — F. 6 ans. — *a* Ganglions bronchiques hypertrophiés et tuberculeux. — *b* Perforation de la 2e division bronchique à droite. — *c* (?).

28. Berton, 1542. — M. 6 ans. — *a* Ganglions bronchiques hypertrophiés et tuberculeux. — *b* Perforation d'une division bronchique à
droite. — *c* (?).

29. Berton, 1842. — F. 6 ans. — *a* Ganglions bronchiques hypertrophiés
et tuberculeux. — *b* Perforation d'une bronche et de l'œsophage à
gauche. Communication par l'intermédiaire d'un kyste ganglionnaire. — *c* (?).

30. Berton, 1842. — F. 3 ans. — *a* Ganglions bronchiques hypertrophiés
et tuberculeux. — *b* Perforation d'une bronche et de l'œsophage à
gauche. Communication par l'intermédiaire d'un kyste ganglionnaire. — *c* (?).

31. Berton, 1842. — F. 11 ans. — *a* Ganglions bronchiques hypertrophiés et tuberculeux. — *b* Communication de la bronche gauche
avec la branche gauche de l'artère pulmonaire par l'intermédiaire
d'une caverne ganglionnaire. — *c* (?).

32. Berton, 1842. — F. 3 ans 1[2. — *a* Ganglions bronchiques hypertrophiés et tuberculeux. — *b* Communication de la bronche gauche

avec la branche gauche de l'artère pulmonaire par l'intermédaire d'une caverne ganglionnaire. — c (?).

33. Lebert, 1845. — M. 2 ans 1|2. — a Ganglions bronchiques *cervicaux* et inguinaux tuberculeux. — c Rien dans les poumons.

34. Lebert, 1845. — F. 13 ans. — a Ganglions bronchiques tuberculeux volumineux. Ganglions *cervicaux* tuméfiés. — c Quelques tubercules crus aux sommets des deux poumons.

35. Hérard, 1846. — M. 3 ans. — a Tumeur à l'origine de la bronche droite (tumeur ganglionnaire). — b Compression et destruction des pneumogastriques. Perforation de la bronche droite. — c Un peu d'*emphysème dans le poumon gauche*, là où pendant la vie on entendait un peu de gêne de la respiration.

36. Marchal (de Calvi), 1850. — M. 30 ans. — a Ganglions atteignant la grosseur d'un œuf de poule, tuberculeux, situés autour de la trachée et des bronches. Ganglions mésentériques tuberculeux. Ganglions qui entourent la veine porte volumineux et tuberculeux (ascite). — b Rétrécissement de la trachée et des bronches. Compression de la veine cave supérieure et du tronc veineux brachiocéphalique droit. « Ce malade est mort étranglé comme par une main intérieure. » — c Un peu de sérosité roussâtre dans les plèvres. Tubercules aux sommets des poumons, surtout à gauche ; poumons *emphysémateux*. Un peu d'écume dans les bronches et rougeur de la muqueuse bronchique.

36. Marchal (de Calvi), 1850. — M. 25 ans. — a Hypertrophie et tuberculisation des ganglions trachéaux et bronchiques. — b (Compression *probable* des voies aériennes, car après l'ouverture du thorax la masse ganglionnaire fait issue au dehors comme par un mouvement d'expansion.) — c Aucune lésion tuberculeuse dans les poumons, les plèvres ou tout autre organe. Poumons infiltrés de sérosité.

38. Richet, 1853. — M. 25 à 30 ans. — a Ganglions bronchiques caséeux. Même altération dans les ganglions du *cou*. — b Bronches rétrécies à leur origine. — c Quelques tubercules isolés aux deux sommets. Trachée et bronches gorgées d'écume.

39. Goupil, 1854. — M. 10 ans. — a Trachée environnée d'une masse de ganglions bronchiques. — b Pas de compression. — c Poumons sains, sans tubercules.

40. Schœffel (obs. empruntée à Constant), 1855. — F. 14 ans. — a Ganglions bronchiques et médiastinaux tuberculeux, caséeux. Ganglions *cervicaux* tuberculeux. Quelques ganglions mésentériques tuberculeux. — b Compression de la bronche droite et de l'artère pulmonaire. — c Granulations sous la plèvre et dans le parenchyme pulmonaire. Cœur : volume normal. Deux onces environ de sérosité dans le péricarde.

41. Schœffel (obs. empruntée à Duploy et Robin), 1855. — M. 76 ans.
— *a* Dégénérescence particulière (sclérose?) au-dessous de la bifurcation de la trachée et côtoyant la *bronche droite* (tumeur volumineuse ayant presque la grosseur du poing). — *b* Compression du pneumogastrique (droit?) avec accolement et aplatissement. — *c* Poumon gauche induré tuberculeux, trois cavernes au sommet. Poumon droit, légèrement *emphysémateux*, avec deux petites masses tuberculeuses isolées. Ulcérations en voie de cicatrisation au niveau des cordes vocales supérieures.

42. Schœffel (obs. empruntée à Worms, méd. militaire), 1855. — M. Adulte (militaire). — *a* Tumeur ganglionnaire ramollie à son centre, du volume d'une grosse noix, autour de la bronche gauche. Tumeur ganglionnaire entre l'œsophage et la trachée, au-dessous du cartilage cricoïde. — *b* Englobement de la portion libre de la bronche gauche près du poumon. Diminution des deux tiers du calibre de cette bronche gauche. — *c* Pas de tubercules dans les poumons ni dans le mésentère.

43. Schœffel (obs. empruntée à Forget), 1855. — M. 22 ans. — Ganglions médiastinaux, trachéaux, bronchiques, *cervicaux*, tuberculeux (tumeur ganglionnaire dans la fosse iliaque droite.). — *b* Compression évidente de la trachée et des bronches, avec diminution du calibre. — *c* Hépatisation rouge du lobe inférieur du poumon gauche. *Adhérences nombreuses du cœur avec le péricarde.*

44. Debeauvais, 1856. — M. 32 ans. — *a* Cavité ganglionnaire à l'angle de bifurcation de la trachée. — *b* Communication avec la trachée et le médiastin (emphysème sous-cutané de tout le côté gauche). — *c* Granulations miliaires remplissant les deux poumons. Pas de cavernes. Cœur sain. *Sérosité* dans le péricarde.

45. Duriau et Gleize, 1856. — M. 24 ans. — *a* Ganglions bronchiques tuberculeux. — *b* Nerf pneumogastrique et nerf récurrent gauches comprimés. Nerf pneumogastrique droit désorganisé. Les voies aériennes ne paraissaient pas sensiblement diminuées de volume. — *c Poumon gauche* : écume bronchique. *Emphysème* surtout à la base et quelques taches ecchymotiques. *Poumon droit*, imprégné de sang noir, surtout vers la base. *Larynx sain* (aphonie).

46. Bernier, 1856. — M. 22 ans. — *a* Ganglions de la bifurcation de la trachée et des bronches hypertrophiés, caséeux. Ganglions mésentériques volumineux, caséeux. — *b* Aplatissement de la trachée, artère au niveau de sa bifurcation, des grosses et des moyennes bronches. Ulcérations à fond grisâtre et à bords déchiquetés de la trachée-artère et des grosses bronches. — *c* Adhérences des deux côtés. *Gangrène du poumon droit*, pneumonie du poumon gauche.

47. Barthez, 1827. — M. 12 ans. — *a* Grosses masses ganglionnaires tuberculeuses, du volume de 3 œufs de poule, entourant la partie

inférieure de la trachée à droite et les grosses bronches jusque dans l'intérieur des poumons. — *b* Aplatissement des bronches principales (forme d'un cylindre aplati), trachée repoussée à gauche. — *c* Quelques tubercules miliaires rares au sommet des poumons.

48. Luton, 1857. M. 2 ans. — *a* Ganglions de la racine du poumon et de l'angle de bifurcation de la trachée en dégénérescence tuberculeuse à la période de crudité. Ganglions mésentériques tuberculeux crus. — *b* Les organes voisins (nerfs, vaisseaux, bronches) ne paraissent pas avoir subi une compression notable. — *c* Poumon droit : cavernule au sommet. Infiltration tuberculeuse jaune ailleurs, surtout dans le lobe inférieur. — Poumon gauche : noyaux de pneumonie. Rien au cœur.

49. Le Roy de Méricourt, 1860. — M. 3 ans. — *a* Ganglionite suppurée à droite de la trachée et au-dessus de la bifurcation. Ganglions hypertrophiés transformés en coques pleines de pus. (*Thymus* plus volumineux qu'il ne l'est à cet âge.) — *b* Diminution du tiers ou de la moitié du calibre de la trachée. — *c* Un tubercule ramolli dans le poumon droit du volume d'un pois. Un peu d'engouement hypostatique. Enorme *emphysème des deux poumons. Cœur* gorgé de sang. Notable quantité de sérosité dans le péricarde.

50. Bazin, 1861. — F. 17 à 18 ans. — *a* Masse ganglionnaire à la bifurcation de la trachée. Tumeurs ganglionnaires du *cou* et des aisselles. — *b* Compression au niveau de la bifurcation sans déformation. — *c* (?).

51. Barthez et Rilliet, 1861. — M. 3 ans. — *a* Ganglions bronchiques tuberculeux, du volume d'un gros œuf de poule, étendus de la fourchette sternale à la racine des poumons. — *b* Compression certaine des bronches, mais sans déformation. — *c* Poumons assez fortement *emphysémateux*, sans tubercules.

52. Potain, 1861. — F. 73 ans. — *a* Hypertrophie simple avec accumulations pigmentaires des ganglions bronchiques. — *b* Compression du pneumogastrique droit avec adhérences. — *c* Pneumonie chronique du sommet droit.

53. Fonssagrives et Le Roy de Méricourt, 1861. — M. 42 ans. — Ganglions durs, mélaniques, avec granulations tuberculeuses, volumineux, au devant de la trachée et de la bronche (gauche?). Les ganglions mésentériques ont un volume normal. — *b* Rétrécissement, par compression, de la trachée au niveau de sa bifurcation et de la bronche droite (surtout). — *c* Poumon droit gorgé de sang et d'écume bronchique, surtout au sommet, avec granulations tuberculeuses disséminées et pleurésie de la base. Mucosités spumeuses dans la trachée. — Quantité notable de sérosité roussâtre dans le *péricarde*. Cavités cardiaques et veines caves remplies de caillots noirs.

54. Fonssagrives et Le Roy de Méricourt, 1861.— M. 39 ans. —*a* Masse ganglionnaire sur la partie latérale droite de la trachée (infiltration tuberculeuse sur fond mélanique). — Quelques ganglions sous-trachéaux un peu hypertrophiés. — *b* Compression et rétrécissement de la trachée, surtout à l'endroit de sa bifurcation. Rétrécissement de la bronche droite. Compression supposée de la *branche droite de l'artère pulmonaire*. Compression probable aussi du tronc artériel brachio-céphalique et de la crosse de l'aorte. — Le nerf pneumogastrique droit en arrière de la tumeur parait un peu comprimé. — c Adhérences nombreuses des deux côtés. Sommet du poumon gauche farci d'une multitude de petits tubercules miliaires bruns à l'état cru. *Cœur* très-gros. Quantité considérable de sang noir diffluent dans le ventricule droit. Le *péricarde* contient une notable quantité de *sérosité* sanguinolente.

55. Sotinel, 1861. — M. 35 ans. — *a* Ganglions bronchiques tuberculeux. Ganglions mésentériques et *cervicaux* tuberculeux. — c Absence de tubercules pulmonaires.

56. Bouchut, 1863. — F. 6 ans. — *a* Ganglions médiastinaux hypertrophiés tuberculeux. Ganglions mésentériques hypertrophiés tuberculeux. — *b* Aucune compression sur les voies aériennes, mais compression du pneumogastrique. — c Poumon gauche : quelques adhérences à la base, splénisation du sommet. Commencement d'infiltration tuberculeuse du reste du poumon. Poumon droit congestionné.

57. Woillez (citation de Rigal), 1863. — M. Adulte. —_ *a* Plusieurs ganglions bronchiques. — *b* Compression manifeste de l'origine des bronches. — c (?).

58. Barth et Roger (Traité d'auscultation, p. 64), 1865.— M. 17 ans.— *a* Gros ganglion tuberculeux en contact avec la première division de la bronche gauche. — *b* Compression de cette division bronchique, au point que son origine avait à peine le diamètre d'une plume à écrire. — c (?).

59. Machenaud, 1865. — F. 5 ans. — *a* Ganglion du volume d'un œuf de pigeon, à cheval sur la bronche droite. — *b* Bronche droite déprimée, compression des artères et veines bronchiques (?) et des filets nerveux du plexus pulmonaire à la racine des poumons. — c Poumon droit : pneumonie au 2e et au 3e degré. Deux vastes foyers *gangréneux* vers la partie médiane et près de la racine.

60. Verliac, 1865. — F. 3 ans. — *a* Masse considérable de ganglions bronchiques à droite (souffle bronchique constamment perçu à ce niveau). A gauche les ganglions sont d'un petit volume (ganglions tuberculeux, nombreux ganglions cervicaux engorgés, durant la vie). Ganglions mésentériques tuberculeux. — *b* Le calibre des bronches n'est pas diminué. Au-dessous de la bifurcation de la trachée,

perforation de l'œsophage par un ganglion qui lui adhère et s'est vidé dans son intérieur. — A cette coque ganglionnaire adhère le pneumogastrique droit. Ses branches sont tellement adhérentes que, pour les disséquer, il faut comme les sculpter dans le tissu induré. — *c* Broncho-pneumonie des deux bases, plus intense à droite. *Pas de tubercules pulmonaires.* — Larynx sain.

61. Verliac, 1865. — M. 3 ans 1\2. — Ganglions bronchiques tuberculeux formant une masse bosselée, grosse comme le poing d'un enfant de 15 ans. Cette masse occupe la partie médiane du médiastin. — Ganglions cervicaux et mésentériques strumeux. — *b* Gros vaisseaux entourés et un peu refoulés, mais sans rétrécissement notable au moins sur le cadavre. Il en est de même du calibre des bronches. — *c* Tuberculisation des poumons, des plèvres, du péricarde. — Muqueuse du larynx saine.

62. Verliac, 1865. — F. 2 ans. — *a* Grosse masse formée par les ganglions bronchiques tuberculeux. — *b* Aucun renseignement sur l'état des pneumogastriques. — *c* Infiltration tuberculeuse des poumons.

63. Rigal, 1865. — M. 5 ans. — *a* Ganglions bronchiques tuberculeux, volumineux. — Ganglions mésentériques pour la plupart tuberculeux. — *b* (?). — *c* Tubercules dans les deux poumons. Caverne du sommet droit. Perforation du poumon droit et pleurésie purulente.

64. Richet, 1866. — M. Adulte. — *a* Ganglions bronchiques à droite suppurés ou caséeux. — *b* Désorganisation du pneumogastrique droit. — *c* Etat emphysémateux du poumon droit.

65. Tauchon (empruntée à Daga, 1866), 1867. — M. 28 ans. — *a* Ganglions médiastinaux, cervicaux et mésentériques tuberculeux. — *b* (?). — *c* Adhérences celluleuses à droite. Rien à gauche, sinon *sérosité dans la plèvre* (1 litre 1\2). Cœur sain ; 400 grammes de sérosité citrine dans la cavité du *péricarde*, sans rougeur et exsudations plastiques.

66. Tauchon (obs. empruntée à Ladureau), 1867. — M Adulte (militaire). — *a* Ganglions bronchiques hypertrophiés, tuberculeux. — *b* Compression des vaisseaux de la base du cœur. — *c* Poumons indemnes de tubercules. Feuillets du *péricarde* adhérents entre eux, lardacés et farcis de tubercules vers la base.

67. Liouville, 1869. — F. 80 ans. — *a* Le long des bronches (à droite?) ganglions ramollis et un peu augmentés de volume. — *b* (?). — *c* Poumon droit : poids, 1600 gr. Pneumonie grise et adhérences épaisses dans toute l'étendue. Poumon gauche : poids, 520 gr. Légère hyperémie des bronches avec muco-pus. Au sommet, un peu d'œdème.

68. Liouville, 1869. — F. 70 ans. — *a* Hypertrophie et dégénérescence

des ganglions thoraciques (extra et péribronchiques). — *b* Adénite ulcérative. Perforation de la bronche droite (dans la 1re division). — Compression des vaisseaux faisant partie du système vasculaire du médiastin antérieur (destinés aux parois trachéales et bronchiques). — *c* Tubercules pulmonaires. — Œdème. *Emphysème.*

69. Liouville, 1869. — F. 83 ans. — *a* Hypertrophie des ganglions péritrachéaux dégénérés, avec taches noirâtres sous-muqueuses. — *b* Adhérence ulcérative (perforation des cerceaux cartilagineux). Hypertrophie des ganglions péribronchiques dégénérés. Adénite ulcérative (perforations bronchiques, 1re et 2me divisions). — Destruction dans quelques points des cerceaux cartilagineux. — *c* Pas de tubercules. Œdème et emphysème pulmonaires en des points différents, prédominant du côté où les ganglions sont le plus dégénérés ou en rapport intime avec les vaisseaux ou les bronches.

70. Liouville, 1869. — F. 70 ans. — *a* Hypertrophie et dégénérescence (*tuberculeuse?*) des ganglions péritrachéaux et péribronchiques). Masses pierreuses. Sclérose anthracosique). Mêmes altérations des ganglions cervicaux. — *b* Adhérences ulcératives en divers points et à des degrés différents. Destruction des cerceaux cartilagineux de la trachée. — *c* Pas de tubercules pulmonaires.

71. Liouville, 1869.— F. 81 ans. — *a* Ganglions bronchiques hypertrophiés; à la coupe, ils sont assez durs et laissent voir quelques masses granulées grisâtres. — *b* Ulcération d'une bronche de deuxième ordre, par un de ces ganglions. — *c* Adhérences pleurales des deux côtés, surtout aux sommets. Au milieu du poumon droit, vers la plèvre, petits points indurés de granulations fines, un peu grisâtres, au milieu de masses pigmentaires.

72. Liouville, 1869. — F. 83 ans. — *a* Hypertrophie et dégénérescence des ganglions péribronchiques. — *b* Adhérence, ulcération, perforation de la bronche droite (1re division).—*c* Œdème. Emphysème. Bronchite. Pneumonie chronique. Pas de tuberculisation récente. Tubercules anciens douteux.

73. Liouville (obs. empruntée à Hallopeau), 1869. — *a* F. 68 ans. —Dégénérescence des ganglions bronchiques. — *b* Perforation d'une bronche par un ganglion sous-jacent adhérent. — *c* Pneumonie chronique. Pas de tubercules récents.

74. Liouville, 1869.—F. 89 ans. — *a* Hypertrophie et dégénérescence des ganglions médiastinaux et péribronchiques. — *b* Adhérences avec l'aorte. Perforation par un ganglion d'un abcès athéromateux de l'aorte et d'une division de la bronche gauche. Communication des deux organes (hémoptysie mortelle). Taches bleuâtres sous la muqueuse des bronches. — *c* Anciennes pleurésies. Pneumonie chronique. Infarctus récent. Adhérences péricardiques,

75. Liouville, 1869. — F. 62 ans.— *a* Tuberculisation des ganglions du médiastin et des bronches. Vaste caverne constituée par un amas de ganglions dégénérés, devenus kystiques. — *b* Cette caverne ganglionnaire communique par des perforations particulières avec l'œsophage, l'artère pulmonaire et les bronches, etc. — *c* Emphysème des deux poumons. Adhérences assez nombreuses aux sommets. Un peu de liquide dans le péricarde avec fausses membranes.

76. Rathery, 1869. — M. 7 ans. — *a* Ganglions autour de la trachée, caséeux, surtout au niveau de sa bifurcation, remontant vers la partie supérieure du col. — *b* Vers les derniers anneaux de la trachée, à gauche : orifice demi-comblé par de la matière tuberculeuse, du diamètre d'une pièce de 50 centimes, faisant pénétrer dans une cavité ganglionnaire remplie de matière tuberculeuse. La trachée elle-même est remplie de cette matière, depuis la glotte jusqu'aux dernières divisions des bronches. — *c* Poumons emphysémateux sans tubercules apparents. Quelques granulations tuberculeuses très-manifestes sur le feuillet séreux du péricarde.

77. Béhier, 1870. — M. 41 ans. —{*a* En avant et à droite de la trachée, ganglions tuberculeux formant une tumeur adhérente au poumon droit. Ganglions mésentériques tuberculeux. Ganglions cervicaux tuberculeux. Ganglions inguinaux droits peu développés. — *b* (?). — *c* Poumon droit : hépatisation tuberculeuse et cavernes. Congestion œdémateuse du poumon gauche avec nombreux tubercules miliaires dans le sommet du lobe inférieur.

78. N. Guéneau de Mussy, 1874. — F. 17 ans. — *a* Engorgement des ganglions bronchiques de l'angle de bifurcation de la trachée. Ganglions sus-claviculaires.—*b* Compression de la bronche droite, *c* Tuberculisation pulmonaire et pleurale.

79. Lereboullet, 1874. — M. 39 ans. — Hypertrophie des ganglions du mésentère pendant la vie. Ganglions bronchiques volumineux, infiltrés de pigment noir. Au niveau de la bifurcation, masse ganglionnaire du volume d'un œuf de poule. — *b* (?). — *c* Adhérences pleurales épaisses. Caverne et cavernules. Granulations et sclérose du poumon droit. Congestion et granulations tuberculeuses du poumon gauche.

80. Lereboullet, 1874.— M. 24 ans,—*a* Nombreux ganglions hypertrophiés au-dessous de la bifurcation de la trachée et tout autour de la bronche droite. Ganglions cervicaux à droite. — *b* La bronche droite ne paraît pas manifestement comprimée par ces ganglions. *c* Poumon droit : adhérences pleurales au sommet. Infiltration granuleuse des deux côtés et généralisée, plus confluente aux sommets. Mucosités purulentes dans les petites bronches.

81. N. Guéneau de Mussy, 1874. — F. Jeunesse. — *a* Signes d'adénopathie. — *b* A gauche. — *c* Immobilité de la corde vocale gauche

(examen laryngoscopique, par MM. Guéneau de Mussy et Krishaber).

82. N. Guéneau de Mussy, 1874. — F. 48 ans. — *a* Signes d'adénopathie. — *b* A droite. — Immobilité de la corde vocale droite (examen laryngoscopique, par le même auteur). (1).

83. Baréty, 1874.—(Observation recueillie dans le service de M. le D^r N.
Guéneau de Mussy, à l'Hôtel-Dieu, sur une femme morte d'hémorrhagie cérébrale gauche.) — F. 46 ans.— *a* Ganglions trachéo-bronchiques hypertrophiés, la plupart *caséeux* et pigmentés de noir. L'altération des ganglions prédomine du côté droit (du côté où le poumon
est le plus altéré). — *b* Masse ganglionnaire intertrachéo-bronchique, dure, ardoisée, caséeuse, adhérente aux *bronches*, et surtout aux
divisions du *pneumogastrique* droit (plexus). Pas de compression
des voies aériennes. — Adhérence intime de la face postérieure de
la *veine cave* supérieure et de la *branche droite de l'artère pulmonaire*, vers ses premières divisions, avec une masse ganglionnaire
ardoisée, caséeuse (masse ganglionnaire prétrachéo-bronchique
droite). Un prolongement de cette masse ganglionnaire s'insinue entre
les deux premières divisions de la branche droite de l'*artère pulmonaire et les comprime*. C'est un ganglion rond, dur, du volume
d'une noisette. — *c* Adhérences pleurales des deux côtés. Congestion des deux poumons. A la partie postérieure du sommet droit :
masse ardoisée, du volume d'un petit œuf de poule, indurée à la
periphérie, ramollie au centre. Noyau semblable, mais induré, du
volume d'une noix, à la partie postérieure du sommet gauche.
Cœur : légèrement hypertrophié. Valvule mitrale un peu indurée.
Péricardite ancienne de la base : adhérences et petites plaques laiteuses.

84. Baréty (Pièces provenant du service de M. le Dr Moissonnet, à
l'Hôtel-Dieu), 1874. — M. 41 ans. — *a* Médiastinite intense et ancienne, *à droite surtout*. Adénopathie trachéo-bronchique, tuberculeuse, ancienne. Masse ganglionnaire prétrachéo-bronchique droite.
Elle est volumineuse, dure, dégénérée, surmontée en haut et en avant
de nombreux ganglions réunis en une masse mobile, et dont une
partie offre des noyaux caséeux ou plâtreux. Elle adhère en haut et
en arrière à une *cavernule ganglionnaire*. Celle-ci est située entre
la partie inférieure et latérale de la trachée et le lobe supérieur du
poumon droit, perdue au milieu des adhérences cellulo-fibreuses
serrées qui l'entourent. Elle a le volume d'une grosse noisette,
communique en dedans avec la trachée, en dehors avec la caverne
du sommet du poumon droit. Elle contient un liquide puriforme et
des concrétions pierreuses très-dures ; elle est traversée, en outre,

(1) Dans ces deux obs. de M. le Dr N. Guéneau de Mussy (obs. 81 et
82) l'examen laryngoscopique tient lieu d'autopsie.

par le tronc pneumogastrique. — Le ganglion *intertrachéo-bronchique sous-bronchique droit* a le volume d'une grosse noix un peu aplatie d'avant en arrière. Il est dur, et, à la coupe, il est entièrement plâtreux, à grains fins, blanchâtre. De plus, il est enveloppé d'une coque fibreuse. Au devant de l'aorte, à gauche : ganglions agglomérés formant un amas du volume d'une petite noix aplatie, avec des *concrétions pierreuses*. — *b* Adhérence de tous les organes contenus dans le médiastin et le limitant. Cette adhérence est très-prononcée à droite, entre la trachée, les gros vaisseaux et le sommet du poumon. Aussi : torsion de la trachée, dont la face postérieure regarde en arrière et à *droite*. Adhérences pleuro-péricardiques, comprenant les *nerfs phréniques*, surtout le droit. Perforation de la *trachée* (orifice circulaire à bords mousses, un peu oblique, large de 2 mill.; situé à 1 centimètre au-dessus de l'éperon trachéal, à l'union de la partie membraneuse avec la portion cartilagineuse, à droite de la trachée). La trachée communique ainsi avec la *cavernule ganglionnaire*, qui, elle-même, communique avec la caverne du sommet du poumon droit. Le pneumogastrique, profondément altéré, traverse cette cavernule ganglionnaire sous forme de cordon résistant, fibreux, blanchâtre, de 1 mill. et demi de diamètre. Au-dessus, il est pris dans les adhérences qui unissent la trachée, les gros vaisseaux et le poumon droit. Au-dessous, il adhère principalement au *ganglion sous-bronchique* droit, qui lui-même adhère à la bronche droite et au péricarde. Le *nerf récurrent droit* est pris dans les adhérences cellulo-fibreuses. Le *pneumogastrique gauche* est libre d'adhérences. — *c* Poids des viscères thoraciques (poumons et cœur) : 4 kil. 500 gr. Adhérences *pleurales* généralisées des deux côtés. Cavernes *anfractueuses* volumineuses des deux sommets : la gauche est plus grande que la droite. De plus, caverne de la partie postéro-supérieure du lobe inférieur gauche. Ulcérations étendues et profondes du *larynx*. Cœur : légère surcharge graisseuse. Dégénérescence granulo-graisseuse des fibres musculaires. Caillots fibrineux dans les cavités.

85. Baréty (Pièces provenant du service de M. le Dr Moissenet, à l'Hôtel-Dieu, appartenant à un malade mort de phthisie pulmonaire et laryngée). 1874. — M. 42 ans. — *a* Ganglions trachéo-bronchiques hypertrophiés, la plupart noirs, cendrés, hypertrophiés. Le ganglion *sous-bronchique droit moyen* est entièrement *plâtreux* et *pierreux*, donnant par la percussion avec la lame du couteau un son aigu. Il est entouré d'une coque épaisse, plaquée de jaune vert sur fond noir. Ce ganglion est assez volumineux. — *b* Le groupe de ganglions prétrachéo-bronchiques droits est assez développé, rénitent, presque entièrement noir, et *distend* la loge dans laquelle il est contenu. — Le ganglion dégénéré sous-bronchique droit moyen

adhère d'une façon intime au pneumogastrique (plexus), au péricarde et un peu à la bronche correspondante. — c. *Poumon droit :* lobe supérieur, caverne anfractueuse. Adhérences pleurales généralisées et congestion intense avec granulations tuberculeuses et quelques dilatatious bronchiques cylindriques. A la base, pneumonie au premier degré. — *Poumon gauche : sommet* dur, couturé, avec adhérences anciennes. — Sclérose. — Noyaux caséeux ramollis. — Cavernules avec contenu plâtreux. Pigment. — *Partie moyenne :* Congestion pneumonique avec granulations. — *Partie inférieure :* Congestion pneumonique avec très-nombreux points de pneumonie caséeuse alvéolaire lobulaire. *Ulcération laryngée.* — *Cœur :* Volume normal. Trois ou quatre cuillerées de liquide séreux dans le *péricarde.*

86. Baréty (Pièces provenant d'un malade mort de cirrhose hépathique avec ascite, service de M. le D<r N. Guéneau de Mussy, à l'Hôtel-Dieu). 1874. — F. 52 ans. — *a Ganglions trachéo-bronchiques* généralement peu développés, noirs, mollasses et comme infiltrés de sérosité. *Trois ganglions prétrachéo-bronchiques* droits, du volume d'un très-gros haricot, chacun en partie noir, caséeux et pierreux. — *Premier ganglion interbronchique* droit du volume d'un haricot, consistant, contenant des grains pierreux dans sa moitié profonde. — · *b* Les ganglions prétrachéo-bronchiques droits adhèrent à toute l'épaisseur de la paroi de la veine cave supérieure. — Le premier ganglion interbronchique droit adhère intimement à la bronche correspondante, dont les anneaux ont perdu de leur souplesse à ce niveau. — c. A la face antéro-interne du sommet du poumon droit, on trouvre *sous la plèvre*, ridée à ce niveau, *deux nodules* distants l'un de l'autre. L'un d'eux a l'aspect et la consistance du cartilage, l'autre est noir, dur, comme fibreux et caséeux. Ils ont le volume d'un grain de chènevis. *Poumons sains* d'ailleurs, seulement un peu congestionnés. — *Cœur :* petit, graisseux, sans lésions.

87. Baréty (Pièces provenant du service chirurgical de M. le D<r Cusco, à l'Hôtel-Dieu, appartenant à une vieille femme morte à la suite d'une vaste eschare au sacrum`, 1874. — F. 75 ans. — *a Ganglions médiastinaux* peu développés, les uns noirs et de consistance variable, les autres contenant des grains pierreux, ou devenus scléreux. Le *ganglion sous-bronchique* droit est dur, noir, pierreux, en partie caséeux. — Le *ganglion inféro-antérieur* du groupe prétrachéo-bronchique droit est dur, noir, pierreux ; les deux autres sont rénitents, charnus. — En avant du canal artériel, on trouve un ganglion du volume d'un petit pois, noir, pierreux, etc. — *b* Le *ganglion sous-bronchique droit* est absolument adhérent à la *bronche droite* (dont les cartilages, à ce niveau, sont à une période d'ossification plus avancée), au *pneumogastrique* et au *péricarde*, froncé à ce niveau. — Les

trois ganglions prétrachéo-bronchiques droits adhèrent légèrement à la *veine cave supérieure* et au bord supérieur de la branche droite de l'*artère pulmonaire.* — Le *pneumogastrique et le récurrent gauches* adhèrent à des ganglions et sont fibreux. — Les premiers ganglions interbronchiques droit et gauche forment une gouttière aux premières branches de l'artère pulmonaire, auxquelles ils adhèrent. — Les bronches, à droite et à gauche, sont légèrement déformées. Un ganglion sus-bronchique *colore en noir la muqueuse bronchique,* sans l'ulcérer. — c Grande quantité de pigment noir distribué par taches et losanges à la surface des poumons. La plèvre viscérale, au niveau des lobes supérieurs et du sommet même du lobe inférieur, est couverte de très-nombreuses petites plaques arrondies grisâtres. Ces plaques, de 1 à 2 mill. de diamètre, sont minces, de consistance fibro-cartilagineuse, et occupent l'épaisseur de la plèvre. Au sommet même, elles prennent le caractère de nodules. Parfois ces petites plaques sont entourées d'une zone noire étroite. — Œdème? et *emphysème* des lobes inférieurs. Pneumonie au premier degré dans le lobe inférieur gauche. *Deux foyers gangréneux* dans le lobe inférieur droit, avec obstruction par un caillot fibrineux des branches correspondantes de l'artère pulmonaire. *Pleurésie récente* sur tout le lobe inférieur droit. — *Larynx :* n'a pas été examiné (*aphonie* durant la vie). — *Cœur :* Plaques laiteuses.

88. Baréty, 1874. — (Pièces provenant d'un malade mort sans connaissance peu de temps après son entrée dans le service de M. le Dr Guéneau de Mussy). M. 63 ans. — (Méningite chronique ; tubercule cérébral ; tuberculisation des organes génitaux). — *a* Les ganglions trachéo-bronchiques sont généralement peu développés, résistants, noirs, violacés, ou sclérosés. La *masse ganglionnaire* prétrachéo-bronchique droite a le volume d'une petite noix ; une moitié est violette, marbrée de noir, l'autre noire, caséeuse et pierreuse. D'une façon générale les ganglions trachéo-bronchiques droits sont *scléreux,* consistants et cet état va diminuant à mesure qu'on s'élève le long de la trachée. *Masse ganglionnaire intertrachéo-bronchique :* elle a la forme et le volume d'une amande entière et fraîche, noire à la coupe, convertie en tissu fibreux avec des grains pierreux au niveau de la bronche droite. — *b* Le *pneumogastrique* droit, épaissi, vascularisé, est fortement adhérent à la face postérieure de la bronche droite (à 2 centimètres de l'angle de la trachée), et au ganglion sous-bronchique dégénéré. Ce ganglion adhère encore à la *bronche droite* (dont les anneaux cartilagineux sont très-durs à ce niveau) et au *péricarde.* — c Le *larynx* n'a pas été enlevé. Granulations dans les deux poumons. Double pleurésie. A droite, épaississement considérable de la plèvre. A gauche, adhérences lâches. *Œdème* du poumon gauche. *Cœur.* Altération des valvules mitrales et aortiques. Petite quantité de sérosité dans le péricarde. Plaque laiteuse au devant du ventricule droit.

89. Baréty, 1874. — (Pièces provenant d'une jeune femme morte de pleurésie purulente, dans le service de M. le docteur Guéneau de Mussy.) — F. 19 ans. — *a* Ganglions trachéo-bronchiques généralement hypertrophiés, rénitents, noirs ou violacés. *Ganglion* intertrachéo-bronchique *sous - bronchique gauche*, violacé et noir, avec quatre ou cinq noyaux caséeux miliaires. Le *ganglion sous-bronchique droit* est violacé, rénitent partout, excepté au point où il touche à la face inférieure de la bronche droite; là il est *violacé, fibreux.* — *b Médiastinite.* Pneumogastrique et récurrent gauche pris dans une gangue fibreuse, augmentés de volume, striés de rouge. On a été obligé de les sculpter en quelque sorte pour les détacher. Névrite des nerfs phréniques, surtout du gauche, englobé dans les adhérences pleuro-péricardíques. Le point dégénéré du ganglion sous-bronchique droit adhère au *péricarde* et à la *bronche droite*, avec dépression du côté de la muqueuse bronchique. — *c Pleurésie purulente* du côté gauche. Atélectasie du poumon gauche, avec un foyer gangréneux en arrière et en bas. Adhérence du sommet du poumon droit. Congestion œdémateuse avec noyaux de pneumonie lobulaire dans le poumon droit. Mucosités dans les bronches injectées. *Cœur.* Deux cuillerées de liquide citrin dans le péricarde.

90. Baréty, 1874. — (Pièces provenant d'un malade mort, dans le service de M. le Dr Moissenet, à l'Hôtel-Dieu, de phthisie pulmonaire.) — M. 21 ans. — *a Ganglions trachéo-bronchiques* hypertrophiés, généralement charnus, violacés. Le groupe ganglionnaire prétrachéo-bronchique droit, du volume d'une noix, en partie rougeâtre et en partie noir, contient quelques petites granulations disséminées. Le *ganglion sous-bronchique droit* est volumineux, rougeâtre, fané extérieurement, dégénéré dans la partie centrale de sa moitié supérieure. Là il est plâtreux, mou, avec des grumeaux durs. Cette partie dégénérée a le volume d'une grosse noisette. — *b* Adhérence assez intime du nerf récurrent gauche à des ganglions noirs, situés entre la bronche gauche et la crosse aortique. — *c* Adhérence complète et *généralisée* des deux plèvres de chaque côté. Granulations tuberculeuses dans ces adhérences à gauche. *Poumon droit : lobe supérieur.* Cavernules, sclérose, pigmentation rare, et nombreux noyaux granuleux. *Lobe moyen :* congestion avec quelques noyaux granuleux. *Lobe inférieur :* noyaux caséeux, granuleux. Pneumonie lobulaire. *Poumon gauche : lobe supérieur.* Mêmes lésions qu'à droite, mais plus accusées. *Lobe inférieur :* cavernules en haut, dans le restant des noyaux granuleux confluents. *Larynx :* cordes vocales inférieures striées de rouge.

91. Baréty, 1874. — (Pièces provenant du service de M. le Dr Guéneau de Mussy.) — M. 58 ans. — *a* Ganglions trachéo-bronchiques géné-

ralement rosés autour. Le *ganglion prétrachéo-bronchique droit* a le volume et la forme d'une amande entière; il est noir et très-dur, avec la capsule épaissie dans sa moitié inférieure. Le *ganglion sous-bronchique droit* est noir, plàtreux, entouré d'une coque noire, molasse. — *b* Le ganglion sous-bronchique droit adhère à l'oreillette droite, à la bronche droite, mais n'adhère pas au pneumogastrique. — *c* A droite, pleurésie purulente enkystée. Deux ou trois cavernules dans l'angle supérieur du lobe inférieur. Pleurésie légère à gauche. Péricardite. Hypertrophie du cœur.

92. Baréty, 1874. (Pièces provenant du service de M. le Dr Moissenet, à l'Hôtel-Dieu.) — M. 30 ans — *a* Ganglions médiastinaux, généralement peu développés, violacés, marbrés de noir, ou noirs. Le *groupe prétrachéo-bronchique droit* est formé de trois ganglions principaux, du volume d'une grosse noisette. L'un d'eux, l'inférieur, est *caséeux noir*, avec des concrétions calcaires. Les *ganglions intertrachéo-bronchiques* sont à peine développés; ils sont cendrés, marbrés de noir. Les *ganglions sus-bronchiques* gauches sont noirs, friables à la coupe, et forment une masse du volume d'une petite noix aplatie. — *b Médiastinite*. Les deux *pneumogastriques* paraissent tuméfiés. Ils sont consistants et striés de rouge; il en est de même du *récurrent gauche*. Péri-œsophagite : l'*œsophage* adhère fortement à la trachée, au récurrent, au pneumogastrique gauche, à la bronche droite. Le récurrent gauche adhère encore à des *ganglions sus-bronchiques*. Le *groupe ganglionnaire prétrachéo-bronchique* droit adhère en avant à la veine cave; en arrière au tronc du pneumogastrique droit. La petite masse ganglionnaire *sous-bronchique droite* adhère à la *bronche droite* et à l'*œsophage*. On trouve un *ganglion caséeux* très-adhérent au niveau de l'une des principales ulcérations trachéales (à gauche). *Adhérence des phréniques*, surtout du gauche. — *c* A gauche, adhérence des deux plèvres dans toute leur étendue. A droite, adhérence des deux plèvres au niveau du lobe supérieur. Pleurésie récente ailleurs. Adhérences pleuro-péricardiques beaucoup plus prononcées à gauche qu'à droite. *Coupe des poumons : à gauche, cavernes et cavernules* dans le lobe supérieur et la partie supérieure du lobe inférieur; ailleurs, pneumonie lobulaire. A *droite*, pneumonie lobulaire charnue, grenue et caséeuse. *Cavernules* au sommet du lobe inférieur. Ailleurs, noyaux granuleux. *Ulcérations laryngées et trachéales étendues*. Trachée et bronches remplies de sérosité spumeuse. *Cœur : adhérence complète des deux feuillets du péricarde*. Un peu d'hypertrophie cardiaque.

93. Baréty, 1874. — (Pièces provenant du service de M. le professeur Béhier, à l'Hôtel-Dieu.) — M. 20 ans. — *a* Hypertrophie et dégénérescence tuberculeuse partielle *des ganglions trachéo-bronchiques*.

Baréty.

7

Ganglions intertrachéo-bronchiques généralement rénitents, gris cendrés, piquetés de noir. L'un d'eux, le *ganglion sous-bronchique droit*, a le volume d'une grosse aveline ; il est très-dur, entièrement *plâtreux*, entouré d'une coque fibreuse. *Ganglions trachéaux latéraux* hypertrophiés, rénitents. — b (?). — c Adhérences anciennes des deux sommets. *Caverne* du lobe supérieur du poumon droit. *Cavernules* au sommet gauche. Groupe granuleux dans le restant des poumons. Les granulations qui les forment sont, les unes grises brillantes, d'autres mates jaunâtres. *Ulcérations du larynx* et de la trachée.

94. Baréty, 1874. — (Pièces provenant du service de M. le Dr Moissenet, à l'Hôtel-Dieu.) — M. 62 ans. — a Les *ganglions trachéo-bronchiques*, du volume d'un gros haricot à celui d'une cerise, sont presque entièrement noirs. Un seul, le *sous-bronchique droit*, présente contre la bronche une *concrétion pierreuse*, jaune, du volume d'un petit pois. — Le ganglion *sous-bronchique droit* adhère à la bronche et au pneumogastrique droit. Adhérence des poumons au péricarde, avec englobement des *phréniques*. La branche droite de l'artère pulmonaire et ses deux premières divisions sont reçues dans une gouttière formée par le groupe ganglionnaire prétrachéo-bronchique droit, et le premier ganglion interbronchique.— c Adhérences des deux plèvres *partout*, surtout aux sommets, où la plèvre est très-épaisse. *Caverne* assez grande dans le lobe supérieur *droit, cavernule* dans le sommet *gauche;* dans le reste des lobes supérieurs, sclérose, pigment noir et noyaux caséeux. Cavernules dans le lobe moyen droit. Œdème et congestion des bases, avec pneumonie lobulaire à gauche.

95. Baréty, 1874. (Pièces provenant du service de M. le Dr Moissenet, à l'Hôtel-Dieu.) — M. 20 ans. — a Les ganglions trachéo-bronchiques sont congestionnés et moyennement développés. Un seul, le *ganglion sous-bronchique droit* est le siége de *granulations tuberculeuses* nombreuses. — b *Médiastinite* de la moitié droite. Les ganglions ne présentent aucune adhérence anormale. Le pneumogastrique droit est adhérent à la plèvre, au dedans du lobe supérieur droit. De ce même *côté droit* le nerf *phrénique* est pris tout entier dans des fausses membranes. — c *Pleurésie purulente à droite* avec ratatinement du poumon. A *gauche*, fausses membranes disséminées et congestion pulmonaire. *Granulations tuberculeuses* dans le sillon pleuro-péricardique droit, près du hile pulmonaire. *Cœur* normal.

96. Baréty, 1874. — F. 23 ans. (Pièces provenant du service de M. le Dr Guéneau de Mussy, à l'Hôtel-Dieu). — a *Ganglions trachéo-bronchiques*, moyennement développés, foncés extérieurement, assez consistants, la plupart noirs ou marbrés de noir, sur fond cendré, entièrement caséeux, ou bien contenant des noyaux ca-

séeux. L'altération est plus prononcée à gauche qu'à droite. Amas de *ganglions prétrachéo-bronchiques*, droit, caséeux et noirs. 1ᵉʳ *ganglion interbronchique droit plâtreux. Ganglions intertrachéo-bronchiques*, rénitents, marbrés de noir, d'autant plus durs qu'on est plus près de la bronche droite. *Ganglion sus-bronchique gauche externe* caséeux et noir. — *b* Le ganglion sus-bronchique gauche externe (accolé au poumon) adhère d'une part au tronc de *pneumogastrique gauche*, d'autre part à la branche gauche de *l'artère pulmonaire*, au niveau d'une bifurcation de cette branche. Le premier *ganglion interbronchique* droit comprime un peu la première branche secondaire de la bronche droite principale. Les *ganglions prétrachéo-bronchiques droits* adhèrent à la veine cave supérieure. — *c* Pleurésie double avec adhérences des deux sommets plus prononcées à gauche. Ailleurs, pleurésie récente. *Poumon droit.* Induration et cavernules du lobe supérieur. Engouement du reste de ce poumon avec oblitération (par embolie ?) d'une branche principale de l'artère pulmonaire. *Poumon droit. Caverne* spacieuse du lobe supérieur. Pneumonie alvéolaire en groupes, avec cavernules dans le voisinage. Congestion des bronches avec mucosités.

97. Baréty. 1874. — M. 30 ans. (Pièces provenant du service de M. le Dʳ Guéneau de Mussy, à l'Hôtel-Dieu.) — *a Ganglions trachéo-bronchiques*, moyennement développés, généralement jaunâtres, plus ou moins piquetés de noir. Le groupe *prétrachéo-bronchique droit*, formé de trois ganglions principaux, a le volume d'une amande entière et fraîche. Il présente deux noyaux caséeux, adhère faiblement à la veine cave supérieure, et se trouve surmonté d'un petit ganglion entièrement caséeux. Le *ganglion sous-bronchique droit* est remplacé par un petit amas fibreux. — *b Médiastinite.* Les *nerfs phréniques* sont pris dans l'adhérence des poumons avec le péricarde. Le *ganglion sous-bronchique droit* représente un centre cicatriciel, rayonné, dur, fibreux, ratatiné, adhérent au *pneumogastrique droit*, au péricarde, à l'oreillette gauche, à la bronche droite, dont la muqueuse est déprimée à ce niveau. — *c* Adhérence *générale* des deux plèvres, plus prononcée aux sommets. Adhérence pleuro-péricardique. *Caverne* aux deux sommets. Cavernules à la partie supérieure de chaque lobe inférieur. Noyaux granuleux dans le restant des deux poumons. Toutes ces lésions sont plus prononcées à droite qu'à gauche. Rien au larynx.

98. Poyet et Baréty, 1874. — M. 19 ans. (Pièces provenant du service de M. le Dʳ Oulmont, à l'Hôtel-Dieu, Obs. par M. Poyet; autopsie par M. Baréty, voir p. 272). — *a* Hypertrophie et caséification jaune pâle, rénitente, des ganglions *médiastinaux, cervicaux* (sous-maxillaires, cervicaux latéraux, sus-claviculaires), intra-abdominaux. Légère hypertrophie avec induration des ganglions axillaires

et inguinaux. Les ganglions mésentériques échelonnés le long de la colonne vertébrale forment une grosse masse qui comprime les vaisseaux (ascite). — *b* Compression manifeste de la trachée au niveau de son éperon converti en dos de selle, et des bronches principales, surtout de la gauche qui se trouve comme aplatie. Adhérences, avec épaississement, consistance augmentée et vascularisation sur tout leur parcours des nerfs pneumogastriques et récurrents (diagnostic pendant la vie). — *c* Infiltration granuleuse des deux *poumons*, avec noyaux caséeux, petites cavernules et légère induration des sommets. Adhérence des deux plèvres de chaque côté. Adhérence des poumons avec le péricarde. Adhérence générale et absolue du péricarde à la paroi du *cœur*. *Intégrité absolue du larynx* (constatée avec M. le Dr Moura. Il y avait eu aphonie pendant la vie). Légère rougeur de la muqueuse trachéobronchique.

99. Baréty, 1874. — F. 8 mois. (Observation avec autopsie prise dans le service de M. le Dr Guéneau de Mussy, à l'Hôtel-Dieu. V. pl. V, fig. 1, 2, 3, 4.) — *a* Hypertrophie et tuberculisation des ganglions trachéo-bronchiques. La plupart de ces ganglions sont caséeux, de même aspect que la masse caséeuse du sommet droit. — *b* Compression avec aplatissement de la trachée de la bronche droite. Compression probable de l'œsophage (troubles de la déglutition). — *c* Granulations tuberculeuses généralisées (séreuses et parenchymes). Granulations nombreuses dans les deux poumons. Noyaux caséeux du lobe supérieur du poumon droit.

100. Baréty, 1871. — M. 44 ans. (Observation avec autopsie, prise pendant la *guerre*, à l'hôpital militaire Saint-Martin, dans le service de M. le Dr Guibout, médecin requis. V. planche VI, figure 2). — *a* Hypertrophie et dégénérescence tuberculeuse à tous les degrés, des ganglions du *médiastin*, du *cou*, de l'aisselle droite et de l'abdomen. — *b* Compression de la *bronche gauche* par un ganglion dégénéré, avec luxation en dedans de deux anneaux cartilagineux (diagnostic de la compression pendant la vie). — *c* Phthisie granuleuse avec bronchopneumonie, plus accusée à droite qu'à gauche; pleurésie double; fausses membranes organisées des deux côtés. Épanchement séreux à gauche.

101. Baréty, 1874. — F. 27 ans. (Pièces provenant du service de M. le professeur Béhier, à l'Hôtel-Dieu. V. pl. VI, fig. 1.) — *a* Hypertrophie et tuberculisation des ganglions trachéo-bronchiques, beaucoup plus accusées à gauche qu'à droite. — *b* Adhérence des pneumogastriques, mais surtout du nerf récurrent gauche, dont les filets sont étalés, aplatis. La trachée et la bronche gauche sont un peu aplaties par la masse ganglionnaire prétrachéo-bronchique gauche. — *c* Caverne et cavernules des lobes supérieurs des poumons. Cavernules, noyaux granuleux et emphysème des autres lobes. Les

lésions sont plus avancées à gauche qu'à droite. Pleurésie avec adhérences des deux côtés, plus prononcée à gauche qu'à droite. Le *larynx* n'a pas été examiné (la malade était aphone). Bronches un peu rouges. Rien au cœur; seulement, adhérence du péricarde avec le poumon gauche.

Résumé statistique des altérations diverses consignées dans la première section.

Sur les 101 cas d'altération des ganglions trachéo-bronchiques appartenant à la PREMIÈRE SECTION (scrofule, tuberculose et hypertrophie simple), on trouve 37 observations dans lesquelles sont signalées des altérations analogues dans d'*autres ganglions* (cervicaux, axillaires, mésentériques).

(Observations : 2, 4, 5, 6, 7, 8, 10, 12, 15, 16, 18, 22, 23, 25, 26, 33, 34, 36, 38, 40, 43, 46, 48, 50, 55, 56, 60, 61, 63, 65, 70, 77, 78, 79, 80, 98, 100.)

Dans 32 de ces observations, nous trouvons signalée la *compression*, soit *de la trachée*, soit *des bronches*. (Obs. 10, 14, 23, 36, 37, 38, 40, 42, 43, 46, 47, 49, 50, 51, 53, 54, 57, 58, 59, 61, 78, 85, 86, 87, 91, 94, 96, 97, 98, 99, 100, 101.)

21 fois nous trouvons notées des *ulcérations de la trachée ou des bronches.* (Obs. 1, 3, 8, 9, 10, 27, 28, 29, 30, 31, 32, 44, 68, 69, 70, 71, 72, 73, 75, 76, 84.)

Du côté des PLÈVRES, on a observé :

a. Des *épanchements.* (Obs. 1, 12, 19, 36, 61, 65.)

b. Des *adhérences.* (Obs. 12, 19, 46, 65, 71, 79, 83.

Du côté des POUMONS :

a. L'œdème pulmonaire. (Obs. 1, 69, 72, 87, 88.)

b. L'emphysème. (Obs. 23, 35, 36, 41, 45, 49, 51, 64, 68, 69, 72, 75, 76, 87.)

Comme complication du côté du cœur, on trouve 1 cas d'*hypertrophie ventriculaire.* (Obs. 23.)

11 fois on a noté des *épanchements* dans la cavité du péricarde. (Obs. 12, 19, 40, 44, 49, 53, 54, 61, 65, 85, 88.)

7 fois on a noté des *adhérences* reliant les deux feuillets du péricarde. (Obs. 43, 66, 74, 83, 89, 92, 98.)

Dans 8 observations, l'aorte a été *comprimée* ou simplement *refoulée* par les ganglions. (Obs, 11, 23, 54, 61, 66, 68.)

L'observation 74 seule fournit un exemple de l'altération de l'*aorte.*

Les *artères pulmonaires* ont été trouvées *ulcérées* dans 3 observations. (Obs. 31, 32, 75.) Comprimées ou adhérentes aux ganglions hypertrophiés dans 5 observations. (Obs. 40, 54, 83, 87, 96.)

On ne trouve qu'un seul fait de *compression des artères et veines bronchiques.* (Obs. 59.)

Dans l'observation 11, la *compression* de la *veine azygos* est signalée.

La *veine cave supérieure* a été trouvée *comprimée ou adhérente* aux organes voisins dans 5 cas. (Obs. 16, 17, 36, 86, 87.)

Quant à l'*œsophage*, on l'a noté comme étant *comprimé* par les ganglions et adhérent aux organes voisins dans 3 observations. (Obs. 8, 92, 99.) Sa *perforation* est signalée 5 fois. (Obs. 9, 29, 30, 60, 75.)

Parmi les nerfs, le *pneumogastrique* et ses branches, spécialement les *nerfs récurrents*, ont été *comprimés* ou ont présenté des *adhérences* dans 26 observations. (Obs. 11, 15, 18, 19, 26, 35, 41, 45, 52, 54, 56, 60, 64, 83, 84, 85, 87, 88, 89, 90, 92, 94, 95, 96, 97, 101.)

Les nerfs *phréniques* ont été *comprimés* ou *englobés* dans la masse ganglionnaire dans 8 cas. (Obs, 1, 26, 84, 89, 92, 94, 95, 97.)

2e Section. — Adénie (1).

1. Bonfils, 1857. — M. 44 ans. — *a* Hypertrophie glanglionnaire *générale*, y compris celle des ganglions thoraciques. — *b* Les ganglions bronchiques environnaient et étranglaient les bronches à leur origine, ainsi que les premières ramifications de ces conduits qui sont très-rétrécis, mais sains. — *c* Poumons; adhérences anciennes. Congestion séro-sanguine intense. Pas de tubercules. *Emphysème vésiculaire*. Muqueuses bronchique et trachéale injectées. Cœur légèrement hypertrophié.
2. Trousseau, 1865. — F. 23 ans. — *b* Signes de compression bronchique à droite. — *c* Poumons et cœur sains.
3. Trousseau, 1865. — M. Adulte. — *b* Trachéotomie faite avec Amussat. On a été obligé d'employer une très-petite canule. Ce n'est qu'après que la canule eut franchi un obstacle que la respiration devint moins gênée. (Mort)
4. Trousseau, 1865. — M. 60 ans. — *b* Signes de compression trachéobronchique.
5. Trousseau, 1865. — M. 30 ans. — *b* Signes de compression trachéobronchique,
   Etc.

3e Section. — Cancer.

1. Debrou (cité par Woillez), 1861. — F. 55 ans. — *a* Glandes péribronchiques cancéreuses (carcinome) du volume d'une noix et plus développées dans le voisinage de la bronche droite. — *b* Englobement du nerf récurrent (droit?). Cancer de l'utérus et de plusieurs organes. — *c* Rien

(1) Nous ne citons que quelques observations, dont une seulement avec autopsie, mais on comprend qu'il eût été facile d'en trouver bon nombre d'autres dans les écrits scientifiques.

2. Liouville, 1869. — F. 61 ans. — *a* Ganglions péritrachéaux et péribronchiques dégénérés en masses carcinomateuses. (Ganglions cervicaux perçus pendant la vie.) — *b* Perforation et compression de quelques bronches de 2ᵉ, 3ᵉ et 4ᵉ ordre; masses saillantes à l'intérieur ou simples tâches bleuâtres sous la muqueuse. — Compression de quelques vaisseaux dans le hile des poumons. — *c* Cancer secondaire du poumon (cancer de l'utérus, du péritoine, du foie et des reins). —Des deux côtés, œdème notable des poumons, dans les points surtout où les vaisseaux ont paru le plus près des ganglions altérés et des tumeurs cancéreuses.

3. Liouville, 1869. — F. 77 ans. — *a* Hypertrophie des ganglions péribronchiques. — *b* Adhérence ulcérative de ganglions dégénérés avec des bronches et des vaisseaux pulmonaires. — Perforations consécutives (d'où hémoptysies notées pendant la vie à plusieurs reprises.) — *c* Cancer secondaire du poumon. — Pas de tuberculisation récente.

4. Virchow (Path. des tumeurs, t. III, fig. 21, p. 79), 1871. —F. 21 ans. — *a* Lymphosarcome des ganglions du médiastin et des bronches. — *b* Trachée et bronches comprimées. Œsophage fléchi. Quelques-uns d'entre eux sont libres; les autres pénètrent dans le parenchyme du poumon et remplissent une partie considérable des lobes. — *c* (Aucun détail noté.)

5. Pasturaud, 1874. — F. 22 ans. — *a* Lymphadénome du médiastin, limité à cette région; ayant pris naissance dans le tissu cellulaire ou dans les ganglions. Ceux-ci, dont quelques-uns se continuent avec le tissu morbide, ne sont pas hypertrophiés. — *b* Trachée repoussée en arrière. Œsophage, pneumogastriques et récurrent libres. Aorte rétrécie au niveau de sa courbure..... — *c* Muqueuse de la trachée congestionnée. Poumons non envahis. Liquide assez abondant dans les deux plèvres.

6. Baréty (Pièce provenant du service de M. le Dʳ Cusco, à l'Hôtel-Dieu), 1874. — H. 48 ans.— *a* Tous les ganglions trachéo-bronchiques sont cancéreux, excepté deux ganglions sus-bronchiques gauches : le ganglion qui occupe le sommet de l'angle intertrachéo-bronchique, et le ganglion du bord inférieur du tronc postérieur des veines pulmonaires à leur naissance. Le ganglion sous-bronchique droit moyen est remplacé par un noyau fibreux. Le ganglion inférieur de la masse ganglionnaire prétrachéo-bronchique droite, présente un noyau pierreux. — Les ganglions les plus atteints sont les ganglions interbronchiques. — *b* Adhérence entre la bronche droite, le péricarde, l'oreillette droite, le pneumogastrique droit au niveau du ganglion sous-bronchique droit moyen transformé en un noyau fibreux. En avant, adhérence du pneumogastrique droit, au-dessous du récurrent, à un ganglion du groupe ganglionnaire prétrachéo-bronchique droit (cancéreux). Adhérence de la veine cave supé-

rieure et de l'azygos à un ganglion de ce même groupe (ce ganglion présente un petit noyau crétacé. — Ganglions inguinaux et abdominaux cancéreux. — c Carcinome des poumons (secondaire), carcinome du testicule gauche.)

4e Section. — Anthracosis.

1. Andral, 1839. — M. Vieillard. — *a* Masse de mélanose enkystée. — *b* — Comprimant les grosses bronches du poumon droit. — *c* Bronchite chronique.
2. Duval (cité par Fonssagrives), 1861. — M. 68 ans. — *a* Ganglions bronchiques hypertrophiés ayant à la coupe l'aspect de la truffe. — *b* (Aucun détail noté).— *c* Dans les poumons, mais principalement dans le gauche, multitude de petits corps noirs de formes variables, se rapprochant de la mélanose par leur aspect et leur nature. Pas de tubercules.
3. Louis (cité par Woillez), 1861. — M. Adulte. — *a* Ganglions bronchiques hypertrophiés par une infiltration de matière noire pigmentaire, sans traces de matière tuberculeuse. — *b* Compression manifeste de l'origine des bronches. — *c* Poumons exempts de granulations tuberculeuses et de tubercules.

5e Section. — Gangrène des ganglions.

1. Genouville, 1857. — M. 37 ans. — *a* Ganglions bronchiques noirs gangréneux et ayant une odeur manifeste de sphacèle. — *b* (?). — *c* Gangrène de la muqueuse du larynx. Poumons congestionnés.
2. Parrot (obs. inédite, v. p. 257), 1869. — F., 11 ans. — *a* Gangrène de la masse ganglionnaire intertrachéo-bronchique, formant un foyer capable de loger un petit œuf de poule. Les autres ganglions sont hypertrophiés et caséeux, rénitents, surtout à gauche. Ganglions *cervicaux* axillaires et abdominaux hypertrophiés et caséeux. — *c* Noyaux tuberculeux au sommet des deux poumons. Adhérences pleurales des deux côtés, surtout à gauche.
3. Baréty, 1874. — F. 44 ans. — *a* Ganglion intertrachéo-bronchique, sous-bronchique droit moyen, *sphacélé*, converti en bouillie verdâtre; du volume d'une noisette. Groupe ganglionnaire prétrachéo-bronchique droit, formé de 3 ou 4 petits ganglions noirs, friables, légèrement sphacélés. — *b* Pneumogastrique droit intact. — *c* Œdème et congestion des deux poumons. Ecchymoses sous-pleurales et sur la muqueuse trachéale et bronchique. Aspect *ulcéreux* jaunâtre, inégal, de la surface convexe des valvules aortiques (endocardite ulcéreuse, septique).

4. Baréty, 1874. — F., 25 ans. — *a* Deux ganglions accolés, hypertrophiés, striés au devant du canal artériel, sont noirs, bleuâtres, friables, à odeur gangréneuse. Ils présentent de petits noyaux plâtreux à leur partie moyenne et profonde. Hypertrophie avec état charnu des autres ganglions, surtout des ganglions intertrachéo-bronchiques. — *b* Pneumogastrique et récurrent gauches adhérents, injectés, augmentés de volume et de consistance. Les rameaux du pneumogastrique droit sont étalés et adhérents à la surface de la masse ganglionnaire intertrachéo-bronchique. Celle-ci adhère fortement à la bronche gauche. — *c* Foyer gangréneux du lobe inférieur du poumon gauche communiquant avec l'œsophage. Caverne du sommet droit.

2° COMPLICATIONS DUES A L'ALTÉRATION DES GANGLIONS TRACHÉO-BRONCHIQUES.

On trouvera dans le tableau suivant que nous nous sommes appliqué à rendre aussi complet que possible, une sorte de résumé analytique de ces complications. On y verra facilement combien elles sont nombreuses et variées, et de quelle manière chaque organe ou même chaque appareil peut souffrir du voisinage des ganglions médiastinaux atteints par diverses altérations et en rapport avec eux.

Les planches V et VI renferment quelques exemples de ces complications (compression de la trachée, des bronches, compression et adhérences des nerfs récurrents, etc.). Nous aurions pu en retracer d'autres d'égal intérêt et appuyer ainsi notre travail de preuves plus nombreuses, mais ce que nous n'avons pu rendre dans des planches figurées, on le retrouvera dans le résumé des lésions anatomiques rencontrées chez un grand nombre de sujets et que nous donnons ci-après.

Complications (directes et indirectes) dues à l'altération des ganglions trachéo-bronchiques.

A. COMPLICATIONS DIRECTES OU LÉSIONS DES ORGANES THORACIQUES EN RAPPORT IMMÉDIAT AVEC LES GANGLIONS.

Ces lésions consistent :
1° En des modifications de *forme* (compression) ;
2° En des modifications de *structure* (inflammation et ulcérations à des degrés variables).
Elles peuvent atteindre tous les organes contenus dans le thorax.

Appareil respiratoire.

Cage thoracique. — saillies.. / voussures — de la paroi thoracique antérieure, déterminées par la pression des ganglions contre cette paroi.

Trachée..
- Déformation
  - incomplète. — Aplatissement des arcs cartilagineux. — Leur luxation.
  - complète... — (L'aplatissement n'est jamais complet, mais il peut être considérable.)
- Lésions proprement dites ...
  - Adhérences — légères. — très-prononcées, avec ou sans déformation ; généralement avec induration des cartilages.
  - Ulcérations — partielle. — totale. (Toute l'épaisseur de la paroi est détruite au niveau des ganglions.)
  - État de la muqueuse. — Rouge. — Tachée de noir.

Bronches.
- Déformation — incomplète......... / complète...........
- Lésions .... — Adhérences .... / Ulcérations........ / État de la muqueuse.

Mêmes détails que pour la trachée.

Poumons.
- Déformation. — Compression avec adhérences.
- Lésions ..... — Adhérences. — Ulcérations.

Plèvres .. — Lésions. ... — Perforation par un ganglion dégénéré rompu.

Appareil circulatoire.

Cœur....
- Péricarde... Adhérence limitée.
- Oreillettes... Id. id.

Artères ..
- Aorte. — Compression avec ou sans adhérences. — Perforation (Johnson).
- Artères pulmonaires. — Branche droite. Compression. — Branche gauche. Perforation.
- Artères bronchiques. Compression (Machenaud).

Veines ..
- Veines caves — supérieure. — Adhérences. — Compression et déformation quelquefois considérables. / inférieure.
- Veines pulmonaires — droites.. / gauches. — Compression.

Appareil digestif.

Œsophage..
- Compression.
- Lésions. — Adhérences. — Ulcérations. — Perforation.

Système nerveux.

Nerfs sympathiques.

N. diaphragmatiques — droit. — Compression. / gauche. — Lésion. — Inflammation plus ou moins intense. — Atrophie proprement dite.

N. pneumogastriques — droit. — Compression. / gauche. — Lésions — Adhérences. — Inflammation d'intensité variable. — Atrophie.

N. récurrents...... — droit. — Compression. / gauche. — Lésions. — Adhérences. — Inflammation variable d'intensité. — Atrophie.

Médiastin.

Dilacération par la rupture d'un ganglion.
Inflammation localisée du tissu cellulaire périganglionnaire.

B. COMPLICATIONS INDIRECTES (LÉSIONS DES ORGANES THORACIQUES OU AUTRES, DÉPENDANT DES LÉSIONS PRÉCÉDENTES).

(L'action immédiate des ganglions altérés sur les organes thoraciques voisins peut retentir au loin, au delà du point lésé.)

Appareil respiratoire.

Cage thoracique. — Déformation. — Retrait ou affaissement du côté de la compression des bronches (chez le singe).

Trachée. — Contenu : Mucosités spumeuses. Matière tuberculeuse. — Dilatation? { En amont de la
Bronches.   Id   id.   id.   id.   { partie retrécie.

Poumons .
- Emphysème { partiel. (Compression avec déformation de la bronche ou des bronches correspondantes.) / généralisé. (Compression avec déformation de la trachée....
- Œdème.... { partiel. / généralisé ? } (Compression des veines pulmonaires.) { Avec congestion. / Avec hémorrhagie.
- Gangrène.. { partielle. / généralisée ? } (Compression des vaisseaux bronchiques ?)
- Caséification { partielle. / généralisée? } (Compression des branches de l'artère pulmonaire ?
- Hépatisation par propagation de l'inflammation.
- Eruption tuberculeuse (par infection secondaire ?).
- Carnification (par compression).
- Atrophie (par *compression* des bronches correspondantes notée chez le singe). Cette compression ne permettait plus, ou presque plus, l'arrivée de l'air dans le *poumon.*

Plèvres... { Epanchement séreux. (Compression de l'azygos? [Becker] ou d'autres vaisseaux.) / Id.   purulent. (Epanchement séreux devenu purulent, ou par rupture d'un ganglion dans la plèvre.

Appareil circulatoire.

Cœur .... { Péricarde. { Hydropisie séreuse (par compression des vaisseaux veineux qui s'y distribuent). / Inflammation généralisée (par propagation). } / Fibre musculaire hypertrophiée par compression de l'aorte, de l'artère pulmonaire.

Artères .. { Aorte et ses branches. (Dilatation ? en amont de la compression.) / Artères pulmonaires. (Dilatation ? en amont de la compression.) (Atrophie en aval ?)

Veines .. { Veines caves { supérieures. { Stase — et coagulation. / Rupture (des veines encéphaliques.-Hémorrhagie méningée.) } / inférieure. (Congestion du *foie.*) } / Veines pulmonaires. (Œdème pulmonaire plus ou moins étendu.)

Appareil digestif.

Œsophage.   Dilatation au-dessus du rétrécissement.

Système nerveux.

Encéphale. { Hydropisie (par stase veineuse ?) / Hémorrhagie méningée (par rupture des veines encéphaliques distendues).

Nerfs..... { sympathiques. — Inégalité (des pupilles). / diaphragmatiques. (Compression, désorganisation. — Paralysie du diaphragme? [Bazin].) / pneumogastriques. (Compression, désorganisation. — Stase sanguine dans le poumon?

Tissu cellulaire.

Du médiastin. { Inflammation généralisée. (Médiastinite. — Résultat de la périadénite et de la pleurésie.) / Emphysème (par suite de la rupture d'un ganglion dans le médiastin).

Du thorax, du cou, de la face...... { Emphysème (par suite de la rupture d'un ganglion dans le médiastin). / Œdème (par stase veineuse).

Les faits consignés dans le tableau précédent méritent d'être exposés avec un certain développement, d'autant plus que l'existence de quelques-uns d'entre eux a été niée par divers auteurs, ou considérée comme un fait rare. Les recherches auxquelles nous nous sommes livré et l'étude des travaux parus nous permettent de dire qu'il n'est pas un organe dans la poitrine qui ne puisse être gravement lésé par l'existence de ganglions intra-thoraciques altérés. On connaît les rapports intimes que ces ganglions ont avec les organes environnants, on sait aussi combien sont importantes les fonctions dévolues à chacun de ces mêmes organes. Enfin, par les détails anatomiques que nous donnons plus loin, d'après les observations des auteurs et d'après nos propres recherches, il est facile de se convaincre que l'altération des ganglions médiastinaux est fréquente. Ces considérations n'ont pas été toujours suffisantes, semble-t-il, pour encourager les observateurs à faire des recherches plus nombreuses dans la même voie, ou même à porter dans l'esprit de quelques-uns la conviction qu'il était possible pendant la vie de diagnostiquer à peu près sûrement ces lésions.

Or, comme la plus grande partie de la symptomatologie repose sur l'existence des complications dont il est ici question, et que le pronostic en dépend, on comprendra combien il était nécessaire de s'en occuper d'une manière particulière.

Nous reconnaissons pourtant qu'il est des cas dans lesquels, avec un développement notable, il n'existe aucun trouble fonctionnel important. Nous aurons à nous en occuper dans le chapitre consacré à la symptomatologie.

Lorsque ces complications existent, elles peuvent être de deux ordres. Ce sont ou bien des complications directes, ou bien des complications indirectes, éloignées ou consécutives.

Les lésions ou complications directes sont celles qui atteignent les organes thoraciques en rapport immédiat avec les ganglions.

Les lésions ou complications éloignées ou indirectes sont celles qui, consécutives aux précédentes, atteignent au delà du point primitivement lésé des organes thoraciques ou d'autres plus éloignés qui en dépendent.

Lésions ou complications directes.

Ces lésions peuvent atteindre tous les organes contenus dans le thorax ; elles sont de deux sortes, ce sont tantôt des modifications de forme, tantôt des modifications de structure.

A. MODIFICATIONS DE FORME. Lorsque tous ou presque tous les ganglions médiastinaux s'hypertrophient, ils commencent par refouler autour d'eux le tissu cellulaire lâche qui les entoure, ils se moulent ensuite (si l'hypertrophie est assez lente) sur les différents conduits vasculaires, aériens, etc., qui les avoisinent. Ils leur constituent alors de véritables gouttières dans lesquelles ces mêmes conduits paraissent n'être exposés à aucune compression. Mais l'hypertrophie venant à faire de nouveaux progrès, les ganglions ne tarderont pas à exercer sur tous ces organes une compression qui aura pour résultat de les déformer. Cette déformation sera variable dans ses degrés, dans son étendue, et suivant qu'elle s'exercera sur tel ou tel organe de voisinage. Il est rare que tous les organes soient ainsi comprimés et déformés à la fois. Ils résisteront plus ou moins longtemps suivant leur forme même, leur volume, leur consistance et aussi le rôle qui leur est dévolu.

Il est noté dans quelques observations, et notamment dans une de celles de Marchal (de Calvi), 1850 (voir p. 85), qu'après l'ouverture du thorax les ganglions bronchiques hypertrophiés firent une issue brusque au dehors (1). L'auteur ne signale aucune déformation, mais il est permis de supposer qu'il avait dû y avoir compression. Dans ce cas comme dans les autres analogues, on comprend très-bien que les ganglions augmentés considérablement de volume et n'ayant aucune issue facile au dehors, prennent un point d'appui sur les parties les plus résistantes de la cavité thoracique, la colonne vertébrale, les côtes ou les cartilages costaux, le sternum. De cette manière, ils comprimeront les divers organes qui les avoisinent, d'autant plus facilement que ceux-ci seront moins résistants. Quant aux traces de ces compressions, elles pourront manquer absolument, ou échapper à l'observation, même après une dissection minutieuse. Dans ces cas, ou bien l'hypertrophie a été rapide ou de courte durée et n'a pas laissé de traces quel que soit l'âge du sujet, et par conséquent le degré de résistance des tissus (cartilages des voies aériennes, etc.), ou bien le sujet était jeune et les tissus, grâce à leur souplesse et à leur élasticité, n'ont pas gardé la trace de cette compression. Ceci nous explique peut-être les paroles si absolues de Berton :
« Quant à l'aplatissement des bronches ou de la tra-
« chée, par suite du développement excessif des gan-

______

(1) « Au moment où la paroi thoracique fut détachée, cette masse, dit Marchal (de Calvi), fit issue au dehors, comme par un mouvement d'expansion. »

« glions bronchiques dégénérés et de la compression
« exercée par ceux-ci, sur lesquels ces médecins (1) re-
« viennent; nos motifs, nos raisons, nos preuves ont été
« et sont longuement exposés; nous répéterons que,
« malgré l'attention la plus persévérante, malgré les pré-
« cautions les plus minutieuses, jamais nous n'avons pu
« découvrir cette disposition anormale » (2). Heureuse-
ment ou malheureusement Berton est resté seul de son
avis.

Au delà de l'enfance, à mesure qn'on se rapproche de
l'état adulte et surtout de la vieillesse, les organes paraissent plus aptes à conserver l'empreinte des déformations que leur impriment les ganglions. Mais si dans la
vieillesse elles sont rares relativement à l'âge adulte ou à
l'adolescence, c'est qu'à cet âge avancé le système lymphatique a un rôle de plus en plus effacé, et que les
ganglions s'hypertrophient beaucoup moins facilement.

Si nous considérons maintenant chacun des organes
intrathoraciques sur lesquels la compression des ganglions peut s'exercer à divers degrés, nous verrons tout
d'abord que ceux qui sont le plus souvent atteints sont
les *voies aérifères* (trachée et bronches), les *vaisseaux* (veine
cave et veine azygos, artère pulmonaire, aorte, veines
pulmonaires, vaisseaux bronchiques), les *nerfs* pneumogastriques et récurrents et les nerfs phréniques, l'*œsophage*, la *cage thoracique* (cartilages costaux, espaces intercartilagineux, articulations sterno-claviculaires).

*Appareil respiratoire. — Déformation des voies aériennes.
— Les voies aériennes (trachée et bronches)* peuvent être

(1) Riliiet et Barthez.
(2) Berton. Traité pratique des mal. des enfants, 1842, p. 532. Note.

comprimées et déformées par tous les ganglions qui les avoisinent. Si l'on s'en rapporte aux détails d'anatomie pathologique et normale que nous avons donnés plus haut, on comprendra, ce qui est la vérité du reste, que cette compression aura lieu surtout par l'action des ganglions intertrachéo-bronchiques et prétrachéo-bronchiques, et enfin par les ganglions interbronchiques, surtout par ceux que nous appelons *premiers ganglions interbronchiques*.

Comme tous ces ganglions (y compris bien entendu les autres de la même région que nous négligeons de nommer) n'entourent pas la trachée et les bronches à la manière d'anneaux, on comprendra qu'il n'y aura jamais d'étranglement à proprement parler de ces organes. La compression ne portera que sur l'étendue même du ganglion ou d'un groupe de ganglions hypertrophiés. Mais l'action de cette compression pourra s'étendre si l'hypertrophie a gagné un grand nombre de ganglions. Dans ces cas, la trachée, par exemple, pressée par les ganglions latéraux hypertrophiés, tendra à se rétrécir dans une grande étendue; les extrémités de ses arcs cartilagineux tendront à se rapprocher l'un de l'autre. C'est ce que nous avons remarqué sur la pièce figurée pl. v, fig. 2. Il en sera de même pour les bronches principales. A l'ouverture cadavérique, tous ces conduits aériens doivent être examinés en ayant soin de laisser tous les organes voisins à leur place et surtout les ganglions. Pour cela il sera bon de pratiquer des coupes perpendiculaires à l'axe des canaux aérifères et passant par les ganglions les plus hypertrophiés. On verra ainsi que ces conduits sont plus ou moins aplatis; qu'au lieu d'être cylindriques ou à peu près, ils présentent une umière en forme de triangle ou de fente, etc. (Voy. pl. v, fig. 3 et 4.) Cette sorte d'aplatissement peut être portée très-loin, mais jamais on n'a vu d'oblitération complète.

Lorsque la compression porte sur un point restreint, les cartilages attenants peuvent être luxés en dedans. (V. pl. vi, fig. 2.)

Enfin si le médiastin est distendu par l'hypertrophie de ses ganglions, les poumons pourront être comprimés à un degré assez marqué.

Déformation des parois thoraciques. — Il en sera de même des *parois thoraciques*. Cette compression ne pourra avoir d'effets palpables qu'à la partie antérieure et supérieure. C'est là, en effet, que l'on peut constater, soit une voussure médiane située au niveau de la première pièce du sternum et de chaque côté d'elle, soit une ou plusieurs saillies ou voussures limitées tantôt à un ou plusieurs espaces intercartilagineux appartenant à la première pièce du sternum, tantôt au niveau de l'une ou l'autre articulation sterno-claviculaire, mais surtout de la droite.

Appareil circulatoire. — L'aorte, l'artère pulmonaire et leurs branches, les artères bronchiques, les veines pulmonaires et la veine cave supérieure peuvent subir un certain degré de compression. Cette compression est surtout facile et fréquente pour la veine cave supérieure à cause de son rapport immédiat avec cette masse de ganglions prétrachéo-bronchiques droits si souvent hypertrophiés et dégénérés. Viennent ensuite, par ordre de fréquence, l'azygos, les branches de l'artère pulmonaire, les veines pulmonaires, etc. La compression de la *veine cave supérieure* peut être considérable, elle peut aller jusqu'à oblitérer presque sa cavité, par le rapprochement ou l'adossement de ses parois prises d'une part entre les ganglions prétrachéo-bronchiques droits en arrière et le sternum, et d'autres ganglions situés en avant.

La *veine azygos* peut se trouver prise entre la bronche droite et la masse glanglionnaire prétrachéo-bronchique droite. Becker signale cette compression sans en étudier les conditions. Quant à nous, nous ne saurions nous prononcer sur la fréquence de sa compression. Même dans des cas où les ganglions qui la touchent étaient considérablement hypertrophiés, nous avons pu constater qu'elle paraissait avoir été respectée, en quelque sorte, par eux en se creusant une loge à leurs dépens. (Voy. pl. v, fig. 2.)

Les branches de l'*artère pulmonaire* peuvent être comprimées à un degré variable, par l'extrémité inférieure de la masse des ganglions prétrachéo-bronchiques, mais ils le sont plus souvent par les ganglions interbronchiques. Cette compression ne va jamais jusqu'à l'oblitération complète, du moins nous n'en connaissons pas d'exemples.

Les *artères et veines bronchiques* peuvent être comprimées par les ganglions sus-bronchiques et intertrachéo-bronchiques ; l'*aorte*, par les ganglions prétrachéo-bronchiques, etc. Les *troncs veineux brachio-céphaliques*, les *branches de la crosse aortique* peuvent l'être par les ganglions rétrosterno-claviculaires, trachéo-latéraux, etc. Enfin la *veine cave inférieure* peut subir une compression de la part de ganglions diaphragmatiques voisins de son embouchure dans l'oreillette droite. Mais nous n'avons pas à nous en occuper ici.

Quant aux *veines pulmonaires* elles peuvent se trouver comprimées par des ganglions interbronchiques, ou par d'autres ganglions situés entre leurs deux troncs principaux de chaque côté.

Appareil digestif. — Le calibre de l'*œsophage* peut être rétréci par des ganglions qui l'avoisinent. Becker cite un certain nombre d'auteurs par lesquels cette compression à été notée. Depuis, nous ne la voyons guère notée par les observateurs (1), mais on en comprend très-bien la possibilité, et il est très-légitime d'admettre que, grâce à son extrême souplesse, cette portion des voies digestives ne conserve pas la trace de cette action de voisinage. On n'en a pas moins noté, dans quelques cas, un certain degré de gêne dans la déglutition (voyez obs. VII, p. 291). Dans notre obs. 99, p. 100, nous avons noté la compression probable de l'œsophage (voyez du reste pl. v et sa légende).

Système nerveux. — Tous les nerfs qui traversent la cavité thoracique sont exposés à subir l'action compressive des ganglions altérés qui les avoisinent. Nous n'insisterons pas sur cette modification pathologique qui consiste dans une sorte de tiraillement et d'aplatissement de ces organes, de leurs troncs ou de leurs filets.

B. MODIFICATIONS DE STRUCTURE. — Nous comprenons, sous ce titre, tous les cas dans lesquels les ganglions dégénérés ont contracté des adhérences avec les organes voisins, en ont modifié la structure et les ont désorganisés à des degrés variables. Toutes ces modifications de structure dont quelques-unes sont empreintes de la plus haute

(1) Berton a vu deux fois le déplacement de l'œsophage et il est probable qu'il existait en même temps un certain degré de compression. — Virchow l'a trouvé fléchi, etc.

gravité, coexistent le plus souvent avec les déformations dont il a été question plus haut. Nous en avons scindé l'étude afin d'en faire mieux connaître les détails.

Tandis que les déformations par compression deviennent rares vers la fin de l'âge adulte, époque à laquelle le système lymphatique a fort peu de tendance à réagir, les lésions dont nous devons nous occuper ici, ou tout au moins les principales d'entre elles, se rencontrent fréquemment à tout âge.

Nous allons les examiner dans chaque appareil en rapport avec le thorax.

Appareil respiratoire. — La trachée et les bronches contractent souvent des *adhérences* avec les ganglions qui les accompagnent. Ces adhérences sont plus ou moins solides, et intéressent une portion plus ou moins grande de l'épaisseur des canaux aériens. Tantôt le ganglion ne fait qu'adhérer à la couche cellulaire la plus externe de ces conduits, tantôt, et ce sont les cas qui nous intéressent le plus, cette adhérence devient intime. On éprouve alors une certaine difficulté à détacher les ganglions. Cette difficulté est telle parfois que l'on est obligé de sculpter, en quelque sorte, la trachée ou la bronche pour les dégager des étreintes qui les maintiennent.

Ces adhérences, résultat de l'inflammation ganglionnaire et périganglionnaire, peuvent unir au ganglion malade non-seulement la membrane fibreuse, mais encore, les cartilages et la muqueuse des canaux aériens. Dans ces conditions toute la portion de leurs parois, en rapport direct avec le ganglion dégénéré, a été le siége d'une inflammation par propagation, dont les traces persistent. On peut les apprécier par la simple vue. Les *arcs* ou les *anneaux cartilagineux* augmentent de consistance à ce niveau ; ils tendent à s'ossifier de plus en plus ; c'est d'ailleurs le résultat de toute inflammation de cartilages. C'est en vain que nous avons cherché si elle avait été notée, au moins, par quelques-uns des auteurs dont nous avons donné la liste. La *muqueuse* est tantôt simplement injectée, tantôt visiblement déprimée. Cette dépression peut être augmentée par les tractions exercées sur le ganglion adhérent. D'autres fois, la muqueuse présente une tache noire ou bleuâtre. M. le Dr Liouville a beaucoup insisté, dans son excellent travail (1), sur la signification de pareilles taches ; elles précéderaient, d'après cet auteur, des lésions plus avancées des parois des conduits aériens : l'érosion et l'ulcération proprement dite. Ces taches ont été rencontrées par lui, chez de vieilles femmes. Nous en avons vu nous-même deux cas, mais chez l'adulte, nous les avons étudiées de près, et nous avons pu nous assurer qu'elles étaient dues à la propagation du pigment noir qui colore les ganglions, jusqu'à la muqueuse, à travers les espaces intercartilagineux.

Le degré d'adhérence des ganglions avec les canaux aériens est en rapport avec le degré d'altération de ces mêmes ganglions.

Une altération plus grave est l'*ulcération* complète ou incomplète des parois de la trachée et des bronches. Cette ulcération, dont l'étendue et la forme varient, peut être précédée d'un travail destructif qui atteint d'emblée toute l'épaisseur de la paroi, mais le plus souvent elle a lieu de dehors en dedans : elle est la suite à

(1) Archives de physiologie, 1869.

la fois de la compression exercée par les ganglions altérés et de leur inflammation. Mais pour que ces ulcérations et perforations se produisent, il semble que la
cause locale que nous venons de signaler ne suffit pas,
et peut-être faut-il admettre que la constitution du sujet
joue, alors, un rôle considérable. Dans le chapitre
consacré à l'étude des altérations ganglionnaires, nous
avons parlé avec quelques détails de ces perforations, et
nous avons vu qu'elles pouvaient conduire dans un kyste
ou une caverne ganglionnaire. Nous ajoutons que celle-
ci peut elle-même communiquer avec un vaisseau, etc.
De semblables exemples ne sont pas rares, et l'on en
trouve quelques-uns fort intéressants dans le livre de
Berton (1842).

Il semble même que, lorsque les perforations ont lieu,
le plus souvent, le ganglion à subi préalablement une
fonte où une gangrène générale ou partielle, qui lui a
communiqué des propriétés ulcératives particulières.
Quelquefois, cependant, le pertuis se trouve bouché par
le ganglion ou les ganglions agglomérés, qui en ont été la
cause tout au moins efficiente. Dans ces conditions, le
contenu du ganglion peut se déverser peu à peu ou tout
d'un coup dans les voies aériennes. Ce contenu est constitué tantôt par une matière puriforme, résultat de la
désagrégation de la matière caséeuse, et plus tard par
une sorte de suppuration de la paroi interne de la caverne ganglionnaire, et tantôt il est formé par un bloc
de matière caséeuse pure ou mêlée de concrétions pierreuses, ou crétacées.

Les ganglions altérés adhèrent parfois d'une façon
intime à la surface des poumons, dans les points qui les
touchent. Il n'est pas rare, lorsque l'on détache les pou-

mons de la surface du péricarde auquel ils adhèrent, de retrouver sur la face péricardique de ces lames pulmonaires antérieures un certain nombre de ganglions altérés, aboutissants des vaisseaux lymphatiques des plèvres.

Lorsque ces ganglions et ceux qui les avoisinent autour des gros vaisseaux de la base du cœur sont hypertrophiés d'une manière notable, ces lames pulmonaires peuvent être comprimées contre le sternum et la partie interne des cartilages costaux, ou bien écartées en dehors.

La *plèvre viscérale*, dans les points où elle est soulevée par quelques-uns de ces ganglions hypertrophiés et dégénérés, est quelquefois détruite, sa perforation entraîne alors l'épanchement dans la cavité pleurale du contenu du ganglion. Il en résulte une pleurésie aiguë, qui peut être mortelle. Si le ganglion communiquait préalablement avec les voies aériennes, il en résulterait un hydropneumothorax. Ces perforations de la plèvre ont été vues par Lalouette (1780), Leblond, Berton, Kerstein Rilliet et Barthez, etc. — Kerstein cite un cas dans lequel un ganglion bronchique tuberculeux, hypertrophié s'était ouvert dans le parenchyme pulmonaire, où il avait formé une excavation suppurante du volume d'un œuf.

Appareil circulatoire. — Les ganglions peuvent contracter des *adhérences* plus ou moins intimes avec le péricarde, les artères bronchiques, la veine cave supérieure, etc.

Parmi ces vaisseaux, la veine cave supérieure est la plus fréquemment adhérente. Cette adhérence a lieu avec les ganglions prétrachéo-bronchiques droits, si souvent altérés surtout chez les phthisiques.

On a cité des cas de *perforation* de l'*aorte* par des ganglions dégénérés.

Des perforations de l'*artère pulmonaire* ont été observés par Berton, Rilliet, Barthez et M. le Dr Liouville.

Pour de plus amples détails on consultera le *Résumé anatomo-pathol.* à la page 80 et suiv., et le tableau des pages 107 et 108.

Appareil digestif. Œsophage. — Les adhérences entre cet organe et des ganglions voisins sont assez fréquentes. Elles ont le plus souvent pour siége cette partie de l'œsophage qui est en rapport avec le ganglion sous-bronchique droit, dont l'altération est si fréquente chez les tuberculeux; sa perforation, à ce niveau, peut être rencontrée quelquefois aussi.

Système nerveux. — Les *nerfs pneumogastriques* ont assez souvent à souffrir du voisinage des ganglions altérés. Viennent ensuite les *nerfs récurrents* puis les *nerfs diaphragmatiques.*

Ces nerfs peuvent être unis aux ganglions par une simple adhérence, qui trahit la propagation à ces organes d'une inflammation ganglionnaire et périganglionnaire. Lorsque cette inflammation est intense ou dure quelque temps, non-seulement elle peut atteindre le névrilème, mais encore le périnèvre. Il en résulte d'abord un épaississement du tronc nerveux avec vascularisation, puis sa transformation en tissu fibreux qui gagne en étendue jusqu'à étrangler la plus grande partie, sinon la totalité des tubes nerveux. Quelques-uns de ces tubes paraissent échapper assez souvent et pendant longtemps à cette destruction par étranglement. Ceci nous explique, peut-être, comment ces nerfs, malgré l'altération grave qui les atteint fréquemment (pneumogastriques et récurrents surtout), suffisent encore au fonctionnement des organes auxquels ils se distribuent.

Le *pneumogastrique droit* est très-fréquemment altéré. Rien n'est plus commun, pour ainsi dire, que de le trouver, chez les tuberculeux surtout, épaissi, injecté, consistant comme du tissu fibreux, et adhérent, en arrière de la bronche droite, au niveau de cet important ganglion que nous appelons *sous-bronchique droit moyen*.

Pour toutes ces altérations, on trouvera de plus amples détails dans le tableau déjà cité et dans le résumé des observations. — On y verra combien il a été difficile, par exemple, dans certains cas, de détacher le pneumogastrique de ses adhérences, et l'on acquerra la conviction que toutes ces lésions, à cause de leur étendue et de leur fréquence, doivent être prises en sérieuse considération.

Médiastin. — Le *médiastin proprement dit* comprend cette *cavité* située entre les deux poumons, l'ouverture supérieure du thorax, et le diaphragme. Cette cavité est comblée par divers organes dont nous venons d'examiner les diverses altérations par suite des rapports qu'ils ont avec les ganglions de la région. Nous n'avons pas parlé jusqu'à présent du tissu cellulaire qu'il contient. sorte de gangue qui unit entre eux tous les organes qui le traversent et en permet le glissement. Ce *tissu cellulaire*, dans les points qui touchent aux ganglions, peut participer à l'inflammation qui atteint ceux-ci, et son inflammation porte alors le nom de *périadénite*. Mais si cette inflammation vient à s'étendre de façon à gagner une grande partie ou la totalité du médiastin, elle portera le nom de *médiastinite*. Il en sera de nouveau question plus bas, et nous verrons alors quels troubles elle peut porter dans la structure et le fonctionnement des organes de la région.

L'altération des ganglions peut amener la dilacération brusque de ce tissu cellulaire ; c'est lorsque l'un de ces organes vient à se rompre et à verser son contenu dans les fines mailles de ce tissu. Si le ganglion contient du pus, il se fera autour de lui une collection purulente qui, plus tard, pourra ou se localiser ou s'étendre ; si le ganglion, avant sa rupture dans le médiastin, communiquait préalablement avec les voies aériennes, de l'air s'infiltrera dans le tissu cellulaire ambiant, et donnera lieu à un emphysème traumatique. Celui-ci ne tardera pas à gagner de proche en proche les régions voisines, et pourra se généraliser ainsi en constituant une complication éloignée ou indirecte sérieuse.

Étudions maintenant les complications indirectes, auxquelles les complications que nous venons de passer en revue sont capables de donner lieu.

Lésions ou complications indirectes.

Un simple coup jeté sur le tableau que nous avons donné plus haut, page 107, permettra de voir combien ces complications indirectes sont nombreuses, variées et importantes à étudier.

Après une étude attentive des faits publiés par les auteurs, et une observation personnelle qui date de plusieurs années déjà, nous n'avons pas hésité à rapporter ces complications à la cause qui nous paraissait la plus probable.

Ces complications secondaires ou indirectes ont en grande partie fixé l'attention des auteurs dont nous mentionnons les travaux, mais leur pathogénie a été ou méconnue ou incomplètement étudiée par la plupart d'entre eux.

Nous devons pourtant citer avec éloges le mémoire de M. le Dr Daga (1), dans lequel l'action que les ganglions hypertrophiés et dégénérés exercent sur les organes voisins est exposée avec un développement suffisant. Les principales complications secondaires qu'entraîne l'action des ganglions altérés, sur les organes qui les avoisinent, y sont énumérées et étudiées, et *le plus souvent rapportées à leur véritable cause*. Mais l'auteur a eu, croyons-nous, le tort de ne pas scinder l'étude des complications directes et indirectes, et celles des altérations purement concomitantes de divers organes. Toutes ces lésions sont, d'ailleurs, confondues sous un titre beaucoup plus général que celui que nous leur avons donné.

MM. Rilliet et Barthez (2) ont adopté une marche analogue dans l'exposé de ces actions de voisinage. Ils n'en donnent pas moins des renseignements très-précieux.

En citant MM. Daga, Rilliet et Barthez, nous n'avons voulu parler que des auteurs qui s'étaient fait une obligation d'étudier, jusqu'à un certain point, dans son ensemble, la question de l'adénopathie trachéo-bronchique : M. Daga chez les adultes, et MM. Rilliet et Barthez chez les enfants.

(1) De la tuberculisation des ganglions thoraciques chez l'adulte, 1866.
(2) Traité des maladies des enfants, 1861.

Il est presque inutile de dire que la majorité des autres auteurs n'ont pas manqué, le plus souvent, de faire ressortir la valeur et la signification des complications qu'ils avaient notées dans leurs observations.

Dans l'étude des complications indirectes, qui ont pour cause première les complications directes elles-mêmes, nous aurons donc à examiner deux points principaux :

1° La nature et le genre de ces complications ;

2° Leur mode de production ou leur pathogénie.

1° Pour la connaissance générale de ces complications indirectes nous renverrons à notre tableau.

Elles y sont énumérées avec le même ordre que les complications directes dont elles proviennent. Quelques-unes d'entre elles sont suivies d'un point d'interrogation ; cela signifie que leur existence ou leur pathogénie, telle que nous l'annonçons, est douteuse, bien que certaines fois elle soit probable.

Parmi ces complications indirectes ou consécutives, il en est quelques-unes qui par leur nature, leur gravité et leur fréquence relative, méritent de fixer particulièrement l'attention. Ce sont :

A. Du côté des poumons :

L'emphysème ;

L'œdème ;

La caséification ;

L'atrophie ;

La congestion et les mucosités de la trachée et des bronches, etc. ;

L'épanchement séreux pleural.

B. Du côté de l'appareil circulatoire :

L'hypertrophie du cœur ;

Les troubles dans la circulation de la veine cave supérieure.

C. Du côté du médiastin :

L'inflammation ;

L'emphysème.

Outre les complications matérielles indirectes que nous n'énumérons pas ici, il en est d'autres toutes fonctionnelles, mais nous aurons à nous en occuper dans le chapitre des symptômes.

2° *Pathogénie ou mode de production des principales complications matérielles indirectes.*

Emphysème pulmonaire vésiculaire. — Cet emphysème peut être *partiel ou général*, et nous croyons que, dans un grand nombre de cas, il est la conséquence de la compression des voies aériennes par des ganglions dégénérés.

Lorsque cet emphysème existe en quelque point des poumons, il occupe généralement la partie de ces organes qui correspond à la bronche, ou aux bronches manifestement comprimées. Si la compression existe ou prédomine au niveau, par exemple, de la division bronchique destinée au lobe supérieur, l'emphysème siégera dans ce lobe supérieur ; elle siégera dans tout un poumon si la bronche principale ou toutes les divisions bronchiques qui s'y distribuent sont le siége de la compression (voyez surtout obs. 23, 41, 64). De même si elle a pour siége les divisions bronchiques des deux poumons, ou la trachée elle-même, on verra que l'emphysème s'est généralisé et occupe les deux poumons tout entiers (voy. obs. 36, 49, 51).

Pathogénie de l'emphysème pulmonaire dans les cas de compression des voies aériennes par des tumeurs ganglionnaires.

Tout conduit qui donne passage à un fluide quelconque, venant à être rétréci sur un point quel qu'il soit de son trajet, pourra présenter avec le temps, ainsi qu'on le sait, une dilatation au-dessus du point rétréci, en amont du courant. Et si ce conduit est muni vers son origine ou sur son trajet d'un diverticule ou réservoir, celui-ci pourra se dilater de même d'une façon proportionnelle au degré du rétrécissement. Dans tous les cas la partie la plus faible de la paroi, située au-dessus du rétrécissement, cédera la première.

Ce sont pour ainsi dire des faits d'observation vulgaire, et il suffira de rappeler la dilatation qui a lieu au-dessus de l'obstacle dans les cas de rétrécissements de l'*uretère*, de l'*urèthre*, de l'*intestin*, du *canal cholédoque*, du *canal nasal*, etc.

Or, ce qui se passe dans ces divers conduits se passera de même dans les voies aériennes.

Les conduits que nous venons de citer sont le siége d'un courant liquide pour la plupart d'entre eux, et ce courant continu ou intermittent n'a lieu que dans un seul sens.

Dans les voies aériennes il existe au contraire un double courant.

On sait que l'acte de la respiration comprend deux opérations, l'une mécanique, l'autre chimique. L'opération chimique se fait dans un appareil d'osmose, les alvéoles pulmonaires, et nous n'avons évidemment pas à nous en occuper ici. L'opération mécanique doit seule nous arrêter un moment. C'est elle qui donne lieu au double courant dont il est question plus haut. C'est grâce à elle, en effet, que l'air extérieur arrive jusqu'aux parois des alvéoles, et que les gaz rejetés par le sang parcourent un chemin inverse (1).

Il importe donc de bien distinguer le mouvement d'inspiration et le mouvement d'expiration. Chacun d'eux a une énergie propre, et l'on sait que la force de l'expiration dépasse d'un tiers environ l'énergie de la puissance inspiratrice. De plus leur rhythme varie un peu : c'est ainsi que la durée de l'expiration est plus longue que celle de l'inspiration.

Ces données physiologiques, concernant certains phénomènes mécaniques de la respiration, étaient utiles à rappeler, afin d'en mieux saisir les dérangements possibles.

Parmi ces dérangements il en est qui, consécutifs à un obstacle apporté à la libre sortie de l'air, entraînent à leur suite dans le poumon une modification pathologique caractérisée par l'emphysème.

Or, notre but est de prouver ici que l'emphysème pulmonaire survenu dans ces conditions est l'analogue de la dilatation que les anatomo-pathologistes ont constatée au-dessus de tout conduit excréteur rétréci. L'arbre aérien rétréci en un point de son parcours ne peut échapper à cette loi.

L'emphysème vésiculaire est essentiellement caracté-

---

(1) Cette opération mécanique, ainsi qu'on le sait, se fait à l'aide d'une sorte de pompe aspirante et foulante, dans laquelle les leviers sont représentés par les muscles inspirateurs et expirateurs, le corps de pompe et le piston, par la cage thoracique.

risé par une dilatation des vésicules pulmonaires. Cette dilatation est le résultat de la difficulté que les gaz excrétés ou aspirés éprouvent à s'écouler au dehors, et les infundibula et les alvéoles qui en sont le siége peuvent être considérés comme l'analogue des *réservoirs* placés à l'origine, ou sur le trajet des divers conduits excréteurs de l'économie. Il y aura donc rétention d'air dans les poumons, comme il y a rétention d'urine dans la vessie ou de bile dans la vésicule du fiel ou encore de larmes dans le sac lacrymal, lorsque le conduit excréteur de tous ces *réservoirs* vient à être rétréci.

Supposez que l'écoulement de la bile ou de l'urine soit rendu difficile pendant quelque temps, ces liquides s'accumuleront en partie au-dessus du point rétréci, et la force du courant de sortie augmentant de plus en plus, l'équilibre entre cette force et la force de résistance sera rompu. Les tissus dans leur état normal cédaient facilement à la force d'expulsion du fluide excrété, les parois des conduits excréteurs, en un mot, s'écartaient facilement pour livrer passage à ce fluide. Il n'en sera plus de même alors. Dans ces conditions, la pression que le fluide excrété exerçait sur *tous les points* du conduit d'excrétion sera répartie d'une manière inégale ; elle prédominera au-dessus du point rétréci, en amont du sens du courant.

Ce qui se passe dans tous ces conduits excréteurs pourra se passer de même du côté des voies aériennes, qui, elles aussi, peuvent être considérées comme les canaux excréteurs des gaz expulsés par le sang. A ce titre les poumons sont des organes glandulaires.

Nous avons admis jusqu'à présent que la dilatation en amont de l'obstacle atteignait les vésicules pulmonaires.

Il n'est aucun point du trajet des voies aériennes qui ne puisse céder à la pression exagérée, à laquelle elle sera soumise. Or, si les vésicules pulmonaires sont le plus souvent le siége de cette dilatation par pression excentrique exagérée, c'est que de toutes les parties de l'arbre aérifère elles sont les moins résistantes et cèdent ainsi les premières.

La trachée et les bronches peuvent elles-mêmes être le siége d'un certain degré de dilatation, dans les mêmes conditions pathologiques. Il suffit de jeter un coup d'œil sur les *planches* d'un travail de Demme (1) pour s'en convaincre. Sur l'une d'elles on voit nettement que la trachée offre une dilatation considérable *au-dessus* d'un point rétréci de son trajet. Nous ne savons pas si, dans ce cas, il y avait eu même emphysème vésiculaire. Cet emphysème existait dans un exemple analogue, dont l'histoire est relatée dans un travail de Turck (2). Il s'agit d'un jeune homme de 18 ans, atteint de goître depuis quelques mois, et chez lequel l'examen laryngoscopique fit découvrir un rétrécissement notable de la trachée au niveau de son origine. L'auteur constata tous les signes d'un emphysème pulmonaire généralisé.

Nous avons admis jusqu'à présent que la dilatation siégeait *en amont du courant expirateur ;* les faits répondent à ce que nous avons avancé. Mais nous ne pouvons admettre qu'elle se fasse jamais *en amont du courant inspirateur.* Il n'existe aucun exemple de ce genre. C'est une contradiction apparente qu'il est assez facile d'expliquer.

(1) Demme (H.). Tracheostenosis per compressionem. Würzburger med. Zeitschr. 2e vol., 1861 ; 3e vol., 1862.

(2) Turck. Recherches cliniques sur diverses maladies du larynx, de la trachée et du pharynx. Paris, 1862, p. 81.

Lorsqu'une bronche, par exemple, vient à être rétrécie d'une manière quelconque, l'air inspiré va se trouver emprisonné au-dessus, *en amont du courant expirateur*, tandis qu'il restera libre au-dessous, *en aval* de ce même courant. Il restera libre en ce sens qu'il pourra se diviser, et passer dans d'autres bronches pendant l'inspiration, et s'écouler facilement au dehors pendant l'expiration. Il en résulte que cette portion de la colonne d'air inspiré restée libre n'aura qu'une très-minime tendance à faire effort sur les parois du conduit, ou des conduits qu'elle parcourt avant d'atteindre le siége du rétrécissement. Il n'en sera pas de même de la portion de la masse d'air inspiré, située au-dessus du rétrécissement *en amont du courant expirateur*. Cette masse d'air est emprisonnée dans les ramifications de la bronche rétrécie, et ne peut s'écouler au dehors qu'à travers le point rétréci du canal. Pour les raisons énoncées plus haut il en résulte de l'emphysème vésiculaire dans ces mêmes points où l'air est ainsi emprisonné en grande partie.

Nous avons toujours supposé que le rétrécissement n'était pas assez considérable pour ne pas permettre l'accès de l'air inspiré. Si le rétrécissement était trop considérable, il y aurait à craindre au moins avec le temps une atrophie du poumon, dans les points correspondants à la bronche ou aux bronches rétrécies, avec rétraction de la partie correspondante du thorax.

Atrophie pulmonaire et rétraction du thorax.

Cette complication n'a pas encore été constatée chez l'homme, mais Andral et Raynaud l'ont observée chez le *singe*, et voici les propres paroles d'Andral à ce sujet :

« Lorsque c'est la bronche principale d'un poumon qui est oblitérée ou du moins rétrécie, le poumon peut diminuer de volume, s'atrophier et les parois de la poitrine du même côté se rétracter.

« Nous n'avons jamais observé rien de semblable dans l'espèce humaine, ajoute Andral, mais nous avons vu cette atrophie du poumon avec rétrécissement du côté correspondant au thorax, chez un *singe*, dont nous avons fait la dissection avec le Dr Raynaud. Nous constatâmes que, chez cet animal, la bronche qui entrait dans le poumon atrophié était presque entièrement oblitérée par une tumeur tuberculeuse autour d'elle. » (1).

Il est permis de croire qu'une observation ultérieure exacte nous montrera qu'une pareille complication peut se rencontrer chez l'homme, et spécialement dans les premières années de la vie.

Ne pourrait-on pas, du reste, considérer comme une tendance vers cette complication *la diminution de l'expansion pulmonaire* signalée et étudiée, pour la première fois, par M. le Dr N. Guéneau de Mussy, dans la compression des grosses bronches? « La diminution de l'expansion du thorax produite par la compression des grosses bronches, dit cet auteur (2), serait un fait analogue à celui qu'à signalé Dupuytren, du rétrécissement de la poitrine ou plutôt de son défaut d'évolution consécutif à l'hypertrophie des amygdales. »

(1) Andral. Clinique méd., 3e édit., t. III. — (Recherches pour servir à l'histoire du rétrécissement et de l'oblitération des bronches.)
(2) H. Guéneau de Mussy. Clinique médicale, 1874, p. 598.

Œdème pulmonaire.

De même que l'emphysème pulmonaire vésiculaire peut être la suite de la compression prolongée de la trachée ou des bronches, de même l'*œdème pulmonaire* peut se montrer à la suite de la compression des veines pulmonaires par des ganglions hypertrophiés.

Cet œdème sera partiel ou général, suivant que la compression vasculaire sera plus ou moins étendue. Elle pourra s'accompagner de congestion, et causer quelquefois indirectement une hémorrhagie foudroyante, ainsi que l'ont avancé MM. Rilliet et Barthez.

Tous les auteurs qui ont signalé cet œdème pulmonaire sont unanimes pour l'attribuer à la compression des veines pulmonaires.

Epanchement séreux dans la cavité pleurale.

C'est un phénomène du même ordre. Becker l'attribue à la compression de la veine *azygos*. Il est double ou unilatéral. Il ne faudra pas le confondre avec l'épanchement séreux suite de pleurésie. L'épanchement dont il est ici question paraît être le résultat d'un obstacle au retour du sang des veines, en rapport avec les plèvres ou provenant de ces membranes. Cet obstacle nous le plaçons toujours dans les ganglions bronchiques hypertrophiés.

Caséification pulmonaire.

Ce n'est pas sans une certaine hésitation que nous plaçons la *caséification* d'une partie plus ou moins étendue du poumon, au nombre des complications indirectes de l'adénopathie trachéo-bronchique. Nous ne ferions peut-être pas ces réserves si nous avions à considérer les ganglions trachéo-bronchiques dégénérés, tuberculeux, par exemple, à titre de *foyers* d'infection secondaire tuberculeuse. Nous croyons, en effet, avec Virchow, etc., qu'ils peuvent jouer ce rôle et qu'ainsi les lésions tuberculeuses pulmonaires (granulations et pneumonie dite caséeuse) peuvent en dépendre. Mais il nous a semblé que les ganglions dégénérés étaient capables de jouer un rôle un peu moins indirect, et en quelque sorte mécanique. Il nous a paru qu'ils pouvaient provoquer ou favoriser tout au moins la caséification ou l'induration caséiforme d'une partie des poumons, par la *compression* manifeste et prolongée qu'ils exercent sur les branches et les divisions de l'artère pulmonaire.

Nous donnons cette complication surtout comme une *hypothèse*, pour cette double raison que les faits sur lesquels nous l'appuyons sont rares et d'une interprétation toujours difficile.

Nous reconnaissons qu'étant données une masse caséiforme d'un poumon et une compression des bronches correspondante de l'artère pulmonaire, la première pensée qui surgira dans l'esprit c'est que l'état caséeux du poumon, résultant d'une pneumonie lobulaire, lobaire, ou d'un amas de granulations, est la cause de l'hypertrophie et de la dégénérescence des ganglions correspondants. Tout le monde sait, en effet, que l'altération ganglionnaire est une conséquence naturelle de l'altération pulmonaire. Mais, en ce cas même, ne serait-il pas permis d'admettre, qu'à son tour, l'hypertrophie et la dégénérescence ganglionnaires apportent une gêne réelle à la résolution de l'affection pulmonaire? La raison de cette action résiderait à la fois dans la gêne apportée au rôle dévolu aux vaisseaux lymphatiques afférents, et dans la compression des branches correspondantes de l'artère pulmonaire. Il en résulte, pour la partie du poumon à laquelle correspondent ces ganglions ainsi altérés, une vitalité moindre et par le trouble survenu dans la circulation de ses vaisseaux lymphatiques, et par l'apport moindre de sang dans les ramifications de ses vaisseaux pulmonaires. A ces causes toutes locales pourra se joindre, enfin, un état constitutionnel qui en favorise l'action.

Diverses considérations nous ont amené à émettre cette idée, cette *hypothèse* si l'on veut :

1° Les détails consignés dans notre observation 83, p. 92 ;

2° Ceux contenus dans l'observation 1 de la thèse de notre ancien collègue d'internat, M. le Dʳ Solmon (1);

3° Les conclusions du mémoire de M. le Dʳ C. Paul sur la phthisie pulmonaire considérée comme résultat du rétrécissement de l'artère pulmonaire (2) ;

4° Enfin, la coïncidence remarquable d'anévrysmes de la crosse de l'aorte avec des indurations tuberculeuses ou dites tuberculeuses (caséiformes) d'un des poumons, ordinairement le gauche.

1° Dans notre observation 83, il s'agit d'une femme âgée de 46 ans, qui vint mourir d'hémorrhagie cérébrale (gauche) à l'Hôtel-Dieu, dans le service de M. le Dʳ N. Guéneau de Mussy.

Elle fut transportée dans la salle Saint-Bernard, le 27 janvier 1874, dans un état comateux complet. Les

(1) Du rétrécissement pulmonnaire acquis, 1872.

(2) Rétrécissement de l'artère pulmonaire et phthisie pulmonaire consécutive. Société méd. des hôp., 1871.

parents nous apprirent que, depuis trois semaines, elle avait eu de fréquents étourdissements, et qu'elle était tombée plusieurs fois. L'attaque actuelle datait du jour même, la malade était tombée privée absolument de connaissance, et elle se trouvait dans cet état depuis plusieurs heures. Nous ne pûmes obtenir d'autres renseignements.

L'exploration de la poitrine nous donne les résultats suivants :

A droite, à la partie moyenne du poumon, et jusque près du sommet (fosse sous-épineuse) : *matité*, absence du murmure respiratoire à la partie inférieure de cette matité ; souffle aigu aux deux temps, à la partie supérieure de cette même matité. Quelques râles à l'inspiration.

A l'autopsie, on trouve dans l'*hémisphère gauche* un *foyer hémorrhagique* du volume d'un œuf de poule.

L'aorte et l'artère pulmonaire paraissent dilatés et élongués en quelque sorte.

A la partie postérieure et inférieure du lobe supérieur du poumon droit, on trouve une masse ardoisée du volume d'un petit œuf de poule, dure à la périphérie, ramollie au centre où elle présente une couleur gris-cendrée. On trouve un noyau d'aspect analogue, du volume seulement d'une petite noix, complètement induré et ardoisé à la partie postérieure et inférieure du lobe supérieur du poumon gauche.

Enfin les deux premières divisions de la branche droite de l'artère pulmonaire sont manifestement comprimées par le *premier ganglion interbronchique droit* hypertrophié et dégénéré. La branche droite de l'artère pulmonaire adhère non-seulement à ces ganglions, mais encore au groupe ganglionnaire prétrachéo-bronchique droit.

2° Dans l'observation 1 de la thèse de M. le Dr Solmon, il s'agit d'un cas de rétrécissement de l'origine de l'artère pulmonaire, chez un homme âgé de 21 ans, et chez lequel il se développa brusquement une affection aiguë de la poitrine. Cette affection fit des progrès rapides, et devint bientôt de la pneumonie caséeuse avec caverne, ce que l'autopsie vint confirmer.

L'auteur fait suivre cette observation des réflexions suivantes : « ...... Je croirais volontiers que cet homme, « surtout si l'on se rappelle le début brusque de la ma- « ladie, a eu d'abord une affection aiguë du poumon, une « pneumonie croupale, et, *grâce à la circulation défectueuse* « *du poumon, les éléments contenus dans les alvéoles* ont eu « plus de tendance à se caséifier. »

3° En lisant le mémoire remarquable de M. le Dr C. Paul, on verra qu'il a démontré la corrélation relativement fréquente de la phthisie pulmonaire, avec le rétrécissement de l'artère pulmonaire.

4° Un quatrième argument, qui aurait à nos yeux une grande valeur, est celui tiré de la coïncidence d'un anévrysme de la crosse de l'aorte avec une caséification plus ou moins étendue d'un des poumons. Cette coïncidence est bien remarquable, puisque des observateurs de grand mérite n'ont pas manqué de la faire remarquer et d'en chercher l'explication. Les uns ont cru que la pneumonie caséeuse chronique, observée dans ces cas, était due à la compression du pneumogastrique (Habershon (1),

---

(1) Cité par MM. Hérard et Cornil, qui dans leur ouvrage intitulé : De la Phthisie pulmonaire, 1865, rapportent, p. 510 et suiv., une observation intitulée : Pneumonie caséeuse chronique de tout le poumon

d'autres ont paru croire qu'elle était la conséquence de la compression des bronches.

Quant à nous, encouragé par l'observation d'un fait analogue, nous sommes porté à croire que cette hépatisation particulière est due à la compression des bronches de l'artère pulmonaire, par la crosse de l'aorte altérée et devenue anévrysmatique.

Nous ne croyons pas que la compression et la désorganisation même du pneumogastrique puissent être la cause de cette hépatisation caséeuse. Elle serait vraiment trop fréquente, si l'on s'en rapporte à la fréquence même des altérations du pneumogastrique. Rien n'est plus commun, ainsi que nous l'avons dit déjà, de rencontrer des adhérences et une transformation fibreuse des pneumogastriques, du droit principalement, chez les tuberculeux à tous les degrés, et chez des vieillards, qui, s'ils ont été tuberculeux, n'en présentent que des traces faibles.

Nous ne croyons pas non plus que la compression des bronches soit capable d'amener cet état du poumon. Nous avons vu qu'elle donnait plutôt lieu soit à l'emphysème, soit à l'atrophie pulmonaire.

Reste la compression des branches de l'artère pulmonaire. Il semble évident, au moins *à priori*, que la compression de ces vaisseaux doit placer les alvéoles dans des conditions de vitalité moindre ? Comment se nourrissent et vivent les alvéoles pulmonaires à l'état normal, sinon par l'apport du sang de l'artère pulmonaire ? Les vaisseaux bronchiques ne vont pas jusqu'à eux. On voit par là quel danger menace les sujets prédisposés aux manifestations strumeuses et tuberculeuses, si l'ap-

gauche, anévrysme de l'aorte ; et posent ensuite la question de savoir s'il y a eu simple coïncidence ou non,

port libre et suffisant du sang de l'artère pulmonaire jusqu'aux alvéoles vient à être entravé (1).

Congestion et mucosités de la trachée et des bronches, etc.

La congestion de la muqueuse des voies aériennes, et la présence de mucosités plus ou moins spumeuses dans leur intérieur, sont des altérations fréquentes chez les sujets atteints d'adénopathies trachéo-bronchiques. Elles sont particulières à ceux qui, durant leur vie, ont eu à souffrir de la présence dans le thorax de ces organes hypertrophiés et dégénérés, et à ceux-là surtout qui ont présenté des phénomènes d'asphyxie ; on trouve d'ailleurs quelquefois sous la plèvre des taches hémorrhagiques, qui, jointes à de la congestion pulmonaire et bronchique et aux mucosités spumeuses des bronches, rappellent les lésions pulmonaires propres aux asphyxiés (Voir obs. 45, etc., du *Résumé* p. 86.)

Hypertrophie du cœur.

L'hypertrophie cardiaque, comme complication de l'adénopathie médiastinique en général, a été signalée pour la première fois par Becquerel (1837 et 1841). Cet auteur l'attribue à la compression des vaisseaux pulmonaires et aortiques. Elle peut atteindre un seul des ventricules ou les deux, et paraît être généralement peu prononcée. (Voy. obs. 23.)

(1) Nous avons cité une observation de MM. Hérard et Cornil, ainsi que les recherches d'Habershon, mais avons de plus signalé une observation qui nous est propre. Nous ajouterons qu'un fait analogue et bien instructif se trouve rapporté dans les Leçons cliniques de M. le Dr Jaccoud, 1867, p. 224-245.

Troubles dans la circulation de la veine cave supérieure.

C'est une des complications les plus fréquentes, ce qui n'étonnera personne si l'on songe aux rapports intimes qu'affecte avec la veine cave supérieure le groupe des ganglions prétrachéo-bronchiques et les ganglions rétro-sterno-claviculaires droits. Nous avons déjà eu l'occasion d'insister sur ce point.

Cette compression est permanente ou passagère.

Elle a été notée par Becker (obs. 16), Tonnelé (obs. 17), Marchal (de Calvi) (obs. 36), etc.

Dans le cas de Tonnelé (1829), cette compression qui avait intercepté complètement le cours du sang en avait amené la coagulation dans les sinus de la dure-mère, et dans les veines jugulaires internes ; de plus, un énorme épanchement sanguin dans la pie-mère.

Habituellement, elle est la cause d'un œdème plus ou moins prononcé dans les parties supérieures du tronc avec ou sans dilatation apparente des veines et des veinules.

Emphysème traumatique du médiastin.

Nous avons déjà dit que la rupture d'un ganglion tuberculeux dans le tissu cellulaire du médiastin, pouvait donner lieu à une infiltration d'air dans cette région, si préalablement le ganglion malade communiquait avec une bronche (obs. 44, par Debauvais, 1856). L'emphysème gagnera de proche en proche, et finira par envahir une grande étendue du tissu cellulaire sous-cutanée du cou et du thorax.

Médiastinite.

L'inflammation du médiastin n'a pas encore fait le sujet d'un travail spécial, et nous croyons que son étude, dans ses divers aspects, prêterait à des considérations d'un grand intérêt. Elle est aiguë ou chronique.

Le type de la médiastinite chronique est celle qui se rencontre si fréquemment chez les tuberculeux, surtout à une période avancée. Elle paraît due chez eux à la propagation de l'inflammation qui atteint les poumons, les plèvres et le péricarde. L'inflammation des ganglions trachéo-bronchiques y joue certainement un rôle important, et c'est à ce titre que nous mentionnons ici cette complication.

La médiastinite est tantôt générale, tantôt partielle. Elle est générale lorsqu'elle occupe tout le médiastin, et partielle lorsqu'elle a pour siége l'une des moitiés latérales de cette région, ou bien sa partie antérieure ou encore quelques points isolés.

Elle a pour conséquence de faire adhérer entre eux les principaux organes de la région, de les déformer et d'en gêner le fonctionnement.

Le tissu cellulaire devient dur, comme fibreux, au point qu'il est souvent difficile de le détacher et de séparer des organes anormalement unis.

L'englobement des nerfs phréniques est une conséquence habituelle de la médiastinite antérieure d'ailleurs si fréquente. La médiastinite antérieure est caractérisée par une adhérence plus ou moins intime entre les lames pulmonaires antérieures, et la surface externe du péricarde. Ici encore, la pleurésie proprement dite, et les lésions pulmonaires ont une grande influence sur son développement, mais nous croyons qu'une part doit être attribuée à l'adénite et périadénite ganglionnaire de cette région. On trouve alors les ganglions rétrosternaux, etc., englobés dans du tissu cellulaire épaissi, les nerfs phréniques comprimés en partie par ces ganglions et en partie par les adhérences qui les englobent, etc.

Cette médiastinite antérieure offre une symptomatologie à part ; nous pensons donc que son diagnostic est possible. Un de ses principaux symptômes, le seul bien caractéristique, c'est le retentissement douloureux qui a lieu sur le trajet de l'un ou de l'autre des phréniques, constatable dans les points qui nous sont accessibles. Nous ne pouvons insister davantage sur une pareille complication que nous avons rencontrée fréquemment chez les tuberculeux, et qu'il ne faudra pas confondre soit avec une péricardite, soit surtout avec une pleurésie diaphragmatique.

Quand l'inflammation du médiastin occupe une grande étendue, elle peut comprimer, en les englobant, des organes très-importants, les nerfs pneumogastriques et récurrents. Lorsqu'une compression de cette nature existe, limitée au trajet de certains organes et autour de ganglions altérés qui sont en rapport avec eux, on doit reconnaître qu'il s'agit alors d'une *périadénite ;* mais si l'inflammation du tissu cellulaire du médiastin est plus étendue, on conçoit qu'il est difficile de savoir quel est la part de la périadénite.

Nous ne pouvons entrer ici dans tous les détails que comporte l'étude de la médiastinite considérée dans son sens le plus général. En en donnant un aperçu, nous avons eu surtout pour but d'en indiquer la fréquence et la gravité, et le rôle qu'elle peut jouer dans l'adénopathie trachéo-bronchique.

3° ALTÉRATIONS D'ORGANES DIVERS AYANT JOUÉ A L'ÉGARD DE L'ALTÉRATION DES GANGLIONS TRACHÉO-BRONCHIQUES, UN RÔLE ÉTIOLOGIQUE ÉVIDENT.

On peut dire que toutes les altérations pulmonaires ou cardiaques peuvent retentir sur les ganglions médiastinaux. Il faut y joindre certaines altérations des parois thoraciques, profondes et prolongées (caries, etc.).

Parmi les affections pulmonaires, celles qui tiennent de près ou de loin à la scrofule et à la tuberculose, occupent certainement le premier rang dans l'étiologie de l'adénopathie trachéo-bronchique. Nous n'avons pas à décrire ces lésions ; leur étude se rattache trop étroitement à l'étiologie proprement dite, pour que nous ayons à nous en occuper ici.

Une altération de pure coïncidence croyons-nous, et qui se voit quelquefois, est l'*hypertrophie* du *thymus* surtout chez les enfants. Je l'ai vue une fois chez une jeune femme.

DEUXIÈME PARTIE

___

Etiologie.

Les considérations étiologiques qui méritent de fixer notre attention, au point de vue des altérations ganglionnaires, sont celles relatives : 1° *au sexe*, 2° *à l'âge*, 3° *au tempérament*, 4° *aux maladies antérieures*, 5° *enfin à l'hérédité*, considérés dans la scrofulose, la tuberculose, l'hypertrophie simple, l'anthracosis, l'*adénie*, le cancer, la gangrène.

1° *Sexe*. — (Voir le Résumé anat. path., p. 81.)

La 1re *section*, qui comprend les cas de *scrofule, de tuberculose et d'hypertrophie simple*, comprend 101 observations.

Sur ces 101 obs. on en distingue 10, dans lesquelles il n'existait qu'une hypertrophie simple, mais encore le genre d'altération n'est-il pas indiqué d'une manière bien précise dans 5 d'entre elles.

Dans ces 10 cas, 6 appartiennent au genre masculin, 4 au sexe féminin.

Dans les autres 91 observations, on en compte 59 pour le sexe masculin, et 32 pour le sexe féminin.

Ainsi, *dans cette* 1re *section, le sexe masculin prédomine sur le sexe féminin*.

Dans la section de l'*anthracosis*, on note 3 mâles.

Dans la section de l'*adénie*, 4 sujets du sexe masculin, 1 du sexe féminin.

Dans la section du *cancer*, 1 du sexe masculin et 5 du sexe féminin.

Dans la section de la *gangrène*, 1 du sexe masculin et 3 du sexe féminin.

Age. — (Voir le *Résumé*, p. 81.)

Parmi les 10 sujets atteints d'*hypertrophie ganglionnaire simple*, nous trouvons deux sujets de 3 ans, un de 5 ans, un de 10 ans, un de 18 ans, un de 20 ans, deux *adultes*, un de 40 et un de 73 ans, ce qui constitue une plus grande fréquence pour l'âge adulte et la vieillesse (1).

Les 91 autres observations de la même section première montrent : 1° que *dans le sexe masculin* (au nombre de 59), les altérations strumeuses ou tuberculeuses sont fréquentes jusqu'à l'âge de 6 ans, puis de 20 à 30 ans ; — 2° que *dans le sexe féminin*, elles se rencontrent surtout dans les six premières années de la vie, quoique moins souvent que dans l'autre sexe, contrairement aux résultats de Leblond ; 3° que *dans le sexe féminin*, il semble exister, de 27 à 40 ans, comme un temps d'arrêt dans la manifestation de ces altérations.

Dans l'anthracosis nous notons un *adulte*, un *vieillard*, et un homme de 68 ans.

Dans l'*adénie*, une femme de 25 ans, un homme de 30 ans, un *adulte*, un de 44 ans et un de 68 ans.

Dans le *cancer*, 4 femmes âgées de 21, 22, 55, 61, 77 ans, et un homme âgé de 48 ans.

_____

(1) Voyez observations 3, 11, 14, 35, 39, 50, 51, 52, 57, 59, du *Résumé*.

Dans la *gangrène*, 3 femmes de 11, 25 et 44 ans, et un homme de 37 ans.

3° *Tempérament.* — Le tempérament lymphatique prédispose aux engorgements ganglionnaires, et d'autant plus que le sujet est plus jeune.

La plupart des auteurs insistent beaucoup sur la prédominance du système lymphatique chez les enfants (Leblond, Berton, etc.); chez les adultes et les vieillards, la prédominance serait du côté du système veineux.

Nous ne parlerons ni du climat, ni de la profession, ni des conditions hygiéniques ; nous n'aurions qu'à dire des généralités connues et que l'on pourra facilement retrouver exposées dans les ouvrages classiques au sujet de la scrofule, de la tuberculose, etc.

4° *Maladies antérieures.* — Les maladies qui prédisposent aux altérations diverses des ganglions bronchiques sont en général toutes les diathèses qui, dans leurs manifestations, s'accompagnent d'engorgement et de dégénérescence ganglionnaires, et en particulier toutes ou à peu près toutes les affections pulmonaires aiguës ou chroniques, soit que ces affections constituent toute la maladie, soit qu'elles dépendent d'une maladie générale en activité.

Bien que dans la grande majorité des cas la dégénérescence de ces ganglions, avec ou sans hypertrophie notable, se trouve sous la dépendance de lésions pulmonaires de même nature ou simplement inflammatoires, mais graves, *on trouve des cas dans lesquels les poumons sont absolument sains, ou bien ne présentent que des altérations insignifiantes.*

Cette remarque peut s'appliquer aux diverses dégénérescences ganglionnaires du médiastin, mais elle est surtout vraie pour la dégénérescence scrofuleuse ou scrofulo-tuberculeuse, confondue le plus ordinairement sous le nom générique de tuberculeuse.

Papavoine (1830), Laënnec (1837), Andral (1839), Becquerel (1841), Lebert (1845), Barthez et Rilliet (1861), Cruveilhier (1862), etc., et, en général, tous les auteurs qui ont fait une étude spéciale des maladies de l'enfance, ont noté cette particularité.

Voici à ce sujet les propres paroles de Cruveilhier (1).

« Dans un certain nombre de cas que j'ai observés, l'affection tuberculeuse ganglionnaire (bronchique) semblait idiopathique, tous les organes avec lesquels ces ganglions sont en rapport physiologique et pathologique étaient parfaitement sains. Les faits autorisent donc à admettre une tuberculisation primitive dans les ganglions lymphatiques ou, si l'on veut, des points de départ tellement fugaces qu'ils sont passés inaperçus. »

Schœffel (2), voulant se rendre compte de ces faits, rappelle une *ingénieuse* théorie de Küss, sur le rôle des épithéliums dans diverses altérations pathologiques, et particulièrement dans la tuberculisation des ganglions bronchiques.

« Selon Küss, les lymphatiques seraient, en quelque sorte, l'appareil excréteur de l'épithélium; l'on ne trouverait les réseaux d'origine des lymphatiques que sous les épithéliums.

« Pour Küss, encore, les engorgements ganglionnaires,

(1) Traité d'anat. path. gén., t. IV, 1862, p. 642 et 643.
(2) Th. de Strasb., 1855, n° 343.

dits scrofuleux, sont des bubons ayant toujours ou presque toujours pour point de départ les surfaces cutanées ou muqueuses, qui unissent des lymphatiques aux ganglions affectés. L'altération épithéliale peut être fugace, éphémère, et l'engorgement ganglionnaire persistant se place au premier rang comme symptôme.

« L'on sait, dit M. Schœffel, qu'au point de vue de Küss, la plupart des maladies organiques du poumon, sinon toutes, ont leur siége essentiel et primitif dans l'épithélium de cet organe. On les appelle catarrhales, lorsqu'elles siégent dans le trachée et dans ses divisions ; pneumoniques ou tuberculeuses, lorsqu'elles occupent les divisions terminales de l'arbre aérien. A quelque hauteur qu'elles siégent, leur nature permet de les comparer aux exanthèmes, et l'on peut dire qu'elles sont à la membrane respiratoire ce que les exanthèmes sont à la peau, c'est-à-dire des *épidermatoses*.

« A l'instar de ce qui s'observe pour le tégument externe, la maladie pourra n'avoir fait qu'effleurer l'épithélium pulmonaire ; elle se sera accumulée, en quelque sorte, à l'autre bout, dans les ganglions bronchiques.

« Telle serait, suivant Küss, ajoute M. Schœffel, l'histoire ordinaire des tubercules des ganglions bronchiques. Leurs vestiges, chez l'adulte et chez le vieillard exempts de toute autre affection tuberculeuse, sont communs, au point qu'il semble que peu d'hommes en soient exempts. Ce seraient probablement les bronchites idiopathiques ou symptomatiques de l'enfance, qui leur donneraient naissance. »

Quelque valeur que puisse avoir cette théorie, dans quelques-uns de ses détails, le fait n'en reste pas moins exact. Il ne nous répugne, d'ailleurs, nullement d'admettre l'existence d'affections pulmonaires préalables disparues, et ayant laissé dans les seuls ganglions trachéo-bronchiques les traces de leur existence. Nous avons pu nous en convaincre par l'observation clinique et anatomo-pathologique de certains faits (adénopathie trachéo-bronchique simple ou tuberculeuse consécutive à la broncho-pneumonie, — aux catarrhes bronchiques de la rougeole, — de la coqueluche, etc.).

Parmi les observations résumées plus haut, p. 80, il en est 10, environ, qui sont des exemples nets de cette apparente localisation primitive de la dégénérescence tuberculeuse dans les ganglions (1). De semblables observations devraient seules constituer la base de l'étude clinique et anatomo-pathologique de la *phthisie bronchique*. Nous admettrons volontiers, cependant, que la phthisie bronchique (en certains cas, le *curreau de la poitrine*) puisse comprendre dans son cadre les faits dans lesquels il existe des lésions graves des poumons, mais subordonnées à la gravité de la dégénérescence ganglionnaire.

MM. Barthez et Rilliet (2) ont noté 36 cas sur 291 observations de sujets tuberculeux, dans lesquels les glandes bronchiques étaient tuberculeuses sans que les poumons fussent affectés de la même maladie. Cela a été constaté surtout de 3 à 5 ans 1/2, puis de 11 à 15, et enfin à peu près également aux autres âges.

M. le Dr Daga (3) ne tenant compte que de 14 observa-

_____

(1) Ce sont les observations 1, 2, 3, 11, 13, 14, 20, 24, 33, 37, 39, 42, 50, 55, 65.

(2) Traité des mal. des enf., 1861, t. III, p. 356-357.

(3) De la tuberculisation des ganglions thoraciques chez l'adulte, Mémoire de méd. milit., 1866, 3e série.

tions prises chez l'adulte par divers auteurs, a trouvé que
dans 7 d'entre elles il y avait absence complète de tubercules dans les poumons.

« Il n'est pas besoin d'insister, dit–il, après d'autres
auteurs, sur ce résultat remarquable qui, tout en témoi-
gnant contre la loi trop absolue de Louis, démontre de
la manière la plus évidente que la tuberculisation des
ganglions bronchiques a, chez l'adulte comme chez l'enfant, une importance réelle, et qu'elle doit être chez l'un
et chez l'autre l'objet d'une étude spéciale. »

Il nous reste maintenant à parler des cas dans lesquels
l'origine de la dégénérescence ganglionnaire peut être
facilement et sûrement retrouvée. La cause de cette dégénérescence a pour siége, le plus souvent, les poumons et
les plèvres, mais on peut aussi la retrouver dans certaines affections des parois thoraciques, du cœur et particulièrement du péricarde.

Disons d'abord que toutes les affections pulmonaires
ou bronchiques inflammatoires peuvent, *à tous les âges*,
amener l'engorgement des ganglions trachéo-bronchiques, et une dégénérescence en rapport de nature avec
celles des poumons eux-mêmes. Mais tandis que chez
l'adulte et surtout chez le vieillard, cet engorgement sera
en quelque sorte minime, il pourra chez l'enfant, l'adolescent, et quelquefois chez l'adulte, prendre des pro-
portions énormes.

A. Causes de l'hypertrophie ganglionnaire simple.

L'hypertrophie simple avec ou sans pigment des ganglions
trachéo-bronchiques reconnaît généralement pour cause
toutes les inflammations récentes, anciennes ou répétées

des voies respiratoires et des affections chroniques du cœur.

Parmi les phlegmasies aiguës des voies respiratoires, l'inflammation catarrhale des bronches, qui a lieu dans la *rougeole*, est une des plus remarquables au point de vue étiologique auquel nous nous plaçons. L'engorgement des ganglions bronchiques dans la rougeole a frappé tous les observateurs par son degré et sa fréquence, et nous ne pouvons mieux faire ici que de rapporter les paroles de Trousseau (1) :

« Chez les enfants, dit-il, qui sont assez rapidement enlevés par cette fièvre exanthémateuse, on trouve souvent des *ganglions bronchiques* plus ou moins notablement engorgés..... Ces engorgements sont la conséquence de retentissement de la phlegmasie qui a occupé les bronches, comme dans la scarlatine, l'adénite cervicale est la conséquence de l'angine pharyngée, comme les adénites mésentériques sont, dans la fièvre typhoïde, le retentissement de la phlegmasie intestinale.

« Si la phlegmasie catarrhale des bronches, ajoute-t-il, a longtemps duré, si le malade était sous l'empire de la diathèse tuberculeuse, les engorgements ganglionnaires revêtent encore ici le caractère de cette diathèse : à l'autopsie les ganglions se présentent convertis en des masses tuberculeuses. Ce qui s'observe chez l'enfant s'observe également chez l'adolescent et chez l'adulte..... »

La bronchite particulière de la *coqueluche* peut s'accompagner aussi de l'engorgement des ganglions trachéo-

(1) Clinique médicale 1868, t. I, p. 156,

bronchiques, et ceux-ci peuvent se comporter comme
dans la rougeole. Ils peuvent se tuberculiser, prolonger
la bronchite, et peut-être devenir des foyers d'infection
tuberculeuse. *Peut-être* même sont-ils la véritable cause
du caractère spasmodique que la bronchite de la coqueluche revêt après cette période assez longue, dite première période, période de la bronchite simple.

Nous nous occuperons, à propos du diagnostic, de la
question de savoir si la *coqueluche*, dans sa période spasmodique, a pour cause essentielle un engorgement des
ganglions trachéo-bronchiques, — ou si cet engorgement
n'est qu'accidentel. Enfin, nous aurons à nous demander
si les cas de *coqueluches, dites chroniques*, ne doivent pas
être mis sous l'influence de cet engorgement considérable et persistant. Ces diverses questions ont été soulevées pour la première fois, d'une manière explicite, par
M. le Dr N. Guéneau de Mussy (1).

Après avoir fait une large part à la *phymatose*, à la
rougeole, et aussi à la *fièvre typhoïde*, dans l'étiologie de
la tuméfaction des ganglions bronchiques constatable
pendant la vie, M. le Dr N. Guéneau de Mussy, s'exprime
ainsi au sujet de la coqueluche :

« Dans la coqueluche, dit-il, je suis porté à croire qu'il
faut faire à l'adénopathie une part plus importante encore..... Je suis disposé à lui attribuer les coqueluches
chroniques qui peuvent durer deux ou trois ans, avec le
caractère distinctif de la toux, etc. » (2).

(1) Clinique méd. 1874, t. I, p. 594.

(2) Dans la thèse de Leblond, l'obs. 4 et 5, se rapportant à des cas de
coqueluche, dans lesquels il y avait : pneumonie, et hypertrophie tuberculeuse des ganglions bronchiques.

L'observation 2 du travail de Ley (1834) se rapporte à un enfant qui
avait eu à très-peu de distance la rougeole et la coqueluche.

MM. Rilliet et Barthez, tout en admettant que la coqueluche peut succéder à la rougeole, croient moins à une relation de cause à effet qu'à une *identité de nature* entre les deux maladies. Quoi qu'il en soit, bien des auteurs et longtemps avant Rilliet et Barthez, ont fait la même remarque, spécialement dans les épidémies de rougeole, mais aucun d'eux n'a indiqué le *lien matériel* qui pouvait unir ces deux affections. MM. Rilliet et Barthez, seuls, soupçonnant cette liaison, se sont attachés à démontrer qu'on ne devait guère l'admettre.

La *fièvre typhoïde* peut s'accompagner et être suivie d'un engorgement des ganglions trachéo-bronchiques, et cet engorgement doit être rapporté aux phlegmasies, qui, chez les personnes atteintes de cette maladie, atteignent les voies respiratoires à des degrés variables. La congestion pulmonaire est habituelle chez eux, ainsi qu'on le sait, et il n'est pas rare de les voir atteintes de pneumonie hypostatique et de catarrhe suffocant. Mais il est probable que dans ces cas encore, la diathèse lymphatique ou scrofuleuse provoque cet engorgement ganglionnaire et le maintient longtemps à un degré notable de développement.

La *syphilis* peut-elle être cause d'un engorgement de ces ganglions ? Nous ne possédons aucune observation *complète* qui nous autorise à l'affirmer. Mais si nous en jugeons par une observation clinique qu'il nous a été donné de faire en 1873, nous serions porté à admettre cette influence (1). M. le Dr Guéneau de Mussy rapporte dans sa clinique l'observation d'une femme atteinte d'une affection syphilitique du larynx, compliquée d'adénopa-

(1) Pour de plus amples détails se reporter à l'obs. XVI, p. 313.

thie. Il y eut une amélioration considérable après l'usage d'un traitement approprié.

La *grippe* peut agir comme la rougeole et la coqueluche, mais avec une fréquence moindre.

Enfin, la *tuberculisation pulmonaire* s'accompagne à son début d'une tuméfaction des ganglions trachéo-bronchiques. Telle est le sens de la proposition formulée dans un récent travail par M. le docteur Lereboullet.

En lisant avec soin cette publication, nous nous sommes naturellement reporté aux belles recherches de M. le docteur N. Guéneau de Mussy qui n'a cessé de faire ressortir, dans son enseignement oral ou écrit, combien l'adénopathie était fréquente chez les phymateux à une période peu avancée de leur maladie. Il s'est attaché, en effet, à prouver qu'on pouvait la reconnaître alors, et que la symptomatologie qui lui est propre pouvait être distinguée et distraite de celle qui appartient à cette période de la phthisie pulmonaire.

M. le docteur Lereboullet n'en a pas moins le grand mérite d'avoir fixé l'attention sur ce point, d'une manière toute particulière. Il nous a paru cependant que les observations rapportées par l'auteur n'étaient pas toutes très-probantes, et que dans l'une d'entre elles tout au moins (1), il était difficile, à notre avis, de trouver autre chose que les signes de la tuberculisation des sommets.

Nous aurions désiré que M. le docteur Lereboullet fît une réserve pour les cas dans lesquels la tuméfaction des ganglions trachéo-bronchiques semble manquer, ou au moins ne se produire que dans d'étroites limites de développement.

(1) Obs. 2, p. 813 de l'Union méd. du 19 mai 1874.

Comme tout le monde, nous avons examiné le cadavre d'un grand nombre de phthisiques morts à toutes les périodes de leur maladie, et nous croyons pouvoir avancer que les ganglions trachéo-bronchiques sont loin de se présenter, au début de toute phthisie pulmonaire, suffisamment tuméfiés pour se révéler pendant la vie par des symptômes caractéristiques.

Nous croyons qu'il faut tenir grand compte d'un élément important, c'est l'existence ou l'absence d'un fond diathésique scrofuleux. Si le sujet est franchement scrofuleux, il est très-probable que les ganglions trachéo-bronchiques, comme du reste il peut arriver dans ces conditions pour les autres ganglions, prendront un développement assez considérable dès le début et dans le courant de la phthisie pulmonaire, et pourront ainsi donner lieu à un ensemble de symptômes faciles à distinguer assez souvent de ceux qui sont propres à la phymatose elle-même.

A ce point de vue, la lecture de l'obs. 77 du *Résumé* anatomo-pathologique, p. 91, offre un intérêt tout particulier (1).

B. Causes de la dégénérescence scrofuleuse des ganglions trachéo-bronchiques.

On ne peut assigner évidemment comme cause à cette dégénérescence que la diathèse scrofuleuse elle-même. Mais pour que cette diathèse se manifeste sur les ganglions, il faut une cause occasionnelle. Aussi chez les enfants, et les jeunes gens scrofuleux particulièrement,

(1) Voyez Gaz. de hôpit. 1870 (tuberculose pulmonaire et ganglionnaire, chez un homme de 41 ans ; difficulté du diagnostic), obs. publiée par M. le prof. Béhier.

faut-il veiller à empêcher la production et le développement de toute *affection pulmonaire* même légère, et la combattre énergiquement. Cela est surtout vrai pour les enfants. Nous aurons l'occasion de revenir sur ce point dans le
chapitre qui concerne le traitement prophylactique. Les
affections des poumons, et des plèvres chez les scrofuleux
ne sont pas seules le point de départ possible de l'altération des ganglions médiastinaux correspondants. Il
faut encore citer les *caries scrofuleuses ou scrofulo-tubercu-
leuses du sternum et des côtes*. Dans ce cas l'altération semble se localiser surtout dans des *ganglions médiastinaux
antérieurs*.

C. Causes de la dégénérescence tuberculeuse des mêmes ganglions.

Cette dégénérescence se confond fréquemment avec la
dégénérescence dite scrofuleuse. Aussi, leur étiologie se
confond-elle souvent, et chacun sait combien il est difficile, dans bien des cas, de faire la part exacte des deux
diathèses.

Dans le paragraphe A, nous avons assigné à la tuméfaction simple de ces ganglions une série de causes pathologiques qui sont applicables à la tuberculisation proprement dite de ces mêmes organes. Nous devons noter
parmi elles les phlegmasies pulmonaires de la rougeole,
de la coqueluche, de la grippe, de la fièvre typhoïde.

Toutes ces affections peuvent éveiller, en quelque sorte,
la scrofule jusque-là à peu près latente, et c'est ainsi que
de la tuméfaction simple, les ganglions trachéo-bronchiques passent à la dégénérescence dite strumeuse.

A ce propos nous ne pouvons nous empêcher de rappeler la fréquence relative de la tuberculisation pulmonaire après les affections énumérées ci-dessus : rougeole, coqueluche, grippe, fièvre typhoïde.

Enfin une cause puissante, et de toutes la plus fréquente, est la phthisie pulmonaire que nous avons déjà vue figurer dans l'étiologie de l'engorgement ganglionnaire simple.

D. Dégénérescence cancéreuse.

Dans les six cas de *dégénérescence cancéreuse* (1) que nous indiquons dans la troisième section de notre *Résumé*, deux fois les poumons étaient sains, indemnes de l'altération qui avait frappé les ganglions (2) ; mais dans tous les cas, excepté dans le cas de M. Pasturaud (lymphadénôme), il y avait un cancer primitif dans un autre point du corps. (3).

E. Anthracosis.

L'anthracosis des ganglions trachéo-bronchiques a certainement pour point de départ une altération analogue des poumons. Nous nous sommes déjà expliqué à ce sujet, pp. 57, 76.

F. Adénie.

Dans l'*adénie*, l'hyperthrophie des ganglions *trachéobronchiques* se rapporte à la même étiologie obscure que l'hypertrophie concomitante des ganglions des autres régions, car on ne trouve rien dans le parenchyme pul-

(1) Le mot cancer est pris dans son sens le plus général.

(2) Observations 1 et 5 de la 3e section.

(3) Consulter en outre l'obs. du Dr Hayem (voy. p. 15, à la bibliographie).

monaire qui puisse en être considéré comme le point de départ.

G. GANGRÈNE.

Dans les quatre cas de *gangrène* des ganglions trachéo-bronchiques, consignés dans la cinquième section du tableau, on note les particularités suivantes au point de vue de l'étiologie.

Dans l'obs. 1, il y avait gangrène de la muqueuse du larynx ;

Dans l'obs. 4, gangrène des poumons ;

Dans l'obs. 3, endocardite ulcéreuse septique ;

Enfin dans l'obs. 2, le sphacèle a paru s'être développé sur place.

5° *Hérédité.* — D'une façon générale l'hérédité ne paraît jouer aucun rôle spécial sur l'adénopathie trachéo-bronchique qu'elle qu'en soit la nature.

Nous devons pourtant signaler ici un travail du docteur Ch. Lerey (de Francfort), intitulé : *De la dégénérescence caséeuse des ganglions bronchiques et mésentériques chez les jeunes enfants, dans ses rapports avec la tuberculose héréditaire* (1).

En voici l'analyse d'après la *Tribune médicale :*

« L'auteur a autopsié un nombre considérable de
« nourrissons provenant de source tuberculeuse : le plus
« souvent il a trouvé leurs ganglions bronchiques tout à
« fait sains, lorsque la tuberculose venait du père, mais
« il n'a vu que deux fois des ganglions être sains quand
« c'était la mère qui était tuberculeuse.

(1) *Tribune méd.* du 8 mars 1874, emprunté à la Rivista clinica, de Bologne.

« Ainsi c'est plus qu'une prédisposition, c'est une
« transmission directe de la maladie qui se produit des
« parents à l'enfant pendant la vie fœtale, et souvent
« celui-ci peut être infecté par sa mère avant même que
« la maladie se soit développée chez cette dernière ;
« l'auteur cite des faits de ce genre.

« Importance pratique : si l'on voit un enfant dépérir
« lentement et sans interruption, malgré les bonnes
« conditions hygiéniques au milieu desquelles il est
« placé, il faut soupçonner quelque dégénérescence
« caséeuse ganglionnaire, et si l'événement vous donne
« raison, il est impérieusement indiqué de surveiller la
« santé de la mère chez laquelle la tuberculose som-
« meille, et qu'il faut préserver de l'explosion de la ma-
« ladie. »

TROISIÈME PARTIE

Symptomatologie.

Notions préliminaires.

1° Existe-t-il des symptômes capables de révéler la présence des ganglions trachéo-bronchiques hypertrophiés avec ou sans dégénérescence proprement dite ?

2° Y a-t-il des symptômes que l'on puisse rapporter aux complications diverses auxquelles cet état des ganglions donne lieu ?

3° Peut-on enfin établir une symptomatologie qui convienne à toutes les variétés de cet état pathologique ?

A ces trois questions, nous répondrons par l'affirmative.

Nous reconnaissons en même temps que, dans les cas légers ou masqués par d'autres affections voisines, la symptomatologie propre peut faire défaut ; lorsqu'elle existe, nous admettons que la *physionomie* de l'affection peut varier suivant le genre d'altération ganglionnaire dont il s'agit, et suivant les variétés possibles de chaque genre.

Mais avant de nous occuper de ces formes cliniques diverses, il importe d'être bien fixé sur la valeur de cha-

cun des symptômes qui ont été considérés comme propres à l'affection prise dans son sens le plus général, ou
mieux encore étudiée le plus souvent chez les scrofuleux
et les tuberculeux.

Ayant eu pour but principal de présenter un tableau
général de l'*affection*, nous avons dû tenir compte des
altérations ganglionnaires autres que celles qui appartiennent à la scrofule et à la tuberculose, tout en reconnaissant la très-grande fréquence de celles ci.

Du reste, au seul point de vue anatomo-pathologique,
il est des modifications matérielles qui rapprochent les
diverses dégénérescences ganglionnaires, ce sont :
1° l'hypertrophie même des ganglions; 2° les complications directes ou indirectes auxquelles la présence de ces
ganglions, dans le thorax, donne lieu, soit par le fait de
leur hypertrophie, soit par suite de leur dégénérescence
proprement dite.

Nous avons vu que l'hypertrophie, la dégénérescence
et les lésions de voisinage sont le plus souvent insépa-
rables. Dans l'étude séméiologique générale que nous
allons en faire, nous aurons particulièrement en vue de
pareils faits ; et nous ne saurions du reste oublier que
ce sont eux surtout qui ont constitué la base des travaux
des auteurs.

Nous diviserons les symptômes en symptômes locaux
et en symptômes généraux :

1° Les *symptômes locaux* sont les plus importants et
les plus caractéristiques. Ces symptômes n'auront pas
toujours pour siége exclusif la région thoracique, mais
leur point de départ n'en résidera pas moins dans le
thorax.

2° Les symptômes généraux ne sont pas toujours

caractéristiques, mais leur rapprochement avec les symptômes locaux en établit mieux encore la valeur, et complète la physionomie que l'affection revêt dans ses principales formes.

SYMPTOMES LOCAUX.

A. *Symptômes qui dépendent de la seule présence de ganglions hypertrophiés dans le médiastin.*

Ces symptômes sont les uns perçus par la *percussion*, la *palpation* et l'*auscultation*; d'autres sont le résultat de *troubles fonctionnels*, c'est-à-dire une sensation douloureuse, rapportée ordinairement au siége des ganglions malades.

1° *Sensations douloureuses, douleur sternale.* C'est une sensation douloureuse d'intensité variable, rapportée derrière le sternum, le plus souvent à sa partie supérieure. C'est le sentiment d'un corps dur placé derrière le sternum (Cayol); une titillation que les enfants rapportent vers le siége des ganglions malades (Leblond); un sentiment de chaleur le long du larynx et de la trachée (Sotinel); un sentiment de douleur sourde occupant le sternum et que les parents ou les enfants qualifient de *mal à l'estomac* (Becquerel); une douleur sourde au niveau du sternum (Bernier); une douleur présternale (Berton); une douleur à la partie moyenne du sternum, après la déglutition (Le Roy de Méricourt) ; une douleur localisée à la partie antérieure et moyenne du sternum (Lereboullet), etc., etc.

De notre côté, nous avons constaté quelquefois une sensation de poids au niveau du sternum, ou une sensation d'oppression sur toute l'étendue du thorax.

Bien que cette sensation douloureuse ou de simple gêne soit assez fréquente dans l'adénopathie trachéo bronchique, elle ne saurait être rapportée constamment à la présence de ganglions engorgés et douloureux. Une trachéite ou une trachéo-bronchite, etc., peuvent en être la cause unique.

2° *Exploration de la poitrine*. Elle comprend la *palpation*, la *percussion* et l'*auscultation* (1).

(1) Nous devons rappeler ici quelques notions élémentaires indispensables.

Et tout d'abord nous devons nous demander s'il existe quelques régions du thorax qui doivent plus particulièrement fixer notre attention.

Nous avons dit dans la partie anatomique de ce travail quels étaient les principaux rapports de la trachée, des bronches et des ganglions, qui les accompagnent avec les parois thoraciques en avant et en arrière; nous n'avons pas à les rappeler ici.

L'exploration doit porter en arrière, sur un espace restreint, dit espace interscapulaire. Cet espace, qui correspond aux lames des trois ou quatre premières vertèbres dorsales de chaque côté, correspond aussi à l'angle de bifurcation de la trachée, aux bronches principales et aux ganglions intertrachéo-bronchiques et sus-bronchiques. Les limites externes de cet espace sont constituées par le bord interne ou spina correspondant de l'omoplate.

En avant, l'exploration doit porter sur une région bien limitée. Cette région correspond à toute l'étendue du manubrium sternal y compris les articulations sterno-claviculaires et l'extrémité correspondante des cartilages et des espaces intercartilagineux. Nous l'appellerons région sternale supérieure.

Les ganglions trachéo-bronchiques ne sont accessibles à nos moyens d'investigation que par ces deux régions : région interscapulaire et région sternale supérieure.

Il importait donc d'être bien fixé sur la place et les limites exactes qu'elles occupent. Ces détails anatomiques étaient d'autant plus utiles à rappeler ici qu'aucun auteur avant M. le Dr N. Guéneau de Mussy, ne l'avait encore fait. La plupart de ceux qui ont tenu compte des résultats de la palpation de la percussion et de l'auscultation manquent généralement de précision dans l'indication des points qu'ils ont exploré.

Quant à nous, depuis l'année 1869, époque à laquelle nous observions pour la première fois un cas d'adénopathie bronchique, nous n'avcns

Palpation. — Par la palpation, on peut dans certains cas atteindre quelques-uns des ganglions rétro-sternaux et trachéaux latéraux inférieurs. Pour cela faire, il faut porter son doigt dans le creux sus-sternal en pressant de dedans en dehors.

La palpation des régions sternale supérieure et inter-scapulaire fournira des renseignements utiles sur l'état

cessé, et par l'exploration physique de la poitrine, et par des recherches d'anatomie normale et pathologique, de bièn établir que non-seulement les ganglions trachéo-bronchiques et médiastinaux antérieurs propre-ment dits étaient en rapport avec tout le manubrium sternal, mais en-core que certains de ces groupes ganglionnaires affectaient des rapports avec des points distincts de cette même région. ·

C'est ainsi que nous avons trouvé en rapport avec l'articulation sterno-claviculaire droite le groupe ganglionnaire prétrachéo-bronchi-que droit et cette agglomération de ganglions qui le surmonte et se place au-devant de lui, entre le sternum et la veine cavé supérieure.

Le point qui correspond à l'articulation sterno-claviculaire droite est pour nous un point de la région sternale supérieure qu'il est d'autant plus utile de signaler, que rarement on songe à y porter son attention.

Le point qui correspond à l'articulation sterno-claviculaire gauche a moins de valeur, parce que, outre que le groupe ganglionnaire pré-trachéo-bronchique gauche est moins souvent hypertrophié que le droit, les ganglions qui sont situés de ce côté, derrière le sternum, ne lui cor-respondent pas exactement. Ces ganglions sont ici placés un peu plus profondément et un peu plus bas et à gauche.

Lorsque les ganglions rétro-sternaux sont très-hypertrophiés, ils se rangent en quelque sorte le long des bords latéraux ou de chaque côté de l'axe du manubrium sternal, mais le foyer de leur développement se trouve aux points que nous venons d'indiquer.

Nous ajouterons que ces deux points (région sterno-claviculaire, avec les restrictions faites pour le côté gauche) sont d'autant plus impor-tants à considérer, que les ganglions *rétro-sternaux* proprement dits ne sont pas forcément hypertrophiés concurremment avec les ganglions bronchiques. Ce serait donc, croyons-nous, se priver d'un moyen pré-cieux de diagnostic que d'en négliger la recherche.

Les ganglions qui correspondent aux régions sterno-claviculaires, et un peu au-dessous d'elles, sont quelquefois accessibles par l'ouvertnre supérieure du thorax, ainsi qu'il résulte de la lecture de l'obs. 7 de la thèse de Leblond (obs. 10 de notre *Résumé*) et des remarques dont l'auteur la fait suivre.

des vibrations thoraciques à ce niveau. Si les ganglions sont développés, la main appliquée sur ces régions pendant que la malade parle pourra percevoir une exagération des vibrations thoraciques.

M. Fonssagrives est le premier, croyons-nous, qui ait constaté l'augmentation des vibrations thoraciques au niveau des ganglions et en ait établi la valeur. De notre côté nous avons eu l'occasion fréquente de constater ce symptôme.

Percussion (1). — La percussion doit être pratiquée à la *région sternale* et à la *région interscapulaire*.

(1) Il ne suffit pas de savoir quels sont les points qu'il faut percuter, il importe encore d'être bien fixé sur le degré de résonnance normale de ces parties.

Les auteurs qui ont fait une étude spéciale de la percussion s'accordent à dire que normalement les régions dont il est ici question résonnent bien; que la région sternale supérieure résonne mieux encore que la région interscapulaire supérieure; que dans cette dernière région le son est relativement obtus; enfin, que la partie interne des clavicules résonne très-bien.

Nous ne parlons pas des variétés individuelles; elles ne sont jamais capables de diminuer considérablement la sonorité parfaite de la région sternale supérieure et sterno-claviculaire.

A la région interscapulaire, la présence de muscles puissants et d'une certaine quantité de graisse peut être cause d'une diminution notable du son : mais il en restera toujours suffisamment pour pouvoir tirer parti des nuances diverses qui caractérisent les bruits de percussion.

Un autre point sur lequel nous devons nous arrêter un instant est celui qui est relatif aux différentes *qualités du son*.

Cela est d'autant plus nécessaire que, dans le diagnostic de l'adénopathie en elle-même, on a souvent besoin d'en tenir compte.

Parmi ces qualités du son obtenu par la percussion, il en est une trop généralement négligée, selon nous. Cette qualité est la *tonalité*. Elle est éminemment utile à connaitre, quoi que l'on en ait pu dire.

On distingue dans le son trois caractères qui sont : l'intensité, le timbre et la hauteur.

Journellement on tient compte, auprès du lit du malade, du timbre

La percussion de ces régions a été pratiquée par un grand nombre d'auteurs. Elle a fourni à plusieurs des

et surtout de l'intensité ; mais la notion de la hauteur ou élévation du ton est négligée, ou confondue avec la notion de l'intensité.

Les variations dans la tonalité des bruits portent le nom de variations diatoniques. Il importe de les rechercher, surtout dans les cas où la résonnance normale de la poitrine a subi une altération légère, mais utile cependant à connaître. Cette remarque est particulièrement appli cable à la recherche de l'adénopathie trachéo-bronchique par la percussion.

On apprend en physique que la hauteur du ton est caractérisée par le nombre de vibrations exécutées *dans l'unité de temps.*

Or, plus le nombre des vibrations est grand, plus il est *aigu*, et plus il est petit, plus il est *grave.*

Un son *aigu* est donc un son *élevé en ton*, et un son grave un son *bas de ton.*

On dit encore qu'un son est *élevé* ou *bas.*

Ces notions sur les sons sont parfaitement applicables aux *bruits* de percussion thoracique.

Elles sont même appliquées journellement par ceux-là même qui prétendent que cette notion de la tonalité est inutile ; qu'il n'est pas donné à tout le monde d'être musicien ; ou encore que le moment n'est pas venu d'appliquer les lois de l'acoustique à l'appréciation des bruits de percussion.

Quand on dit : tel son est *clair,* tel autre est *mat* ou *obscur,* on ne fait que traduire dans le langage de l'*optique* les mots *élevés* et *bas* employés dans l'*acoustique.* De telle sorte que l'on fait de la physique sans le savoir.

Mais si les termes sont équivalents, y a-t-il réellement utilité pratique à les distinguer ? Nous le croyons, parce qu'il nous a semblé qu'en faisant cette distinction on pouvait plus facilement apprécier certaines nuances qui échapperaient autrement. En ne tenant aucun compte, ou un compte médiocre, des variations dans la tonalité, on se trouve réduit à juger de ces nuances par la sensation du plus ou moins de résistance qu'éprouve le doigt à travers lequel on percute. On se borne souvent à dire qu'il y a *dureté sous le doigt, défaut d'élasticité,* toutes expressions parfaitement exactes, mais insuffisantes. Ou bien, si l'on fait intervenir les sensations perçues par l'oreille, on ne se préoccupe que des différences dans l'*intensité* des sons, et l'on confond celles-ci avec des différences dans la *tonalité.* C'est alors que l'on dit : telle partie est *plus sonore,* telle autre l'est *moins.*

La distinction entre la tonalité et l'intensité des sons serait d'une minime valeur, si les variations de l'une allaient de pair avec les va-

résultats importants. Sa valeur n'en a pas moins été niée
par quelques-uns (Berton, Fonssagrives, etc.).

riations de l'autre. Mais il n'en est rien, quoi qu'en aient pu dire certains auteurs.

Un son *élevé de ton* ne suppose pas forcément un son de *faible intensité*. Une pareille croyance exposerait à des erreurs, surtout dans les cas où les modifications du son sont peu accusées. Un son *élevé*, dit habituellement *mat* ou *submat*, peut offrir une *intensité* assez grande, intensité qui ressortira mieux de la comparaison des résultats de la percussion sur deux points homologues de la poitrine, dont l'un serait malade et l'autre sain ou moins malade. Ainsi, étant donnée une lésion tuberculeuse des lobes supérieurs des deux poumons, mais moins avancée à droite qu'à gauche, la percussion du côté droit pourra donner un son plus intense que celle du côté gauche, et pourtant c'est le côté le plus malade. Il y aura en même temps de ce côté de la dureté sous le doigt, et surtout dans les cas légers, une élévation dans la tonalité qui n'échappera pas à une oreille prévenue ou mieux encore exercée.

Si nous tenons tant à la distinction de la *tonalité*, de l'*intensité*, et aussi des sensations de plus ou moins de résistance perçues par le doigt, c'est que souvent les différences de tonalité peuvent être perçues avant les différences de l'intensité et des sensations tactiles. Elles peuvent enfin corriger les notions fausses qui peuvent donner les différences dans l'intensité.

Les auteurs qui ont tenu grand compte des différences dans la tonalité des bruits de percussion sont par ordre de date : Avenbrugger (1), Skoda (2), A. Flint (3), Walshe (4), M. le Dr Woillez (5), M. le Dr Guéneau de Mussy (6), etc.

Nous ne parlons que des principaux auteurs dont les écrits font foi

(1) *Avenbrugger*. Nouvelle méthode pour reconnaître les maladies internes de la poitrine par la percussion de cette cavité. — Ouvrage traduit du latin et commenté par F. N. Corvisart.

(2) *Skoda*. Traité de percussion et d'auscultation, traduit de l'allemand, sur la 4e édition, par Aran, 1854.

(3) *A. Flint.* Essai sur les variations du ton dans les sons fournis par la percussion et l'auscultation et sur leur application au diagnostic physique, 1854 (et *Physical exploration of the Chest*, 1856).

(4) *Walshe*. Traité des maladies de poitrine, trad. de Fonssagrives, 1870).

(5) *Woillez*. Etudes sur les bruits de percussion (*Arc. gén. de méd.*, 1855 et 1856).

(6) *N. Guéneau de Mussy* (1868, 1869, 1874). Dans ses publications sur l'adénopathie bronchique, et sa Clinique médicale, t. Ier).

Les auteurs qui ont plus particulièrement exploré ces régions par la percussion et obtenu des résultats favorables à l'idée de la présence dans le médiastin de ganglions tuméfiés sont : M. le prof. Richet (1853) pour le sternum; Goupil (1854) pour le sternum ; Le Roy de Méricourt (1860) pour le rachis ; Fonssagrives lui-même (observation VII, 1861) pour le sternum ; Rilliet et Barthez (1661) pour le sternum et le rachis ; Verliac (1865) pour le sternum et le rachis ; Daga (1866) pour le sternum et le rachis ; Piorry (1867, cité par Tauchon) pour le sternum; M. Béhier (1870) pour le sternum ; enfin M. le D\[r\] Guéneau de Mussy (1868, 1869 et 1874) pour le sternum et le rachis ; Lereboullet (1874) pour le rachis, etc.

Les auteurs qui ont le mieux étudié les résultats fournis par la percussion sont : M. Piorry, MM. Rilliet et Barthez, M. le D\[r\] Daga, et enfin, et surtout, M. le D\[r\] Guéneau de Mussy. Grâce aux recherches de ce dernier auteur, la percussion a pris dans la recherche de l'adénopathie une importance considérable et très-justifiée selon nous.

Percussion de la région sternale supérieure. — Nous avons dit, dans la note ci-jointe, que nous comprenions dans cette région les points qui correspondent aux articulat'ons sterno-claviculaires.

La percussion de la région sternale supérieure donne,

de leur manière de voir sur cette question. Je n'ignore pas qu'un grand nombre de médecins ont adopté ces idées, qui ont cependant peut-être besoin d'être vulgarisées.

Le travail de A. Flint est surtout remarquable en ce que, le premier, il a bien établi la valeur de la *tonalité* du son dans la percussion, et en a appliqué les notions à la pratique de l'*auscultation*, dans l'état normal et pathologique des poumons.

selon nous, des résultats plus sûrs et plus fréquents que la percussion de la région interscapulaire. Cela tient, pensons nous, à deux conditions : 1° à ce que normalement la région sternale est beaucoup plus sonore que l'autre et qu'il suffit d'une légère altération de sa résonnance pour que l'oreille et le doigt la perçoivent ; 2° à ce que les ganglions trachéo-bronchiques et médiastinaux en général sont plus rapprochés du doigt qui percute le sternum que de celui qui percute les gouttières verté-brales au niveau des premières vertèbres dorsales. Nous n'en admettons pas moins comme utiles à connaître et exactes les variations dans la tonalité des sons perçus dans la région interscapulaire, pourvu toutefois que la percussion soit énergique et profonde. En avant, le plus souvent il suffit de percuter légèrement, surtout à droite où les ganglions sont plus voisins du sternum qu'à gauche.

Nous croyons que la percussion en avant ne peut guère révéler la présence de ganglions tuméfiés dans le hile et au niveau de la bifurcation de la trachée, à moins peut-être qu'ils n'aient pris un développement considé-rable.

En arrière, la percussion semblerait donner des ré-sultats plus positifs pour ces mêmes ganglions, mais encore faut-il que leur tuméfaction ait atteint un grand développement. Les ganglions qui me paraissent le mieux accessibles par la percussion des gouttières vertébrales sont d'abord les ganglions trachéaux latéraux, et spécia-cialement les ganglions prétrachéo-bronchiques droits, les sus-bronchiques, et les sous-bronchiques droits.

En avant, nous avons affaire à deux ordres de gan-glions le plus facilement accessibles. Ce sont les gan-glions prétrachéo-bronchiques droits, et généralement les trachéaux latéraux, puis ceux qui portent le nom de rétro-sternaux et dont l'hypertrophie et la dégénérescence sont généralement tardives et postérieures à celles des autres ganglions, à moins que l'altération n'ait primitivement porté sur eux.

Telles sont les raisons qui nous font tout d'abord rechercher l'état de la sonorité à la région sterno-claviculaire, puis sur toute l'étendue du manubrium sternal et à droite et à gauche de cet os.

Dans les cas extrêmes toute la région sternale supérieure est *mate*, le son qu'elle rend à la percussion est très-élevé, et le doigt éprouve une sensation de résistance considérable. Cette *matité* dépasse alors les limites du manubrium à droite et à gauche. Même dans ces cas, il nous a paru que la *matité* était surtout prononcée au niveau et un peu au-dessous de l'articulation sterno-claviculaire droite.

D'autres fois la *matité* ou *submatité* est localisée dans cette dernière partie de la région ou bien soit à droite, soit à gauche de l'axe du sternum.

Dans les cas légers, dans les cas où le développement des ganglions n'est pas considérable, soit au début, soit dans le cours de l'affection, au lieu d'une *élévation* extrême de la *tonalité* qui porte ordinairement le nom de *matité*, dénomination que nous conserverons pour ces cas, on ne perçoit qu'une élévation légère.

Dans ces cas il est toujours indispensable de percuter les points homologues. On saisira mieux alors les différences. Si l'on ne tenait pas compte de l'élévation de la tonalité, dans certains points, on pourrait être trompé par la persistance d'une certaine intensité du son; alors encore le défaut d'élasticité, la sensation de dureté ou de résistance au doigt manquent ou se trouvent très-amoindris (1).

La percussion de la région sternale au niveau des ganglions tuméfiés est quelquefois douloureuse pour le patient. Lorsque ces ganglions ont repoussé le paroi thoracique antérieure et font saillie, la palpation, la pression seule du doigt peut développer de la douleur (observation personnelle, VI, p. 284). En 1869 (voy. obs. I, p. 257) nous avons remarqué, pour la première fois, que la percussion était douloureuse du côté où les ganglions étaient pris. Nous avons toujours tenu compte de ce phénomène, mais nous avons dû quelquefois le rapporter à un endolorissement superficiel, à une névralgie, etc. M. le Dr Guéneau de Mussy a de son côté noté que la percussion provoquait dans certains cas de la douleur du côté où les ganglions étaient reconnus engorgés. Nous croyons comme notre maître, que c'est un excellent signe qu'il ne faut pas négliger, mais nous croyons aussi qu'il faut se méfier de l'existence de douleurs névralgiques provoquées ou augmentées par le traumatisme de la percussion. La percussion peut être douloureuse aussi bien en arrière qu'en avant.

Percussion de la région interscapulaire supérieure. — Nous n'avons ici d'autres remarques à faire sinon que la matité ou la submatité, c'est-à-dire, une élévation *notable* dans la tonalité existe assez rarement dans cette région, et que le plus souvent on ne constate que des différences légères mais réelles.

(1) Il est curieux de voir Fonssagrives, qui avance que la percussion ne fournit que des signes négatifs, noter dans l'observ. 7 de son mémoire, 1862, une submatité peu étendue au niveau de l'extrémité sternale de la clavicule droite repoussée en avant.

Tantôt ces changements du son sont perçus à droite, tantôt à gauche; le plus souvent du même côté qu'en avant, mais quelquefois cependant du côté opposé.

Auscultation (1). — Soit que les ganglions trachéo-bronchiques tuméfiés se comportent à l'égard de la trachée et des bronches, comme des corps bons conducteurs du son (2), soit que conjointement ou séparément ils agissent sur les canaux aériens ou les dépriment, ils produisent des modifications souvent considérables dans les bruits respiratoires.

L'auscultation doit être pratiquée en avant et en arrière, à droite et à gauche sur les régions *sternale et interscapulaire supérieures.*

Dans les cas légers la voix ne retentit pas et ne donne lieu qu'à une *expiration prolongée* ou très-légèrement *soufflante.*

Lorsque les ganglions offrent un développement assez notable, ils paraissent transmettre avec beaucoup plus de facilité les bruits respiratoires trachéo-bronchiques. Aussi la *voix* devient plus ou moins *retentissante*, ou bien chaque mot prononcé est accompagné d'une sorte d'écho dit *voix soufflée* par M. le D\u02b3 Wuillez. La *toux* retentit plus ou moins, au point quelquefois de blesser l'ouïe; et l'on

(1) L'examen des résultats fournis par l'auscultation trouverait peut-être mieux sa place dans le paragraphe B, p. 175, dans lequel nous étudions les symptômes qui dépendent de l'action que les ganglions trachéo-bronchiques exercent sur les organes voisins. Nous exposons ces résultats ici parce qu'ils semblent liés souvent à la seule présence dans le thorax de ganglions tuméfiés.

(2) « Le ganglion dur et tuberculeux n'exagère pas les bruits stéthoscopiques, il est seulement conducteur de sons normaux mais non habituellement perçus par l'oreille. » (Barthez et Rilliet.)

percevrait même après chaque effort de toux, un autre bruit auquel M. le Dr Guéneau de Mussy donne le nom d'*écho de la toux*. Enfin des râles humides peuvent être aussi renforcés et simuler des râles caverneux, analogues pour le mécanisme au râle caverneux à distance dans la pneumonie du sommet étudiée par Le Roy de Méricourt (*Union méd.* 1861).

Le phénomène le plus constant et le plus important est la transmission renforcée du bruit expiratoire, qui parcourt les grosses bronches et la trachée. On peut percevoir nettement, soit à droite, soit à gauche, un souffle expiratoire souvent intense et prolongé ; lorsqu'il existe des deux côtés il est ordinairement plus prononcé d'un seul côté. Ce souffle expiratoire, qui porte quelquefois le nom d'expiration bronchique, peut varier non-seulement dans son intensité mais encore dans sa tonalité, et surtout dans son timbre. Ces différences se remarquent le plus généralement en arrière. Il est tantôt franchement *tubaire* et d'une *acuité* un peu variable, tantôt *tubaire-caverneux*, tantôt franchement *caverneux,* ou bien *caverneux-amphorique*, ou même de timbre réellement *amphorique*.

Le plus habituellement on entend un *bruit de souffle expiratoire dit bronchique*. Ce souffle est le plus souvent remarquable par sa persistance, et, bien qu'il ait été indiqué par plusieurs auteurs, aucun d'eux, croyons-nous, n'a suffisamment insisté sur ses caractères propres. Un grand nombre d'entre eux se sont bornés à signaler l'existence d'un souffle perçu à l'auscultation en arrière, sans indiquer ni le point précis au niveau duquel il était surtout perçu, ni à quel temps de la respiration on l'entendait de préférence. Le plus souvent, ils ne font qu'indiquer sans s'y arrêter : l'*expiration difficile ou prolongée*, ou bien une *respiration soufflante constatée au niveau de la bifurcation des bronches, ou encore au sommet du poumon*, etc.

D'autres fois le *souffle* est exactement localisé par les auteurs, à l'expiration, mais l'indication précise du siége fait défaut.

Dans d'autres cas, le souffle caractérisé de *souffle expiratoire bronchique* est indiqué comme se produisant en arrière dans l'espace interscapulaire ; mais il n'est fait nulle mention de ce que l'on perçoit dans la région sternale supérieure.

M. Piorry, dans les ouvrages duquel on checherait en vain des renseignements sur les signes de l'adénopathie bronchique, connaissait les principaux symptômes qui en font tout au moins soupçonner l'existence. Dans une observation prise en 1864 et consignée en 1867 dans la thèse du D\u1d63 Tauchon, il indique de la *matité* et *du souffle expiratoire* au niveau de la première pièce du sternum. Ce *souffle expiratoire* s'entendait aussi *entre les deux épaules* et au sommet des poumons.

Goupil (1854), Luton (1857), Trousseau (1868), ont bien indiqué le souffle expiratoire mais sans y insister. MM. Barthez et Rilliet en ont fait l'objet d'une étude spéciale, mais ils ne disent pas, croyons-nous, s'il peut être perçu au niveau de la première pièce du sternum. Cette région n'avait pas, il est vrai, attiré leur attention. « Nous avons observé, disent-ils, l'expiration prolongée jusqu'à la véritable respiration caverneuse, etc.»

M. le D\u1d63 N. Guéneau de Mussy a, l'un des premiers, bien indiqué l'existence de ce souffle expiratoire, soit en avant soit en arrière, dans les deux régions particulières dont nous avons marqué les limites.

MM. Barthez et Rilliet ont particulièrement fixé leur

attention sur le souffle caverneux considéré comme un symptôme d'adénopathie. Ce sont les premiers qui en aient bien marqué la valeur, en signalant les causes d'erreur auxquelles expose la perception de bruit, et la cause de sa production qui est la même, du reste, que pour l'expiration soufflante, tubaire, tubaire-caverneuse, etc., avec toutes ses nuances.

Quant à l'*expiration à timbre amphorique*, je ne l'ai vu signalée dans aucune observation, à moins d'oubli. Je l'ai très-nettement perçue un certain nombre de fois. Dans notre observation I, page 258, elle avait pu un moment faire croire soit à une grande caverne, soit à un pneumothorax. Mais l'erreur fut vite dissipée et l'autopsie démontra la fausseté de cette interprétation.

Ainsi : *augmentation des vibrations thoraciques ; matité ; retentissement de la voix et de la toux, expiration bronchique:* tels sont les symptômes propres à dévoiler la présence des ganglions altérés dans le thorax, autour de la trachée et des bronches, lorsqu'ils sont perçus dans les régions sternale et interscapulaire supérieures.

Le *souffle bronchique*, plus souvent perçu en arrière qu'en avant, est généralement remarquable par sa *sécheresse* quels que soient son timbre et son intensité.

B. *Symptômes qui dépendent de l'action que les ganglions trachéo-bronchiques exercent sur les organes voisins. (Complications.)* (1).

Nous avons fait une part au rôle que pouvait jouer la compression de la trachée et des bronches, dans la production du souffle expiratoire bronchique, à tous ses de-

(1) Il s'agira ici surtout des ganglions scrofuleux et tuberculeux.

grés d'intensité, et dans toutes ses variations de timbre et de tonalité. Nous avons dit, en même temps, que la plus grande part revenait à la seule présence de corps bons conducteurs du son, représentés par les ganglions tuméfiés et plus ou moins consistants, interposés entre les canaux aériens et l'oreille de l'observateur.

Il est très-possible que l'aplatissement ou la luxation d'anneaux cartilagineux, place les conduits dans les mêmes conditions que la diminution du calibre des vaisseaux sanguins en un point de leur parcours, et qu'il en résulte ainsi la production d'un souffle ou simplement le renforcement des bruits expiratoires normaux. Il serait difficile de nier une pareille influence dans la production de ce souffle, mais nous croyons toujours qu'il faut faire une plus large part à la conductibilité des ganglions malades.

ACTION SUR LES PAROIS THORACIQUES.

1° *Rétraction permanente de la paroi thoracique.* — Elle est due au défaut de fonctionnement du poumon correspondant, consécutivement à la compression des bronches. C'est une déformation indirecte de la paroi thoracique. Nous en avons indiqué plus haut déjà et la cause et la signification. On ne la confondra pas avec celle qui est due à une ancienne pleurésie, etc.

2° *Voussures. Saillies de la paroi thoracique.* — Cette déformation est le résultat d'une action directe des ganglions tuméfiés sur les parois thoraciques. Cette action s'exerce ordinairement en avant et en haut, ainsi que nous l'avons déjà dit dans le chapitre de l'anatomie pathologique. C'est ou un soulèvement égal de toute la première pièce du sternum, ou des saillies qui constituent une

voussure plate et inégale au niveau des cartilages costaux, ou enfin un soulèvement de l'une des articulations
sterno-claviculaires. Dans ces conditions les ganglions ont
en quelque sorte perdu droit de domicile dans le médiastin et tendent à se porter au dehors. — Cette déformation,
qu'il ne faut pas confondre avec celle de l'emphysème, a
été rarement observée. Elle a été remarquée par les
Drs Piorry, Daga, Tauchon. Nous l'avons notée deux ou
trois fois ; elle était très-manifeste chez le sujet de l'observation VI, p. 284.

ACTION SUR LES VOIES AÉRIENNES.

1° *Sensation de striction au cou ou au thorax*. — Quelques
malades se plaignent d'une sensation de striction à la
base du cou. D'autres accusent une sensation de poids
au devant de la poitrine ou bien une sensation de resserrement de tout le thorax.

Un malade de Trousseau, atteint d'adénie, « *ressentait
un resserrement dans les tuyaux respiratoires.* »

2° *Gêne de la respiration*. — La respiration peut être
difficile, mais au début cette difficulté ne s'accuse qu'a-
près des efforts quelconques, après une marche fatigante,
une conversation fatigante, la course, l'ascension d'un
escalier, etc. C'est souvent un symptôme précurseur.

Plus tard, cette gêne de la respiration, « *angor vel res-
piratio difficilis* » (comme dit Becker), peut se montrer au
moindre effort et devenir même à peu près continue avec
exacerbations. On a donné bien des explications de ces
exacerbations. On les a attribuées à des efforts, à de la
congestion passagère des ganglions, à la présence de

mucosités dans les bronches, etc. (Hourmann, Fonssagrives). On ne peut faire intervenir le système nerveux
que lorsque les intermittences sont franches, lorsqu'il y
a de vrais accès de dyspnée ou d'asthme. Ce qui prouve
l'action mécanique exercée par les ganglions sur les
voies aériennes, d'où la dyspnée, c'est l'histoire de ce
malade atteint d'adénie à qui Trousseau dut pratiquer la
trachéotomie. Le malade n'éprouva de soulagement et
ne respira mieux que lorsque la canule, de petite dimension d'ailleurs, eut franchi un obstacle. Cette action
compressive des ganglions sur les tuyaux aériens explique cette *anhélation avec bruit inspiratoire après le moindre
effort.*

L'ingestion des aliments peut augmenter la dyspnée
(Le Roy de Méricourt).

Quelquefois il y a de l'orthopnée, les malades ne peuvent respirer qu'étant assis le tronc penché en avant; dès
qu'ils se couchent ils sont pris de suffocation. On dirait
que dans le décubitus horizontal les ganglions pèsent sur
les voies aériennes.

Cayol, Andral, Trousseau, Pasturaud, Daga, Tauchon, Piorry, etc., ont noté ce détail. Il s'agissait alors
de cas d'adénopathie assez prononcés.

Le plus souvent on a affaire à une dyspnée habituelle
et facile à se reproduire en disproportion avec les lésions
constatées (Andral, Becquerel, Woillez, etc., etc.).

3° *Inspiration sifflante.* — Lorsque chez un sujet atteint
de goître, ou d'un anévrysme de la crosse de l'aorte, il
se produit du *sifflement inspiratoire* entendu à distance, on
n'hésite guère à l'attribuer à la compression subie par la
trachée, dans le cas, bien entendu, où il n'existe aucune

lésion du larynx ou toute altération des voies aériennes autre que celle d'une compression capable de produire ce bruit et d'induire ainsi en erreur.

Cette *inspiration sifflante* est désignée sous les noms suivants d'après ses variétés, son degré, ou d'après l'appréciation des auteurs : respiration sifflante ; inspiration sifflante ; respiration rauque (Ley); cornage broncho-trachéal (Empis); bruit de cornage ; râclement sec trachéal inspiratoire (Baréty).

On peut la retrouver avec tous ces caractères dans l'adénopathie trachéo-bronchique. Une condition de sa production paraît être la compression de la trachée ou des grosses bronches. Cette compression par les ganglions a lieu d'habitude à sa partie inférieure. Elle est plus ou moins accusée; aussi l'inspiration sifflante peut échapper à un premier examen. Le plus souvent, en effet, elle ne se manifeste que dans les grandes inspirations, soit que ces inspirations soient artificiellement produites, soit qu'elles aient lieu *après un effort quelconque* ou dans un accès de dyspnée.

Ce symptôme a été signalé successivement par Cayol (1810), Gleize et Duriau (1856), Fonssagrives (1861), Trousseau (1865), Daga (1866), M. N. Guéneau de Mussy (1870), et nous le trouvons clairement noté dans nos observations.

Ce *sifflement inspiratoire* ne doit pas être confondu avec celui qui a pour siége le larynx et qui peut se montrer dans le cours de l'adénopathie. Nous reviendrons sur ce point à propos du diagnostic.

On le perçoit ordinairement à distance, on le perçoit aussi à l'ausculation. Son intensité paraît être rarement considérable.

4° *Retrait inspiratoire des creux sus-sternal, sus-claviculaire, et épigastrique*, etc. — Lorsque la compression de la trachée et des bronches est assez prononcée peut gêner l'entrée de l'air, on peut observer, pendant les mouvements d'inspiration, cette modification dans certains points de la paroi thoracique, qui porte le nom de *tirage*. C'est un affaissement alternatif des parties molles qui entrent dans la composition des parois du thorax, depuis l'ouverture supérieure jusqu'à l'inférieure. Cet affaissement ou cette dépression siége donc au niveau des espaces intercartilagineux supérieurs, et des creux sus-sternal, sus-claviculaire et épigastrique.

Ce phénomène du *tirage* a été indiqué dans l'adénopathie pour la première fois par M. le Dr N. Guéneau de Mussy. Nous avons pu nous-même en vérifier l'exactitude et la signification.

5° *Râles.* — Certains râles paraissent être dus à la compression de la trachée et peut-être aussi des grosses bronches. Ce sont des râles secs, bruyants. MM. Barthez et Rilliet qui les premiers en ont donné la description et la signification, les décrivent ainsi :

« Lorsque les ganglions compriment la partie inférieure de la trachée, nous avons noté un symptôme qui nous paraît spécial à cette compression, bien qu'il n'existe pas dans tous les cas : nous voulons parler d'un *gros rhonchus bruyant, sonore*, masquant tout bruit respiratoire, s'entendant à distance, différant par son timbre et par son intensité des râles ronflants et sibilants, remarquable par sa persistance, tandis que le râle sibilant, résultat d'une simple bronchite, disparaît en général au bout de peu de jours et avec une grande facilité. »

Les *râles humides de la trachée* ne seraient pas, d'après ces auteurs, sous la dépendance de la compression de ce conduit, mais plutôt sous la dépendance de la compression du pneumogastrique ; et lorsqu'ils se produisent, leur intensité, ajoutent-ils, peut être accrue par l'existence des râles sonores et donner à l'oreille la sensation d'un véritable gargouillement.

Postérieurement à MM. Barthez et Rilliet, — Marchal (de Calvi), Fonssagrives, M. N. Guéneau de Mussy, etc., ont retrouvé les râles secs et pu vérifier ainsi l'exactitude de la description des deux auteurs. Nous les avons, de notre côté, nettement perçus un certain nombre de fois ; ils nous ont paru exister surtout et le plus souvent à l'expiration.

La respiration bruyante est quelquefois entendue à distance ou perçue par la palpation. La main appliquée sur la poitrine perçoit une sorte de vibration isochrone avec les mouvements respiratoires et produite par les râles.

Diminution du murmure respiratoire. — L'affaiblissement ou l'absence presque complète du bruit respiratoire dans un poumon ou une partie de poumon est un excellent signe de la diminution de calibre ou du rétrécissement des bronches, soit que ce rétrécissement siége en dehors des parois trachéo-bronchiques (ganglions, tumeurs diverses), soit qu'il siége dans la paroi ou en dedans d'elles.

C'est ce que prouvent les observations et les remarques d'Andral consignées dans les T. III et IV de sa Clinique.

Ce symptôme a été noté depuis et rapporté à sa véritable cause par Stokes (cité par Empis), Becquerel, Lebert Hérard, Daga, Barthez et Rilliet ; N. Guéneau de Mussy, Lereboullet, etc.

Fonssagrives seul pense qu'il est plutôt déduit théoriquement.

Il nous semble impossible d'accepter la réserve de Fonssagrives, quand on examine les observations dans lesquelles ce phénomène est noté.

Qu'il nous suffise de dire qu'il siége toujours du côté où a lieu la compression, et que son étendue est en rapport avec l'étendue de cette compression : c'est ce que démontrent l'observation clinique et l'anatomie pathologique ; qu'enfin il présente une certaine mobilité suivant les sujets.

Il semble dû tantôt au seul défaut de l'entrée de l'air dans les poumons, tantôt à l'existence d'un certain degré d'emphysème, ce que prouverait la lecture de l'observation de M. Hérard (Voy. obs. 35 du *Résumé.*).

Diminution de l'expansion du thorax. — C'est un phénomène qui a été signalé et étudié pour la première fois par M. le Dr N. Guéneau de Mussy.

« J'ai observé, dit notre Maître, chez un malade qui présentait les symptômes les moins équivoques de l'adénopathie, un phénomène qui, s'il se montrait habituellement, ajouterait un nouveau signe à ceux que j'ai déjà signalés ; la respiration était très-faible et très-aiguë dans tout le côté de la poitrine correspondant aux ganglions malades, sans aucun indice de pleurésie récente ou ancienne. La tonalité thoracique était un peu plus aiguë que de l'autre côté, circonstance qui m'a paru pouvoir se rattacher dans beaucoup de cas à la diminution de l'ampliation pulmonaire. En effet, cette ampliation était beaucoup moindre que celle du côté opposé.

« J'ai fait faire, pour mesurer cette ampliation, un instrument dont le mécanisme a été imaginé par M. Mathieu. C'est un ressort elliptique servant d'attache à deux bandes de cuir, qui portent sur une de leurs faces des divisions métriques. On fixe celles-ci pendant l'expiration avec le pouce de chaque main, au niveau du point choisi d'avance et marqué, à l'aide d'un crayon, sur la ligne médiane de sternum et sur la crête épineuse du rachis. Cela fait, on engage le malade à faire de grandes inspirations; la traction du ressort, proportionnelle à l'amplitude de l'expansion thoracique, fait mouvoir une aiguille qui suit les oscillations du ressort. Celle-ci chasse devant elle une autre aiguille indépendante, qui marque sur un cadran le maximun d'ampliation. Cet instrument peut mesurer à la fois les dimensions de la périphérie du thorax et l'étendue de ses mouvements.: je l'ai nommé *pnéomètre*; il ne donne pas, bien entendu, des mesures absolues, mais des relations qui me paraissent utiles à connaître. »

Nous avons eu l'occasion de nous servir de ce pnéomètre dans des cas analogues, et nous avons obtenu les mêmes résultats. Nous ne ferons qu'un reproche à cet instrument, il a un défaut de construction que M. Mathieu a promis de réparer : la tige de traction de l'aiguille mobile est trop faible; aussi l'instrument étant appliqué contre les parois thoraciques, elle se recourbe après deux ou trois séances au plus, au point qu'elle ne glisse plus ou glisse à frottements durs. De cette manière les résultats peuvent être faussés.

Il nous semble que l'on peut considérer ce défaut

d'ampliation thoracique comme le premier degré rarement dépassé, de la rétraction permanente du thorax.

3° *Emphysème pulmonaire.* — Tout ce que avons dit plus haut de cette complication et de sa pathogénie nous dispensera d'y insister ici longuement.

Cet emphysème pulmonaire, nous l'avons déjà dit, est tantôt général, tantôt partiel, suivant que la compression a lieu sur la trachée ou sur une ou plusieurs bronches ou divisions bronchiques.

C'est une complication tardive, et qui paraît ne devoir pas se montrer aussi facilement chez tous les sujets dont les voies aériennes sont comprimées pendant une période de temps assez longue.

Il nous a été donné d'assister deux fois au moins à l'apparition de cet emphysème chez des malades chez qui, selon les plus grandes probabilités, il existait une tuméfaction notable des ganglions trachéo-bronchiques.

Au début la respiration est comme gênée; l'expansion pulmonaire est en quelque sorte entravée, et le bruit normal de l'inspiration semble effilé, *aspiré* et rappelle le bruit de *succion* à vide. Cette sorte de bruit de *succion*, étudié pour la première fois, par M. le Dr N. Guéneau de Mussy, nous a semblé aussi en retard sur le commencement du mouvement inspiratoire, et l'on dirait alors que l'air aspiré a franchi un obstacle. Ce bruit inspiratoire correspondrait, à notre avis, au bruit que nous avons décrit plus haut, et siégeant dans la trachée et peut-être dans les bronches principales : le *sifflement inspiratoire*.

Quoi qu'il en soit, c'est l'indice d'un rétrécissement des bronches, s'il est permis d'être aussi affirmatif.

En même temps l'expiration est prolongée, souvent non mêlée de râles, ce qui est un signe, croyons-nous, d'un obstacle à la sortie de l'air. L'écoulement de l'air se ferait alors lentement.

Plus tard, quand probablement les vésicules pulmonaires ont été distendues et ont perdu de leur pouvoir retractile, l'air stagne en partie et son écoulement est lent, l'expiration est très-prolongée et mêlée de râles sibilants, ronflants, quelquefois muqueux en même temps. Ces phénomènes existent du côté de la compression ; aussi les signes d'emphysème peuvent-ils ne siéger que dans un seul poumon ou dans une portion de poumon. Cette localisation constitue pour cet emphysème un caractère particulier, précieux pour le diagnostic.

A cette période, si l'affection s'améliore, l'emphysème ou mieux les signes d'emphysème peuvent s'atténuer ou même disparaître pour se montrer de nouveau quelquefois plus tard.

D'autres fois ils persistent, et s'ils se généralisent et s'accompagnent de déformation du thorax avec exagération du son, etc., il est difficile de le différencier de l'emphysème ordinaire, de celui qui est consécutif, par exemple, à d'anciennes bronchites.

9° *Cavernes ganglionnaires. Perforations des voies aériennes.* — L'auscultation est impuissante à déceler l'existence d'une perforation de la trachée et des bronches Cette lésion n'a pas de symptôme qui lui soit propre, à moins de considérer comme tel le rejet par l'expectoration du contenu du ganglion altéré.

Lorsque le ganglion s'est ainsi vidé de son contenu

il constitue une caverne ou un kyste ouvert dans les voies aériennes.

Les cavernes ganglionnaires ont paru se révéler à quelques auteurs par des symptômes localisés et propres aux cavernes ou aux cavernules (Laënnec, Daga, Schœffel, etc.), mais MM. Barthez et Rilliet soutiennent que « les auteurs qui ont indiqué dans les cas de ce genre le gargouillement et la respiration caverneuse, ont eu le tort d'établir la possibilité du phénomène d'après une induction trompeuse. »

Nous comprenons qu'il soit facile d'être trompé par la similitude parfaite entre les signes physiques d'une vraie caverne, d'une caverne ganglionnaire, et des râles humides trachéo-bronchiques auxquels la présence de ganglions tuméfiés peut donner un retentissement considérable. Ces râles ainsi renforcés, joints à du retentissement de la voix produit par la présence de ces mêmes ganglions, peuvent donc induire en erreur. Aussi, en admettant que dans une caverne ganglionnaire il puisse se produire les mêmes phénomènes que dans une caverne vraie, ce qui est fort possible, ce que croient Daga et Schœffer, toute la question est de savoir si la différence de siége de ces cavernes constitue un caractère propre de quelque valeur.

Nous reviendrons sur ce point à propos du diagnostic. Qu'il nous suffise de dire pour le moment que les signes propres à une caverne ganglionnaire *paraissent* être : les lignes propres à toute caverne perçus au niveau de la racine des bronches, et coïncidant avec une expectoration de matière tuberculeuse ou ganglionnaire liquide, molle ou solide. Il est certain, toutefois, qu'il ne faut pas chercher cette expectoration chez les enfants en bas âge.

A ce propos nous devons rapporter ici les paroles de Becquerel (1841).

« M. Guersant m'a dit avoir vu plusieurs enfants qui, toussant depuis un certain temps et maigrissant, ont rendu, après une quinte de toux, un ou plusieurs tubercules bronchiques, de volume médiocre, et commençant à présenter un léger degré de ramollissement; l'aspect physique de la matière expectorée, dit-il, ne permet pas d'en tirer une autre conclusion. Ce praticien a vu plusieurs fois après une semblable expectoration, la santé se rétablir complètement pour toujours, ou bien, à une époque ultérieure, on observait d'autres symptômes indiquant le développement de nouveaux tubercules là ou autre part. »

ACTION SUR LA PLÈVRE.

Pleurésie. Pneumothorax. — La *perforation de la plèvre* donnera lieu à tous les signes d'une pleurésie, et si le ganglion communiquait préalablement avec les voies aériennes, il y aura hydropneumothorax.

ACTION SUR LE MÉDIASTIN.

Emphysème sous-cutané du thorax et du cou. — Nous avons vu, dans le chapitre de l'anatomie pathologique, que la rupture dans le tissu cellulaire du médiastin d'un ganglion altéré qui préalablement communiquait avec les voies aérienness pouvait donner lieu à un emphysème traumatique qui, du médiastin, se propageait au cou et au thorax du côté malade. Nous ne connaissons qu'un exemple de cette complication tardive du reste, c'est l'observation du Dᵣ De Beauvais (1856).Elle débuta par un accès violent de suffocation : le lendemain et les jours suivants on remarque un emphysème sous-cutané de tout le côté gauche du thorax. La mort eut lieu six jours après l'accès de suffocation.

Action sur les nerfs pneumogastriques, récurrents
et diaphragmatiques.

A. *Action sur les pneumogastriques et les récurrents.*

En général on fait dépendre de cette action les phénomènes suivants : la *toux* dite *coqueluchoïde* par M. le Dᵣ N. Guéneau de Mussy, la *raucité de la toux*, l'*expectoration abondante des râles muqueux trachéo-bronchiques;* des *vomissements*; de la *dyspnée* et des *accès d'asthme*, des *symptômes d'angine de poïtrine* (Baréty), enfin l'*altération de la voix (raucité ou aphonie)*, des *symptômes de paralysie des muscles de la glotte*, l'*inspiration rauque*, etc.

1° *Modifications de la toux.* — Dans le courant de l'affection la toux peut présenter des modifications dans son timbre et ses retours, elle peut être *rauque*, simplement *quinteuse, coqueluchoïde.*

Toux rauque. — La raucité de la toux a été notée par Rilliet et Barthez, Daga, etc.

Barthez et Rilliet s'expriment ainsi :

« D'abord fréquente, alternativement sèche ou humide, la toux devient ensuite *rauque* et s'accompagne d'un gros rhonchus entendu à distance. D'autres fois elle prend un timbre analogue à celui de la toux d'un vieillard atteint de catarrhe, elle est alors pénible, se répète fréquemment, et chacune de ses secousses, s'ajoutant à la suivante, donne naissance à une espèce de quinte. »

Daga en parle dans les termes suivants :

« Elle revient souvent par crises..... Dans un cas, la toux était spasmodique, et offrait un timbre particulier qui lui donnait quelque chose d'analogue avec l'aboiement d'un chien. »

On voit par ces citations que la *raucité* s'accompagne de *spasme*, que la toux rauque est en même temps spasmodique ou quinteuse.

Toux quinteuse. — La toux peut rester longtemps simplement quinteuse, ce caractère spasmodique se trouve noté dans un très-grand nombre d'observations.

Toux coqueluchoïde.— D'autres fois, soit d'emblée, soit après avoir été quinteuse pendant un temps plus ou moins long, la toux peut prendre tous les caractères de celle de la coqueluche, y compris les vomissements muqueux de la fin de l'accès. Cette similitude parfaite paraît être rare pourtant, les vomissements de la fin manquent souvent, et le sifflement de la reprise peut être d'une intensité faible ou manquer. Ce sont, dans ce dernier cas, des quintes violentes très-fatigantes, à caractère convulsif.

Cette toux spasmodique appelée *coqueluchoïde* par M. le D' Guéneau de Mussy, était parfaitement connue de Lalouette (1780) qui la désigne en ces termes : « la persévérance de la toux changée en ce qu'on l'appelle Coqueluche, etc. »

Leblond (1826) a connu les caractères de cette toux et les a rapportés quelquefois à la présence de ganglions bronchiques tuméfiés ou dégénérées dans le thorax.

(Voy. les obs. IV et V, et les remarques à propos de l'observation VII, de la Thèse de cet auteur.)

Ley (1834) a été fappé de son coté de l'existence chez deux enfants atteints d'adénopathie bronchique, d'accès de toux violent avec inspiration sonore et ressemblant à celle de la coqueluche.

Verliac (1865), dans un excellent travail intitulé : *Sur quelques cas de toux spasmodiques, observés dans la tuberculisation bronchique chez les enfants*, s'exprime ainsi : « Les enfants peuvent être affectés de quintes de toux spasmodiques qui, au premier abord, ressemblent à celles de la coqueluche. » Et il ajoute : « Chez les enfants spécialement, lorsque les phénomènes (toux spasmodique) se *montrent d'emblée* ou persistent longtemps après une coqueluche véritable, il y a lieu de soupçonner une compression de nerf par des ganglions bronchiques tuberculeux, et partant de fixer son attention sur ce point pour diriger, au besoin, la thérapeutique contre le diathèse strumeuse et guérir le symptôme en modifiant la constitution. »

Nous avons pu faire ces remarques chez des enfants et des adultes et nous ne doutons pas que les toux dites spasmodique et coqueluchoïde ne soient un excellent symptôme d'adénopathie trachéo-bronchique.

2° *Expectoration.* — Elle est nulle, légère ou *abondante*. Elle manque chez les enfants en bas âge.

Lorsqu'elle est abondante, elle est muqueuse ou mucoso-purulente et comparable à celle qui a lieu dans certains cas d'anévrysme thoracique.

Le plus souvent elle est nulle ou légère.

D'autres fois il n'y a d'autre expectoration que le rejet

de débris de ganglions ouverts dans les voies aériennes. Mais on voit tout de suite la différence très-grande qui sépare ces deux sortes d'expectorations.

Dans deux cas cités par Tauchon, il existait de la *salivation* abondante.

3° *Râles humides trachéo-bronchiques.* — Ils se montrent dans le cours de l'affection. Ils ont été signalés par Barthez et Rilliet qui les font dépendre de la compression du pneumogastrique. Lorsqu'ils se montrent vers la fin, ils peuvent être rapportés, dans certains cas, à l'asphyxie. Ces râles offrent une certaine mobilité. Ils paraissent e disparaissent et leur intensité varie d'un jour à l''autre. Cette mobilité est particulière d'ailleurs à d'autres phénomènes de la même affection.

4° *Vomissements.* — Les vomissements peuvent suivre les accès de toux spasmodique, comme cela se voit dans la coqueluche. Mais, dans d'autres cas, ils peuvent constituer le phénomène le plus saillant, le plus pénible, ainsi que M. le Dr Guéneau de Mussy l'a remarqué. Dans un fait qu'il cite, ils étaient tellement répétés qu'ils altéraient gravement la nutrition et semblaient menacer la vie du malade.

Je suis porté à croire qu'un certain nombre de phthisiques proprement dits doivent leurs vomissements à une irritation anomale du pneumogastrique, de même qu'ils lui doivent probablement, sinon certainement quelquefois, le caractère spasmodique de la toux, etc.

Nous pensons qu'avec cette notion de l'adénopathie trachéo-bronchique qui semble se vulgariser aujourd'hui, il y aurait une étude nouvelle à faire de bien des phénomènes morbides dans la phthisie.

Legroux, dans son mémoire (1849), dit que des vomissements paraissent avoir été observés dans les cas de lésions du pneumogastrique gauche.

M. Potain (1861) a noté la persistance de vomissements muqueux puis alimentaires chez une femme de 73 ans, dont le *pneumogastrique* droit était adhérent à un ganglion qui le comprimait.

Becker (1826), après avoir signalé le dégoût des aliments, des vomituritions, voulant en expliquer la cause, s'écrie : « Videbimurne nimis audacter progredi si a « nervorum vagorum compressione hæc symptomata « affecta dicamus? »

5° *Troubles de la respiration. — Dyspnée. — Accès d'asthme. — Accès de suffocation. — Angine de poitrine? —* La *dyspnée* est habituelle dans toute adénopathie trachéo-bronchique suffisamment accusée. *Au début*, les malades respirent facilement au repos ou pendant un exercice modéré, mais ils sont facilement essoufflés et oppressés dès qu'ils marchent un peu vite, montent un escalier, etc., sans qu'il y ait chez eux de lésion cardiaque ou autre capable d'expliquer ce trouble fonctionnel. La cause de la dyspnée semble siéger alors dans la compression des voies aériennes, ainsi que nous l'avons déjà dit.

Plus tard, la dyspnée est presque habituelle, mais avec des intermittences et des rémittences fréquentes qui paraissent tenir à la compression des pneumogastriques ou des récurrents.

Dans un cas, Daga a vu l'intermittence régulière des accès de suffocation au point qu'il a cru devoir donner du sulfate de quinine.

Ces accès de dyspnée peuvent prendre une intensité effrayante.

Souvent, par leur intensité et leur mode de retour, leur intermittence franche, ils peuvent simuler de véritables accès d'asthme.

Ces troubles de la respiration ont été vus chez l'adulte et chez l'enfant.

Lalouette, Pierre Frank, Ley, Legroux, Hourmann, Hérard, Rilliet et Barthez les ont signalés chez les enfants et ont fourni la démonstration anatomique de la cause.

L'observation de M. Hérard (1846) est particulièrement intéressante à lire à ce propos.

Ils ont été retrouvés chez l'adulte par Andral, Marchal (de Calvi), Fonssagrives, Daga, etc.

Dans un cas observé par nous, il nous a semblé que les *symptômes d'angine de poitrine*, offerts par une malade atteinte de phthisie pulmonaire, pouvaient être rapportés à l'irritation du pneumogastrique droit, congestionné et adhérent à des ganglions tuméfiés et dégénérés.

6° *Altération de la voix. — Raucité. — Aphonie.* — Dans le cours de l'affection, et généralement à une période avancée, la voix peut devenir rauque ou simplement voilée, d'autres fois c'est une aphonie complète. Ces altérations de la voix peuvent se montrer et disparaître de temps en temps; d'autres fois elles sont continues et durent pendant une longue période de temps; dans certains cas enfin elles persistent jusqu'à la mort, quelquefois avec de simples variations dans leur intensité. Elles ont été constatées chez les enfants et chez les adultes.

Dans beaucoup d'observations, elles sont notées sans que leurs auteurs aient pensé à en rechercher la véritable cause, mais dans quelques-unes elles ont été bien étudiées et rapportées à leur cause véritable grâce à l'examen laryngoscopique et l'examen attentif du larynx après la mort.

Déjà Lalouette avait rapporté l'aphonie à la présence de glandes engorgées dans le thorax. Il savait que le gonflement de ces glandes tiraille et irrite les nerfs qui s'y distribuent et les avoisinent.

Mais les premiers auteurs qui ont démontré que cette aphonie était bien sous la dépendance d'une lésion du récurrent paraissent être MM. Duriau et Gleize (1856. Voy. obs. 45 du *Résumé*, p. 86). Le malade était aphone et le récurrent gauche fut trouvé comprimé et le larynx sain.

En 1866, M. le Dr Hayem publiait une observation dans laquelle on note une *aphonie subite*, des accès de suffocation, etc. Le larynx fut trouvé sain et le nerf récurrent gauche comprimé par une tumeur cancéreuse très-probablement ganglionnaire.

Plus tard, chez deux malades qui avaient des signes manifestes d'aphonie trachéo-bronchique, M. le Dr Guéneau de Mussy a trouvé à l'examen laryngoscopique la paralysie d'une corde vocale. Chez un de ces malades, les signes d'aphonie et la paralysie d'une des cordes vocales existaient à gauche, chez l'autre c'était à droite ; notons que l'examen laryngoscopique, pratiqué tout d'abord dans un des cas par M. le Dr Krishaber, avait donné raison aux prévisions du Dr Guéneau de Mussy. Dans ces deux cas, il ne manquait évidemment que la démonstration anatomique de l'existence d'une adénopathie bronchique, mais avec les progrès que notre Maître a fait faire à la symptomatologie de cette altération ganglionnaire et de ses complications, il est permis de considérer ces deux exemples comme démonstratifs. (Voy. obs. 81 et 82 du *Résumé.*)

Dans nos autopsies, il nous a été donné de trouver des lésions plus ou moins avancées des récurrents ou du tronc des pneumogastriques, au-dessus de la naissance des récurrents, chez des sujets qui avaient été aphones durant leur vie; mais le larynx nous manquait ou présentait, lorsqu'on avait pu le retirer, de la congestion ou des ulcérations.

Dans ces derniers mois, nous avons été assez heureux pour nous convaincre nous-même de l'existence d'une aphonie en rapport avec une lésion des pneumogastriques et des récurrents avec intégrité parfaite du larynx. (Voy. obs. 98, p. 99, et obs. III, p. 272.)

7° *Symptômes de paralysie, de spasme ou encore d'œdème de la glotte. — Inspiration rauque.—* Nous avons déjà parlé de l'inspiration sifflante ou sibilante qui résulte de la compression de la trachée des bronches principales. Nous avons signalé ensuite l'inspiration sifflante qui fait partie des accès de toux coqueluchoïde.

Le Dr Ley (1834) a publié un travail intéressant sur l'inspiration rauque des enfants, et sur ses rapports avec un état morbide des ganglions thoraciques et cervicaux. Cette inspiration sonore, rauque, a surtout attiré son attention, et la lecture de son travail montre qu'elle a lieu à la fin d'accès de toux violents ou d'accès de dyspnée intense et ressemble à celle du croup et de la coqueluche.

Ainsi, cette inspiration bruyante est quelquefois le phénomène final d'accès de dyspnée intense.

L'auteur croit que c'est uniquement à la pression qu'exercent les ganglions bronchiques sur le trajet des nerfs pneumogastriques et récurrents, que l'on doit attribuer tous les phénomènes constatés chez ses deux malades (enfants).

Il donne de ces phenomènes l'explication suivante :

« Les branches des nerfs récurrents se rendent, comme
« on le sait, dit-il, à la bande fibreuse qui réunit les extré-
« mités des cartilages de la trachée à la muqueuse de ce
« conduit et enfin aux muscles de la glotte ; or, il est évi-
« dent que si les muscles qui doivent ouvrir la glotte ont
« cessé de recevoir l'influx nerveux, le passage de l'air
« sera très-gêné ; que si les bandes fibreuses destinées à
« rétrécir la trachée-artère afin d'élever les matières qui
« doivent être expectorées vers le larynx cessent de se
« contracter, les mucosités amassées dans l'intérieur de la
« trachée feront un nouvel obstacle au passage de l'air ;
« enfin que l'accumulation de ces mucosités pourra encore
« être augmentée par la diminution de la sensibilité de la
« muqueuse.

« Aussi nous remarquons que tant que la pression des
« glandes peut être supposée encore faible par leur peu
« de développement, les mucosités sont expulsées par un
« vomissement et plus fréquemment par une forte quinte
« de toux, semblable à celles de la coqueluche, tandis qu'à
« une époque plus avancée, lorsque les ganglions sont
« très-volumineux, *alors les muscles de la glotte sont comme
« paralysés*, les paroxysmes deviennent plus violents, et le
« malade semble menacé d'une asphyxie imminente, et
« offre pendant l'attaque des mouvements convulsifs ex-
« trêmement forts, semblables à ceux que détermine la
« strangulation. Cet état se termine ordinairement quand
« enfin l'occlusion de la glotte, cessant d'être complète,
» un étroit filet d'air peut pénétrer dans les poumons ; c'est

« alors que se fait entendre la respiration sonore qui in-
« dique que le malade est sauvé de cette attaque. »

D'après le Dr Hourmann (1852), certaines affections
que l'on qualifie de *laryngite striduleuse*, de *faux croup* ou
de *spasme de la glotte*, reconnaissent pour cause la paralysie des muscles de la glotte sous l'influence de la compression des nerfs récurrents par des ganglions bonchi-
ques engorgés.

Dans le courant de sa thèse, le Dr Hourmann rapporte
le fait curieux suivant : M. Bascle (interne des hôpitaux)
ayant assisté au cours du professeur Bérard traitant de
l'influence du pneumogastrique sur le larynx, lui envoya
une observation ainsi résumée :

« Il s'agit d'un homme de Bicêtre que l'on avait sur-
« nommée *le Râleur* à cause du bruit qu'il faisait entendre
« quand il aspirait l'air dans sa poitrine, action très-
« laborieuse chez lui, tandis que l'expiration était très-
« facile. A l'ouverture du cadavre, on constata que le
« nerf laryngé inférieur gauche disparaissait complète-
« ment dans une tumeur brune et dure avec laquelle il
« s'incorporait. Ainsi un seul nerf, ajoute Hourmann,
« avait suspendu son action et la respiration était râ-
« leuse. »

Undewood, cité par Hourmann (p. 14 et 15), rapporte
deux faits recueillis sans aucune idée théorique précon-
çue. Il s'agit de deux enfants qui avaient présenté l'*inspiration rauque* et chez lesquels les nerfs récurrents étaient
comprimés.

Legroux (1849), dans un mémoire déjà cité sur le diagnostic de la compression des nerfs laryngé récurrent et
pneumogastrique, cite parmi les tumeurs comprimantes
des paquets de ganglions tuberculeux et signale non-

seulement l'aphonie, l'enrouement de la voix, mais encore un *bruit de frôlement laryngé*.

8° *Lenteur du pouls.* — *Palpitations.* — Les pulsations
peuvent tomber à 28 et même 25 par minute, ainsi que
le Dʳ Breventani (1824) l'a observé chez une femme âgée
de 40 ans qui présentait en même temps quelques vomissements, et chez laquelle on trouva les ganglions bronchiques hypertrophiés et tuberculeux, et ayant tiraillé et
aplati le nerf vague droit spécialement. Nous avons pu,
de notre côté, constater cette lenteur du pouls chez une
malade atteinte d'adénopathie trachéo-bronchique. Cette
particularité a frappé de même M. le Dʳ Guéneau de Mussy.
On rapporte à la même cause certaines *palpitations*.
Cette double action de ralentissement et d'accélération
des battements cardiaques n'étonnera pas si on songe aux
contradictions qui règnent sur l'action des pneumogastriques sur le cœur, et que l'on explique par leur irritation
tantôt légère, tantôt plus accusée.

D. *Action sur les nerfs diaphragmatiques.*

Les nerfs phréniques sont quelquefois comprimés et
atrophiés par le voisinage de ganglions tuméfiés et dégénérés.

On peut leur rapporter certaines névralgies que l'on
peut appeler *névralgies diaphragmatiques.*

L'observation 21 (voy. obs. 26, p. 84) du t. III de la Clinique
d'Andral (1) semble prouver que la *dyspnée* peut être rap-

(1) Dans le chapitre où sont exposées les Recherches pour servir à
l'histoire du rétrécissement et de l'oblitération des bronches.

portée, en partie au moins, à l'altération grave des nerfs phréniques. Voici le titre de cette observation : « Ancienne dyspnée avec hydropisie. Absence de lésions qui puisse en rendre compte, soit dans le cœur, soit dans les poumons. Altération des nerfs diaphragmatique et pneumogastrique. » (Il s'agit d'un homme de 24 ans.)

M. le D' Bazin, dans ses leçons sur la scrofule (1861, p. 308), dit que l'on a cité des cas d'asphyxie produite par la paralysie du diaphragme à la suite d'une pression sur les nerfs phréniques occasionnée par l'engorgement des ganglions médiastinaux antérieurs.

Les complications par action sur les nerfs sont nombreuses et variées, ainsi que nous venons de le voir. Les symptômes qui s'y rapportent méritent une attention sérieuse et par leur gravité et par la similitude qu'ils offrent avec les symptômes que présentent d'autres états pathologiques. En les énumérant, nous n'avons fait allusion qu'à des cas nettement définis et ayant reçu le contrôle précieux de l'autopsie. Nous avons confondu dans un même paragraphe ceux qui dépendent d'une altération des nerfs pneumogastriques et récurrents. Les uns se rapportent plus spécialement à la lésion des récurrents, d'autres à celle du pneumogastrique. Mais on conviendra qu'il était difficile de séparer ces faits en deux groupes, la lésion des pneumogastriques pouvant avoir lieu à des hauteurs différentes, au-dessus, par exemple, de la naissance des récurrents, et agir au même titre qu'une lésion des récurrents eux-mêmes.

ACTION SUR LE SYMPATHIQUE.

Nous avons noté quelquefois de l'inégalité des pupilles. Ainsi, la pupille du côté où l'engorgement ganglionnaire

existait ou prédominait; la pupille était dilatée. M. le
Dr Guéneau de Mussy a fait la même remarque dans un
cas. Le premier auteur qui ait appelé l'attention sur ces
modifications des pupilles, dans les altérations des ganglions bronchiques, est notre ami le Dr Roque (1).

Action sur les vaisseaux. .

1° *Action sur la crosse de l'aorte et ses branches d'origine.*
— *Petitesse (et lenteur) du pouls.* — *Hypertrophie cardiaque. Souffles vasculaires, etc.* —La *compression* de l'artère
sous-clavière ou du tronc artériel brachio-céphalique ou
de la crosse de l'aorte et en général de ses branches
d'origine, peut être considérée, dans certains cas, comme
la cause de la petitesse du pouls. Lorsque la compression
porte sur un seul vaisseau, la sous-clavière d'un côté,
par exemple, le pouls sera normal d'un côté et petit de
l'autre côté.

Il est probable que la lenteur du pouls est due, dans
la plupart des cas, à l'altération des pneumogastriques.
Nous la rappelons ici parce qu'elle est jointe quelquefois
à la petitesse du pouls. Ce dernier caractère du pouls
nous paraît dû au contraire exclusivement à la compression des gros vaisseaux artériels.

C'est l'opinion de Becker, de Fonssagrives, de Daga, etc.

Becker a signalé, en plus de la petitesse du pouls, sa
variabilité qu'il attribue, soit à la compression de l'origine des artères par des ganglions, soit aux troubles du
cœur comprimé par ces mêmes ganglions.

(1) De l'inégalité des pupilles dans les affections unilatérales des diverses régions du corps, etc. Thèse de Paris, 1873, n° 231, p. 19.

Un autre résultat de la compression des gros vais-seaux de la base du cœur serait l'*hypertrophie de ce viscère*, tantôt unilatérale, tantôt bilatérale. (Becquerel,—Daga.)

Le Dr Johnson (1865, Medical Times and Gaz.) avait observé une perforation de l'aorte par un ganglion tuber-culeux, et l'on comprend qu'il peut en résulter une hémorrhagie mortelle si le ganglion communique en même temps avec les voies aériennes.

M. Martin, dans le t. XV, 215 du Bull. de la Soc. ana-tomique, a décrit un ganglion enkysté dans les parois de l'aorte dilatée.

Mon excellent ami, le Dr J. Renaut, a vu la compres-sion de l'aorte par un ganglion thoracique. Cette com-pression avait donné lieu pendant la vie à un souffle in-tense. (Voy. obs. V, p. 283.)

Il est probable que la compression des branches de la crosse de l'aorte a pu donner lieu à un souffle analogue. Cela expliquerait *en partie* cette erreur de diagnostic qui a fait croire à un anévrysme de l'aorte ou du tronc arté-riel brachio-céphalique, lorsqu'il s'agissait de l'hypertro-phie de ganglions thoraciques. L'obs. de M. Potain (1861) est particulièrement intéressante à ce point de vue.

2° *Action sur la veine cave supérieure.* — Œdème de la face, du cou, des membres thoraciques, de la poitrine. — Dilatation des veines du cou, du thorax, des membres thoraciques; état violacé de la face. — Epistaxis. — Sa-livation exagérée. — Hémorrhagie méningée arachnoï-dienne.

Les ganglions, en comprimant le tronc de la veine cave supérieure ou ses deux branches de division, peu-vent déterminer une stase veineuse dans tous les vaisseaux qui viennent s'y jeter. C'est une complication assez fréquente, mais elle est rarement assez prononcée pour déterminer l'état variqueux de ces vaisseaux ou une coagulation avec ou sans rupture des parois.

Bouffissure de la face, etc. Elle est signalée dans le plus grand nombre des observations. Elle occupe toute la face ou l'une de ses parties, et lorsqu'elle est généralisée à la face, elle prédomine le plus souvent du côté droit. Il est probable que, dans ces cas, la compression s'exerce plus spécialement sur le tronc veineux brachio-céphalique droit. Si la compression est plus prononcée, on pourra observer un véritable *œdème* de la face. Cette bouffissure ou cet œdème, accompagné ou non d'un *état violacé* des mêmes parties, peut se montrer en même temps au cou, aux bras, surtout à l'un des deux bras (le droit), au thorax et plus particulièrement au côté droit.

Cette bouffissure et cet *œdème* se montrent généralement d'une manière irrégulière. Ils paraissent et disparaissent, augmentent et diminuent d'un jour à l'autre ou plusieurs fois dans la même journée. Ils peuvent succéder à des accès de toux violents ou se montrer pendant des accès d'asthme.

Lalouette (1780) cite la bouffissure de la face. Elle a été signalée et rapportée à sa véritable cause depuis par Cayol, Becker, Piorry, Daga, Tauchon, Marchal (de Calvi), etc., etc.

Dilatations veineuses. A un degré plus avancé et peut-être suivant la disposition du sujet, les veines de ces mêmes parties peuvent se dilater et devenir variqueuses. C'est ce que nous avons bien vu dans un cas. (Voy. obs. VI, page 284.)

Ces dilatations veineuses s'exagèrent par la position déclive, à la suite d'efforts quelconques, parole, toux, marche, etc., en même temps les yeux paraissent plus saillants et plus brillants qu'à l'état normal.

Stase et coagulations sanguines dans les veines jugulaires et les sinus de la dure-mère. — Hémorrhagie sous-arachnoïdienne.

Tonnelé (1829) a publié une observation qui montre clairement la possibilité de cette complication. Nous ajouterons que dans le cas observé par M. Pasturaud il y avait eu d'abord coagulation dans les veines du bras gauche.

Epistaxis. — Dans quelques observations (Daga), on trouve signalées des épistaxis qui pourraient dépendre d'une gêne dans la circulation des veines nasales.

Salivation abondante. — On la trouve notée dans deux observations du Dr Tauchon; nous notons de nouveau ici cette complication sans qu'il nous soit possible de l'attribuer à une gêne dans la circulation des veines dans la région.

3° *Action sur les veines pulmonaires. — Œdème pulmonaire.* — Dans le chapitre de l'anatomie pathologique, nous avons dit quelle pouvait être la fréquence de cette complication. Il nous suffira de rappeler que son siége et son étendue sont en rapport avec le siége et l'étendue de la compression veineuse. On a attribué en partie à l'œdème pulmonaire (Rilliet et Barthez, etc.) la faiblesse du murmure respiratoire que l'on peut percevoir d'un côté ou de l'autre de la poitrine dans une étendue variable. — On a signalé aussi des *hémoptysies.*

4° *Action sur l'artère pulmonaire et ses branches. — Signes de rétrécissement pulmonaire. — Hémoptysies.*

La compression de l'artère pulmonaire ou de ses branches a été notée par plusieurs auteurs : par le Dr Constant (in Thèse de Schœffel, 1855); par Fonssagrives(1861) dans la Clinique d'Oppolzer (in Thèse du Dr Solmon, 1868), et par nous-même.

Dans l'observation que cite le D. Solmon, elle avait donné lieu aux *signes du rétrécissement pulmonaire* : La palpation révélait à la partie supérieure et gauche de la poitrine un frémissement intense depuis la deuxième jusqu'à la quatrième côte, surtout perceptible au niveau de la troisième côte et même dans le premier espace intercostal. — A l'auscultation : souffle systolique fort, étendu, rude entre le deuxième et le troisième espace intercostal, devenant plus faible au-dessous de ce point. — Il s'agissait d'une femme, âgée de 22 ans, morte de phthisie pulmonaire. A l'autopsie, on trouva une caverne aux deux sommets. L'artère pulmonaire était dilatée à son origine. La branche droite avant sa bifurcation était rétrécie et enveloppée dans une étendue de un demi-centimètre, par trois ganglions en partie caséeux, en partie indurés et pigmentés. Le canal artériel était oblitéré.

La *gangrène pulmonaire* a été notée deux fois (Machenaud, 1865 ; Bernier, 1856), mais il est difficile de savoir si elle était véritablement le résultat d'une compression vasculaire (vaisseaux artériels pulmonaires ou bronchiques.

Hémoptysie. — On ne connaît guère que sept cas dans la science, dans lesquels une hémoptysie foudroyante ou des hémoptysies aient été en rapport avec une *perforation d'une branche de l'artère pulmonaire* et d'une bronche par un ganglion dégénéré.

Les deux premières observations ont été données par Berton. Une troisième observation appartient à Rilliet et Barthez, les quatre autres, dont deux très-importantes, à Liouville.

Les observations de Berton, de Rilliet et Barthez se rapportent à des enfants ; celles de Liouville à de vieilles femmes.

Ordinairement l'hémoptysie est foudroyante dans ces cas. C'est donc une complication des plus sérieuses.

L'hémoptysie plus ou moins répétée, qui se montre dans le cours de l'affection, paraît due quelquefois à la compression des vaisseaux pulmonaires (Daga).

ACTION SUR L'ŒSOPHAGE.

La *dysphagie* a été notée par quelques auteurs qui l'ont attribuée à la compression exercée sur l'œsophage par les ganglions hypertrophiés (Cayol, Tulpius, van Geuns, Bleuland, cités par Becker ; Fonssagrives).

Nous avons remarqué cette dysphagie chez un enfant, mais c'était vers les deux derniers jours de sa vie, et bien qu'il eût des ganglions engorgés capables de comprimer l'œsophage, cette gêne de la déglutition pouvait dépendre de la sécheresse ou d'une paresse relative (parésie) de l'œsophage.

Nous observons actuellement une malade tuberculeuse atteinte d'adénopathie trachéo-bronchique, et chez laquelle il existe de la dysphagie. (Obs. IX, p. 302.)

Déjà, en 1872, nous notions sur une malade dont tous les ganglions étaient développés, que la déglutition était assez troublée pour que quelquefois la malade fût obligée de boire pour en faciliter la descente. (Voy. obs. VII, p. 291.)

ACTION SUR LE TISSU CELLULAIRE DU MÉDIASTIN.

Nous avons signalé plus haut l'*emphysème traumatique*, suite dela rupture d'un ganglion à la fois dans une bronche et dans le tissu cellulaire du médiastin, nous n'y reviendrons pas.

On remarque quelquefois divers symptômes d'hydropisies autres que l'œdème de la face et du thorax, c'est-à-dire de l'œdème des membres, de l'ascite, de l'hydrothorax et de l'hydro-péricarde. Ces symptômes isolés ou réunis en plus ou moins grand nombre peuvent être le résultat de compressions vasculaires. — L'ascite s'explique par la compression de la veine porte sur des ganglions abdominaux, ou par la compression de la veine cave inférieure à son passage à travers le diaphragme, par les trois principaux ganglions que nous avons signalés à ce niveau. Il y a en même temps, alors, de la congestion du foie et de l'œdème des membres inférieurs.

SYMPTÔMES GÉNÉRAUX.

Si la plupart des symptômes locaux peuvent être communs à toutes les variétés d'adénopathies trachéo-bronchiques, il n'en est pas de même des symptômes généraux, qui varieront suivant la nature, le degré et l'étendue des altérations ganglionnaires et aussi suivant la nature, le degré et l'étendue des complications auxquelles ces altérations peuvent donner lieu.

Nous ne pouvons donc que renvoyer aux faits particuliers, dans lesquels l'étude des symptômes généraux trouve naturellement sa place.

Il est bien certain que si nous avions eu à traiter, par exemple, de la phthisie bronchique, comme cette étude repose sur la comparaison de faits similaires, il eût été naturel et profitable pour le diagnostic d'en rapprocher les symptômes ou les troubles généraux observés dans chaque cas. Mais notre étude, plus vaste, embrasse des cas trop différents entre eux, et nous dispense d'un travail qui serait peut-être fastidieux.

Nous renverrons donc aux principaux travaux écrits sur la matière et aux observations que nous rapportons à la fin de ce travail.

MARCHE. — DURÉE.

Nous en dirons presque autant de la *marche* et de la *durée* en général.

Il est bon pourtant de reconnaître qu'un grand nombre des symptômes observés ont une *marche* irrégulière, qu'ils s'atténuent ou disparaissent d'un jour ou d'un moment à l'autre (1), sauf à reparaître tôt ou tard.

La *durée* est naturellement subordonnée à la nature, au degré de la maladie et à son traitement. Nous devons dire que certains signes stéthoscopiques peuvent persister en s'atténuant longtemps après la guérison ou l'amélioration notable de l'affection dont l'adénopathie dépend; tels sont le souffle expiratoire, l'expiration prolongée et soufflante, etc.

Pour toutes ces notions, de même que pour les aspects divers que peut revêtir l'affection, la *physionomie*, en un mot, dans les principales variétés, nous devons renvoyer aux observations des auteurs, à celles inédites, personnelles ou communiquées auxquelles nous avons déjà fait allusion.

---

(1) M. le Dʳ N. Guéneau de Mussy pense que la mobilité stéthoscopique d'un moment à l'autre tient au changement de direction imprimé à la colonne vertébrale. L'incurvation du rachis en avant rapproche la trachée et les ganglions du sternum, l'incurvation en arrière les rapproche des vertèbres.

TERMINAISONS.

Les terminaisons sont variables. Elles sont heureuses ou malheureuses, et dépendent des modifications qui surviennent dans l'état des ganglions malades.

Dans l'*adénie*, la dégénérescence cancéreuse, on ne peut pas compter sur une terminaison heureuse. Les malades sont emportés par les progrès de la cachexie, ou succombent à des complications graves, dépendant de l'action exercée par les ganglions sur les organes voisins, ou encore à des complications accidentelles favorisées par le mauvais état général.

Dans le *sphacèle des ganglions*, la terminaison est surtout subordonnée à l'état général ou aux altérations locales qui en sont la cause.

D'une façon générale, on ne peut compter sur une terminaison heureuse ou satisfaisante que lorsqu'il s'agit d'engorgements simples, strumeux, syphilitiques et même tuberculeux des ganglions.

Dans ces cas le malade n'en est pas moins exposé à des dangers réels qui dépendent, soit des troubles survenus dans la santé, en général, soit des complications de voisinage.

Ainsi, toute altération ganglionnaire, de quelque nature qu'elle soit, peut exposer à des dangers graves par ces complications de voisinage que nous avons longuement étudiées plus haut.

Bien qu'un grand nombre de ces complications soient communes à ces altérations ganglionnaires, il en est cependant qui semblent propres à certaines d'entre elles. Ce sont, par exemple, pour la scrofule et la tuberculose, les perforations des voies aériennes et des vaisseaux, car nous n'en connaissons pas d'exemples pour l'adénie. Peut-être la dégénérescence cancéreuse expose-t-elle à ce même genre de complications. Quoi qu'il en soit, l'action de voisinage, qui est bien commune à tous les genres d'altérations ganglionnaires, est la compression des divers organes voisins.

Dans l'examen des différents modes de terminaisons, nous aurons surtout en vue l'étude de ces complications et du mécanisme de leur action.

La résolution complète de l'engorgement pulmonaire ne peut guère se montrer que dans les engorgements simples ou restés simples. Elle a lieu et par l'amélioration de l'état local (affections pulmonaires diverses, etc.) qui en a été la cause et par la modification de la constitution. Lorsqu'on assiste à ces résolutions, les premiers symptômes disparus sont ceux qui résultent d'actions de voisinage ; ce sont, par exemple, les altérations de la voix, de la toux, les modifications du murmure respiratoire, l'emphysème partiel ou général, etc., puis les symptômes propres de la présence de ces ganglions tuméfiés dans le thorax. Ceux-ci, même, dans les affections aiguës et de peu de durée dont ils dépendent, peuvent conserver pendant quelque temps un certain développement après la disparition de ces affections ou leur amélioration. On retrouve ici dans le médiastin ce qui a lieu au cou, aux aines, etc., lorsque les ganglions de ces régions ont été engorgés consécutivement à une éruption, à une érosion ou à une blessure des parties dont ils reçoivent les lymphatiques. La résolution de l'engorgement ganglionnaire est généralement moins rapide que celle de la lésion qui lui a donné naissance. Cette notion est surtout applicable aux engorgements ganglionnaires des sujets lymphatiques et strumeux. Lorsque des ganglions accessibles à la vue et au palper, ceux du cou, par exemple, sont engorgés coïncidemment avec ceux du médiastin, on peut s'assurer qu'un des premiers effets qui marquent l'amélioration est la disparition de la périadénite. Ce qui se passe au dehors doit se passer au dedans, la périadénite disparaissant au cou, par exemple, doit disparaître aussi dans le thorax. Dans ces conditions les ganglions agglomérés et formant une masse unique bosselée, tendent à s'isoler tout en diminuant.

On connaît la susceptibilité presque étonnante avec laquelle les ganglions se tuméfient (chez certains sujets strumeux, et combien est souvent fugace chez eux la lésion qui est le point de départ de cet engorgement. Velpeau insistait beaucoup sur ce point. Nous nous sommes expliqué de la sorte ces cas qui paraissent échapper à toute loi, et qui, par la persistance et la prédominance de leur action, peuvent servir de sujet pour la description du *carreau de la poitrine* dénommé phthisie bronchique.

Mais, lorsqu'il s'agit de cas pareils, l'altération ganglionnaire a dépassé la période de l'engorgement simple et modéré. La dégénérescence strumeuse a succédé à la simple hypertrophie. Cette dégénérescence est ordinairement le résultat de plusieurs attaques congestives des ganglions. Nous reconnaissons pourtant qu'elle peut se montrer à une première attaque, mais alors la cause productive a persisté longtemps, et comptait parmi les altérations de nature scrofuleuse, etc.

Lorsque la dégénérescence quelle qu'elle soit a atteint les ganglions, on ne doit plus s'attendre à sa disparition complète, mais seulement à sa modification et à la disparition de l'état congestif ou inflammatoire qui la complique et la favorise. Si, grâce à la marche naturelle de la maladie et à une intervention active et tempestive, ce résultat possible est obtenu, les ganglions revenus sur eux-mêmes en grande partie ne joueront plus que le rôle de corps étrangers ayant acquis droit de domicile dans le médiastin. S'ils n'ont pas eu le temps de contracter des adhérences sérieuses avec les organes voisins, etc., leur présence dans le thorax passera inaperçue. Il n'en sera ainsi pourtant que si un petit nombre de ganglions ont été atteints de dégénérescence. Si cette dégénérescence est très-étendue et très-prononcée, il y a danger pour un avenir plus ou moins rapproché, car il n'est pas indifférent que la circulation de la lymphe soit ainsi gênée dans les poumons, et la moindre atteinte morbide de ces viscères réagit d'autant plus facilement sur leurs ganglions. Dans ces conditions, les poumons sont exposés à devenir le siége des manifestations morbides constitutionnelles, et cela nous explique peut-être la fréquence relative des cas de tuberculisation pulmonaire après la rougeole, la coqueluche, par exemple.

Leblond et Berton ont beaucoup insisté sur ce fait que la résolution des phlegmasies des organes de la respiration était empêchée par les altérations organiques (tuberculeuses, ou strumeuses des ganglions bronchiques).

Les ganglions altérés et convertis en corps inertes peuvent se retrouver fréquemment chez les vieillards, ce sont presque les seuls vestiges de phlegmasies anciennes des poumons. Nous avons vu qu'ils constituaient ces noyaux de tissu fibreux, et, mieux encore, de matière crétacée et pierreuse qui avait tant frappé l'imagination des anciens.

Cette période, qui est la guérison des altérations déjà avancées des ganglions, peut ne pas être atteinte, et alors ou bien les ganglions suppurent et font mourir le sujet en le jetant dans le marasme, quelquefois sans que les principaux viscères soient gravement atteints ; ou bien ils se vident dans les bronches, leur contenu est rejeté au dehors et ils peuvent ne laisser qu'une trace minime de leur présence. D'autres fois, cependant, le retrait de la coque ne se fait pas sans un certain rétrécissement de la bronche, c'est ce que Leblond paraît avoir constaté à la Salpêtrière.

Ainsi, l'engorgement ganglionnaire peut se *résoudre* en totalité ou en partie. Il peut laisser à sa place un noyau crétacé ou pierreux. Le ganglion altéré peut s'énucléer et être rejeté par la toux. Enfin, l'engorgement compliqué ou non de dégénérescence peut rester stationnaire ou disparaître, ou s'atténuer, et reparaître à plusieurs reprises ; il peut constituer ainsi un danger pour l'avenir en empêchant la résolution des phlegmasies pulmonaires et en favorisant l'éclosion de la tuberculose.

La *mort* peut être le résultat d'une action indirecte des ganglions sur les organes voisins ou par le retentissement sur l'état général consécutif à leur suppuration, par exemple, ou bien aux progrès lents de leur dégénérescence.

D'autres fois, la *mort* est le résultat de l'action lente ou rapide des ganglions tuméfiés sur les organes voisins, tels que la trachée, les bronches, les artères pulmonaires, le pneumogastrique, etc.

La mort aura lieu dans ces cas :

1° Par asphyxie lente ou rapide ;

2° Par syncope ;

3° Par hémoptysie foudroyante ;

4° Par hémorrhagie méningée.

Mort par asphyxie. — L'asphyxie peut être le résultat :
1° du rétrécissement des voies aériennes; 2° d'un épanchement pleurétique considérable; 3° d'un pneumothorax par perforation de la plèvre; 4° de l'obstruction des
voies aériennes à la suite de la rupture d'un ganglion
dans ces conduits.

Mort par syncope. — La syncope a été attribuée : 1° à
la paralysie du pneumogastrique à la suite d'une compression énergique exercée sur lui par les ganglions ;
2° à la constriction rapide de la trachée ou des bronches.

Mort par hémoptysie. — L'hémoptysie foudroyante
est le résultat, en général, de la perforation d'une branche de l'artère pulmonaire. (Berton, Rilliet et Barthez,
Liouville.)

Mort par hémorrhagie méningée. — Elle a été attribuée
à la compression de la veine cave supérieure. (Tonnelé.)

La mort par *asphyxie* a lieu lentement ou rapidement.

Quand elle a lieu lentement, ses progrès peuvent être
graduels, ou bien elle peut s'accroître par des accès de
suffocation répétés.

Quand elle a lieu rapidement, elle suit ordinairement
un accès plus ou moins violent de suffocation.

Les deux causes d'asphyxie les plus remarquables sont
d'une part la diminution du calibre de la trachée et des
bronches, leur obstruction par le déversement dans leur intérieur du contenu de ganglions dégénérés. Cette dernière
cause a été particulièrement signalée par Stimmel (1855)
et Rathery (1869). L'autre cause, le rétrécissement des

voies aériennes par compression, a été signalé par la plupart des auteurs, que nous nous dispenserons de nommer.

Nous avons dit que la mort par *syncope* pouvait être la suite de la *compression rapide et considérable des voies aériennes, déterminant en quelque sorte leur occlusion instantanée.* Ce mode d'action a été signalé par Marchal (de Calvi). Dans les deux observations que cet auteur rapporte dans son travail, la mort a été subite, et les ganglions bronchiques étaient très-hypertrophiés.

A propos de son premier malade, l'auteur fait remarquer en termes saisissants qu'il *est mort étranglé comme par une main intérieure.*

A l'autopsie du second malade, la *masse des ganglions fit issue au dehors comme par un mouvement d'expansion.*

Enfin, rapprochant les deux cas au point de vue de leur terminaison, il fait remarquer que « le sujet meurt avant que la mort puisse avoir été produite par l'anoxémie (défaut d'oxydation du sang) ; il meurt comme si une subite sympathie avait retenti tout à coup des voies aériennes aux centres vitaux foudroyés. »

Il s'agissait de malades adultes (30 ans et 25 ans).

Nous avons dit que la mort dans ces cas avait lieu par syncope. Nous nous fondons sur les considérations suivantes.

La possibilité d'une mort subite a été signalée par Biermer, dans son mémoire sur les rétrécissements de la trachée et des bronches.

On l'a observée dans des cas de lésions du *larynx* (cautérisation, corps étrangers). M. Paul Bert (1) expli-

---

(1) Gazette des hôp., 9 septembre 1869, n° 105,

que ces derniers faits, en disant que l'excitation anormale du laryngé supérieur et par celui-ci du nerf vague, a déterminé une syncope mortelle.

On pourrait donner peut-être la même explication pour certaines lésions de la *trachée* ou des bronches. M. Vulpian (1), ayant recherché par la méthode Wallérienne l'origine du filet anastomotique qui existe entre le laryngé supérieur et le laryngé inférieur, est arrivé aux conclusions suivantes : « Ce *filet anastomotique*, dit-il, provient exclusivement du laryngé supérieur. Après s'être accolé au nerf récurrent, ce nerf se divise en *deux filaments* d'inégale grosseur ; l'*un* plus grêle, reste accolé au filet récurrent, et nous n'avons pas reconnu sa destination ; l'*autre*, plus gros, abandonne bientôt le nerf récurrent pour aller se distribuer à la membrane muqueuse de la *trachée*, à une assez grande distance au-dessous du point où il se sépare de ce nerf. »

Ainsi donc le laryngé supérieur se distribue à la *trachée*, et son excitation anormale peut se transmettre au bulbe, et paralyser la pneumogastrique.

De nouvelles recherches permettront peut-être de trouver la distribution du laryngé supérieur jusqu'aux *bronches*.

Nous devons rapprocher de ces faits et de ces interprétations quelques-unes des conclusions d'un travail de M. le Dr Leven, sur les *fonctions de la trachée dans l'acte de la respiration* (2), d'après des expériences sur les animaux.

« Une ligature forte appliquée autour de la trachée de

(1) Archives de phys., 2ᵉ année, 1869, n° 5.
(2) Gazette des hôpit., jeudi 25 novembre 1869.

manière à l'oblitérer tout d'un coup, arrête la respiration et la circulation, et détermine la mort subite, laquelle n'est précédée que de deux ou trois secousses convulsives.

« Cette mort n'est autre que celle que l'on détermine par une irritation directe du bulbe, une piqûre, par exemple.

« *Les nerfs pneumogastriques transmettent au bulbe toute compression faite sur la trachée.* »

« En sectionnant les pneumogastriques avant de lier la trachée, on ne peut plus produire la mort instantanée par la ligature de la trachée. Les animaux meurent alors par asphyxie.

« Nos expériences, dit encore le Dr Leven, démontrent que toute compression sur la trachée se transmet instantanément au bulbe, avec lequel elle est intimement unie par l'intermédiaire du nerf pneumogastrique. L'excitation normale du bulbe est l'oxygène de l'air ; c'est lui qui, en pénétrant dans la trachée, met le bulbe en activité, indépendamment de son action directe par l'intermédiaire de la circulation.

« Quand l'air ne peut plus pénétrer, le bulbe se paralyse, et la mort est irrémédiable si cet état d'inertie dure trop longtemps. »

On comprendra d'après ces données, en admettant toutefois leur exactitude, que la compression des pneumogastriques et des récurrents, ait pu déterminer la mort subite ou rapide (Le Roy de Méricourt, Duriau et Gleize, etc.).

QUATRIÈME PARTIE

Diagnostic.

Le diagnostic doit être envisagé au point de vue de l'adénopathie en elle-même, des affections qui par leurs symptômes s'en rapprochent le plus ; enfin, du siége et de la cause de l'affection.

Il s'agit de savoir tout d'abord s'il existe réellement des ganglions tuméfiés dans le thorax.

Cette partie du diagnostic repose sur les données suivantes :

1° Sur la localisation des *symptômes propres* dans des régions qui correspondent au siége normal des ganglions trachéo-bronchiques ;

2° Sur la coexistence de ganglions tuméfiés dans d'autres régions accessibles à la vue ou au palper;

3° Sur l'examen de la constitution, des affections concomitantes, de l'âge, etc.

1° *Localisation des symptômes propres à l'adénopathie dans des régions qui correspondent au siége normal des ganglions trachéo-bronchiques.*

Nous avons donné plus haut une description assez détaillée de ces régions, pour que nous n'ayons pas à nous en occuper de nouveau ici.

Nous avons vu que normalement ces régions résonnaient suffisamment bien, surtout la région sternale supérieure, pour que les modifications, même légères, de cette sonorité pussent être appréciées. Mais nous avons omis à dessein de dire que chez la plupart, ou si l'on veut chez un grand nombre de sujets, l'auscultation à l'état normal pouvait révéler l'existence d'un bruit de souffle capable d'induire en erreur.

Dans la région sternale supérieure, il faut éviter de prendre pour un souffle pathologique ce bruit de souffle trachéo-bronchique qui, chez quelques personnes (les vieillards surtout), est perçu avec une certaine intensité au niveau même de la première pièce du sternum. Dans ces cas, il n'existe aucune modification dans la sonorité normale de cette région. Peut-être alors faut-il attribuer cette exagération du bruit respiratoire de la trachée et des bronches à l'ossification des anneaux cartilagineux.

De plus, on devra éviter de placer son oreille, pendant l'auscultation, au-dessus des régions sterno-claviculaires, afin de ne pas ausculter directement la trachée. Enfin, toutes les fois que l'on percevra un souffle au niveau de l'une des régions sterno-claviculaires, il faudra ausculter l'autre avec grand soin, et si le même souffle ne s'y retrouve pas, il y a grande probabilité pour que ce bruit soit pathologique.

Dans la région interscapulaire supérieure, l'auscultation peut exposer à une erreur du même genre.

On sait que, chez presque tous les sujets, la respiration s'entend un peu mieux à droite qu'à gauche, en arrière, au niveau de la racine des bronches. De plus, de ce côté, l'expiration est un peu soufflante et prolongée. On ne confondra pas ce léger souffle normal avec un souffle pathologique. On n'accordera d'importance à celui-ci que lorsqu'il sera intense, et coïncidera avec de la matité. On ne devra pas négliger de tenir compte des symptômes perçus en avant. Enfin, si le souffle expiratoire est perçu à son maximum d'intensité dans la région interscapulaire gauche, serait-il même faible, il faudra lui accorder une grande valeur. Une diminution du murmure respiratoire du côté gauche perdra un peu de sa valeur, puisque de ce côté normalement la respiration est un peu moins intense qu'à droite.

2° *Coexistence de ganglions tuméfiés dans des régions accessibles à la vue et au palper, autres que la région trachéobronchique.*

Dans l'*adénie*, la généralisation des hypertrophies ganglionnaires étant la règle à une certaine période, nous ne nous y arrêterons pas.

Dans les *dégénérescences cancéreuses* les divers ganglions ne se prennent guère qu'autant que les parties, dont ils reçoivent les lymphatiques, sont atteintes actuellement de dégénérescence cancéreuse. Aussi devra-t-on tenir compte de l'engorgement des ganglions sus-claviculaires, indice d'une altération des poumons, qui pourra être cancéreuse. Comme dans les variétés de cancer qui atteignent les poumons, les ganglions se prennent généralement avec une grande facilité, établir qu'il existe un cancer du poumon ou de la plèvre, c'est établir que les ganglions trachéo-bronchiques sont cancéreux.

Pourtant les ganglions peuvent être atteints de dégénérescence *cancéreuse*, sans que les poumons soient envahis (Pasturaud).

Dans les 101 cas d'altérations des ganglions trachéobronchiques, appartenant à la première section (*scrofule*, *tuberculose et hypertrophie simple*), nous relevons **37** *ob-servations dans lesquelles sont signalées des altérations ana-logues dans d'autres ganglions* (cervicaux, axillaires, mé-sentériques) (1).

Cette coïncidence est remarquable, et comme nous n'avons jamais constaté des ganglions engorgés et nom-breux au cou, dans le mésentère et dans d'autres parties accessibles, sans qu'il y en eût dans le médiastin, nous nous croyons autorisé à émettre sous forme de *loi* la proposition suivante.

Toutes les fois qu'il existe des ganglions engorgés au cou, dans le ventre, aux aines et aux aisselles, il en existe dans le médiastin. (Au cou on peut ne constater que des cicatrices d'abcès ganglionnaires, ou bien à la fois des engorge-ments ganglionnaires et des cicatrices.)

Cette proposition ne perd pas de sa valeur, s'il en existe seulement dans le ventre et au cou ; aux aisselles et aux aines, sauf de rares exceptions probablement.

Elle perd de sa valeur s'il n'existe que des ganglions en-gorgés au cou, à *moins* toutefois que cet engorgement n'ait atteint les ganglions sus-claviculaires, *surtout ceux de la partie antéro-interne*, et les ganglions cervicaux laté-raux jusqu'à l'entrée du thorax.

Cette généralisation des engorgements ganglionnaires quand il ne s'agit pas de l'adénie, appartient le plus sou-vent à la scrofule, laquelle peut être mêlée à la tuber-culose.

Une autre remarque que nous avons pu faire surtout pen-dant notre internat à l'hôpital Saint-Louis, c'est que les en-

(1) Voyez les observations 2, 4, 5, 6, 7, 8, 10, 12, 15, 16, 18, 22, 23, 25, 26, 33, 34, 36, 38, 40, 43, 46, 48, 50, 55, 56, 60, 61, 63, 65, 70, 77, 73, 79, 80, 98, 100 du Résumé anatomo-pathol., p. 81 et suiv.

*gorgements ganglionnaires scrofuleux du cou, quelque étendus
et prononcés qu'ils fussent, paraissent ne pas comporter l'engorgement ou un engorgement notable des ganglions trachéo-
bronchiques* LORSQU'ILS SUPPURAIENT.

En 1872, chez un malade âgé de 18 ans, de constitution strumeuse au plus haut degré, et atteint de dégénérescence scrofuleuse de tous les ganglions cervicaux,
avec suppuration, fistules et poussées congestives et
phlegmoneuses des tissus ambiants, nous avons noté
quelques signes qui pouvaient faire supposer l'existence
d'un *léger degré* d'engorgement des ganglions trachéo-
bronchiques. C'était un essoufflement plus facile après
divers efforts, mais ce trouble de la respiration pouvait
avoir son point de départ au cou plutôt que dans le
thorax.

Les veines superficielles de la partie supérieure du
thorax étaient plus apparentes qu'à l'état normal, et
leurs traînées violacées étaient plus accusées du côté
droit que du côté gauche.

La *pupille droite était un peu plus dilatée que la gauche*
(phénomène paralytique).

Au thorax, la percussion était sonore partout. L'auscultation n'indiquait qu'un peu de faiblesse du murmure
respiratoire à gauche.

En 1874, nous revoyons le malade, et rien n'était
changé dans son état.

Quelques auteurs ont insisté sur la valeur diagnostique
des engorgements ganglionnaires cervicaux et mésentériques, mais aucun d'eux n'a formulé de propositions
générales. Ce sont Leblond, Becquerel, Sotinel, Daga,
Tauchon, Rilliet et Barthez.

Les engorgements ganglionnaires précèdent ou accompagnent le plus ordinairement ceux du médiastin, mais quelquefois ils leur sont postérieurs.

Enfin, on tiendra compte de la facilité avec laquelle les ganglions extérieurs s'engorgent sous l'influence d'une irritation quelconque. Cette particularité a de même une grande valeur diagnostique.

3° *Examen de la constitution et des affections concomitantes, de l'âge, etc.*

Toutes les affections *reconnues comme le plus susceptibles de retentir sur les ganglions, toute constitution maladive diathésique à retentissement ganglionnaire*, enfin l'âge tendre, sont autant d'éléments de diagnostic.

On n'oubliera pas cependant que chez les enfants, comme chez les adultes, les ganglions trachéo-bronchiques peuvent s'engorger et dégénérer, sans que les poumons et le cœur paraissent atteints. Dans ces cas, il faut tenir compte du tempérament et des maladies antérieures, parmi lesquelles nous comprenons surtout celles qui, atteignant l'appareil respiratoire, s'accompagnent généralement d'un engorgement des ganglions du médiastin ; ce sont la *coqueluche*, la *rougeole*, et peut-être la grippe.

Au-dessus de toutes ces influences, l'âge tendre et le tempérament lymphatique et scrofuleux, jouent un rôle considérable. La moindre bronchite, dans ces états constitutionnels, retentit facilement sur les ganglions de la trachée et des bronches, etc.

Un autre point à examiner, c'est la *nature des engorgements ganglionnaires*. Les engorgements ganglionnaires sont simples, scrofuleux, tuberculeux, mélaniques, cancéreux, etc.

Cette partie du diagnostic est généralement facile, et après ce que nous avons dit jusqu'à présent, nous n'avons pas à indiquer ici comment on reconnaîtra qu'il s'agit d'une dégénérescence cancéreuse, scrofuleuse, tuberculeuse, etc.

La dégénérescence dite anthracosique, avec ou sans sclérose, est difficile à reconnaître. On ne pourra établir ce diagnostic que par exclusion, tout en se rappelant qu'elle se montre de préférence chez les vieillards.

Enfin, nous devons dire que la symptomatologie propre de l'adénopathie trachéo-bronchique est quelquefois difficile à dégager de celle qui appartient à d'autres affections pulmonaires, qui en sont la cause ou même la conséquence.

La connaissance des régions qu'il faut explorer et de la valeur des principaux signes (signes propres ou signes de complications), pourront toujours mettre sur la voie du diagnostic, et servir à dégager ce qui appartient en propre aux affections des ganglions et à celles des poumons, du cœur ou des parois thoraciques (caries du sternum, des côtes, etc.).

Une erreur facile et *fréquente* est celle qui consiste à méconnaître l'adénopathie au début, ou dans le cours de la PHTHISIE PULMONAIRE.

Plusieurs cas peuvent se présenter :

1° Tantôt le début de la tuberculisation pulmonaire est masquée par l'adénopathie. Dans ces cas, ou bien les signes d'une tuberculisation pulmonaire sont très-peu marqués, et coexistent dès le commencement avec ceux de l'adénopathie, ou bien ils se montrent tardivement.

2° Tantôt les signes de l'adénopathie sont au contraire

masqués par ceux de la phthisie pulmonaire, soit au début, soit à une période plus avancée.

Dans l'un comme dans l'autre cas, les observateurs *non prévenus* n'ont vu ou soupçonné que la tuberculisation pulmonaire.

Le diagnostic des complications si nombreuses de la phthisie pulmonaire a fait de grands progrès depuis quelques années, et l'on sait les efforts heureux qu'ont tentés MM. Hérard et Cornil, dans cette voie, en cherchant à faire concorder les résultats de l'anatomie pathologique avec ceux de la clinique.

Ces auteurs n'ont pas manqué, dans leur ouvrage, de donner les principaux signes distinctifs de la *phthisie bronchique* (avec compression), en l'opposant à la phthisie pulmonaire, mais ils n'ont pas cherché à dégager les signes de l'adénopathie compliquant la *phthisie pulmonaire*.

M. le Dr Noël Guéneau de Mussy a le premier jeté les bases du diagnostic de l'adénopathie, considéré comme une complication, *à divers degrés, de la phthisie pulmonaire* à son début, et dans le courant de son évolution.

M. le Dr Lereboullet, dans un travail récent, est entré pour ainsi dire dans le cœur de la question. — En étudiant l'adénopathie bronchique, considérée comme l'un des signes *de début* de la tuberculisation pulmonaire, cet auteur a été conduit à dégager les signes de l'adénopathie de ceux de la tuberculisation pulmonaire.

Nous avons dit plus haut que, dans le travail de M. le Dr Lereboullet, il n'était nullement question de ces cas, dans lesquels, à quelque période que ce soit de de la tuberculisation pulmonaire, les ganglions bronchiques ne se tuméfient que d'une manière insignifiante.

Il ne faut donc pas s'attendre à trouver les signes de l'adénopathie bronchique chez tous les tuberculeux. Il nous a semblé, ainsi que nous l'avons déjà exprimé, qu'il y avait une distinction à faire entre les tuberculeux scrofuleux et ceux qui ne l'étaient pas, et, parmi les scrofuleux, entre ceux qui n'avaient eu que quelques manifestations scrofuleuses, dans leur enfance, de peu d'importance, et ceux chez lesquels toutes les manifestations se sont montrées avec une certaine intensité.

Ainsi, il nous a paru que l'adénopathie des phthisiques se rencontrait de préférence chez les sujets ayant conservé les attributs d'une constitution lymphatique ou scrofuleuse.

Nous avons eu l'occasion de rencontrer les signes manifestes de l'adénopathie trachéo-bronchique chez un certain nombre de sujets atteints de tuberculisation pulmonaire à diverses périodes. Nous reconnaissons, qu'*à une période avancée*, le diagnostic de l'adénopathie ne peut être fondé, le plus souvent, que sur certains signes de complications, tels que l'aphonie, par exemple, alors que le laryngoscope ne dévoile aucune lésion dans le larynx (1); la toux coqueluchoïde, des vomissements opiniâtres, que la toux ou l'état des voix digestives ne peut expliquer, etc.

On peut cependant, quelquefois, *à une période avancée de la phthisie pulmonaire*, reconnaître, par l'exploration directe de la poitrine, les signes d'un engorgement ganglionnaire dans le médiastin.

Nous pourrions citer, à l'appui de cette proposition l'observation que M. le professeur Béhier a publiée, en 1870, dans la *Gazette des hôpitaux*.

(1) A moins qu'il ne s'agisse de personnes cachectiques chez lesquelles la faiblesse et la perte de la voix peuvent être le résultat de la débilité générale.

Dans cette observation, il est question d'un homme de 41 ans. Il toussait depuis 1869 et maigrissait. Depuis six mois, il s'était manifesté un engorgement ganglionnaire sur le côté gauche du cou et dans le creux sus-claviculaire gauche. Il existait aussi quelques ganglions peu volumineux dans l'aine droite.

A l'exploration de la poitrine, on trouva de la sonorité, sous la clavicule gauche, un peu amoindrie, et, dans cette même région, des craquements humides et quelques râles cavernuleux. Il y avait, de plus, une bronchophonie assez intense. Au sommet droit, en avant, la respiration était rude ; l'expiration prolongée, sans râles appréciables. En arrière, dans toute la hauteur des deux poumons, on entendait des râles sibilants et ronflants.

De plus : en arrière, vers le niveau des grosses bronches, l'inspiration avait un timbre soufflant et *effilé*, et l'expiration était fortement prolongée.

En avant : sur le côté droit du sternum, on constatait, par la percussion, la présence d'une matité notable *au niveau de la partie antérieure et supérieure du sternum, débordant le côté droit du sternum* de plus de 4 centimètres. Lorsqu'on auscultait au niveau de ce point, on trouvait un râle cavernuleux presque gargouillant, très-éclatant, avec retentissement presque pectoriloque de la voix.

En tenant compte de toutes ces données : résultat de l'exploration des sommets proprement dits ; des régions interscapulaire et sternale ; engorgement ganglionnaire cervical et inguinal, M. le professeur Béhier avait diagnostiqué une *tuberculose pulmonaire et ganglionnaire médiastine*.

L'autopsie confirma ces prévisions.

Au début de la tuberculisation pulmonaire, les signes

propres à l'affection pulmonaire ne sont pas suffisamment prononcés pour qu'ils fassent méconnaître l'existence d'un engorgement ganglionnaire trachéo-bronchique, dans les· cas où celui-ci existe à un degré
suffisamment prononcé.

A une période un peu plus avancée, lorsque les sommets sont le siége d'une matité franche et d'un bruit de
souffle bronchique, etc., les signes d'induration pulmonaire pourraient être confondus avec ceux auxquels
donne lieu l'interposition entre l'oreille et les voies aériennes de ganglions tuméfiés. Mais, en tenant compte
du siége propre de ces divers signes, on pourra éviter
toute confusion. Nous ferons à ce propos une remarque
générale, c'est que, *dans ces cas*, la matité, en avant
comme en arrière, va en augmentant, du moignon de
l'épaule à l'axe du corps (sternum ou rachis), tandis que,
si les ganglions sont peu développés, ou ne le sont pas,
c'est l'inverse qui a lieu. Quant au souffle expiratoire,
si les sommets sont indurés, il s'entend avec une égal-
intensité, aussi bien en dehors qu'en dedans des sommets, tandis que, dans le cas d'adénopathie existant
seule ou prédominante, il a son foyer, maximum de ree
tentissement, près du rachis ou du sternum, où, quelquefois même, il est exclusivement perçu. Si la matité fait
défaut ou est à peine perçue au niveau du sternum, l'auscultation pourra faire découvrir l'existence d'une tuméfaction ganglionnaire profonde.

Dans tous les cas, il ne faudra négliger aucun signe
pour le diagnostic ; tenir grand compte, par exemple, de
l'existence d'engorgements ganglionnaires au cou, dans
les aisselles, les aines, etc.

Non-seulement l'adénopathie mêle sa symptomatologie

à celle de la phthisie pulmonaire proprement dite (1,) mais elle peut le simuler encore par certains côtés. Une *caverne ganglionnaire* peut faire croire à l'existence d'une vraie caverne pulmonaire ; nous nous sommes expliqué à ce sujet, page 185. Le bruit de *souffle expiratoire* peut prendre le caractère *caverneux*, et même *amphorique*, et faire croire à l'existence d'une caverne ou d'un pneumothorax. Mais on remarquera, qu'en outre des signes fournis par la percussion et l'auscultation de *tous* les points du thorax, la respiration est souvent sèche alors, que l'expectoration est nulle, ou peu en rapport avec l'état pathologique que ce bruit anormal fait supposer : pas de gargouillement, pas de tintement métallique, ni de bruit de succussion, etc., etc. Le caractère caverneux ou amphorique de ce souffle est analogue à celui perçu dans certaines pleurésies.

Enfin, lorsque la lésion pulmonaire est minime, ou même nulle, l'adénopathie trachéo-bronchique, par son développement considérable, peut donner lieu à un ensemble de symptômes locaux et généraux qu'il ne faut pas méconnaître. On peut les retrouver chez l'enfant et chez l'adulte, et ils constituent, dans certains cas, cet ensemble symptomatologique, qui porte le nom de *phthisie bronchique*.

On a pu croire quelquefois à une *affection cardiaque*, à une *maladie de Bright*, à une simple *bronchite chronique avec emphysème*.

(1) Nous devons exprimer ici un *desideratum* auquel nous avons déjà fait allusion plus haut. C'est qu'il serait utile de dégager de la symptomatologie de la phthisie pulmonaire proprement dite un certain nombre de symptômes exprimant des troubles physiques et fonctionnels imputables à l'engorgement des ganglions trachéo-bronchiques et aux complications de voisinage que cette altération détermine souvent. C'est un travail que nous tenterons peut-être un jour, y compris l'étude de la médiastinite dont nous avons déjà dit un mot.

Une *affection cardiaque* peut coexister avec l'adénopathie, et il est souvent difficile alors de distinguer les deux maladies, la matité sternale pouvant être attribuée à une hypertrophie cardiaque et à une dilatation aortique, et l'œdème de la face, du cou, des membres, l'ascite, la congestion du foie, la dilatation des veines du cou, etc., à une altération profonde du cœur et de ses enveloppes, tandis que la compression, par des ganglions, des veines caves supérieure et inférieure et des gros vaisseaux de la base du cœur, en général, peut très-bien expliquer ces mêmes phénomènes. Il ne faudra pas, par conséquent, négliger aucun détail d'auscultation et de percussion.

Lorsque, par les hydropisies multiples qu'elle peut occasionner, l'adénopathie donne lieu à un ensemble de symptômes qui rappellent ceux de la *maladie de Bright*, l'erreur peut être évitée, et par l'examen chimique et miscroscopique des urines et par l'exploration directe de la poitrine. On remarquera en même temps que les ganglions ont pris généralement, dans ces cas, un développement assez considérable, et que, fréquemment, il en existe dans les régions accessibles à la vue et au toucher. De plus, l'œdème de la face est ou unilatéral ou accusé surtout d'un côté. Le début et la marche de la maladie présenteront aussi quelques différences importantes.

D'ailleurs, il est fort rare que l'hydropisie occupe à la fois un grand nombre de régions et puisse faire méconnaître son origine vraie. C'est une erreur de diagnostic possible, et nous l'admettons comme telle, bien qu'elle n'ait pas été commise, jusqu'à présent du moins.

Quoi qu'il en soit, ces hydropisies méritent d'être prises en sérieuse considération. On évitera ainsi de les confondre avec celles qui sont le résultat d'une altération des reins ou du cœur, et celles qui tiennent à la *débilité générale.*

Marchal (de Calvi), qui à propos de son travail sur la tuberculisation ganglio-bronchique, chez l'adulte, avait étudié le mécanisme des hydropisies en général, ne croit pas aux hydropisies par débilité générale. M. le Dr Guéneau de Mussy, au contraire, les admet, et nous nous rangerions volontiers de son avis. Si cette étiologie est fondée, on ne sera pas étonné de voir ce genre d'hydropisie (œdème des extrémités, etc.) se produire dans les dernières périodes d'une adénopathie bronchique, isolée de toute autre altération grave, ou constituant la maladie principale par son développement et son étendue.

Nous avons vu que l'*emphysème pulmonaire* était une conséquence fréquente de l'adénopathie trachéo-bronchique. Nous en avons étudié le mécanisme, et nous avons dit qu'il était en rapport avec le siége et l'étendue de la compression des conduits aériens.

Cette étiologie particulière de l'emphysème, bien que signalée par quelques auteurs, n'a pas encore arrêté l'attention des pathologistes en général, aussi ne sera-t-on pas étonné si on l'a ordinairement méconnue.

Un malade se plaint de dyspnée et de toux, l'inspection du thorax, la percussion et l'auscultation, telles qu'elles sont pratiquées habituellement, indiquent l'existence d'un emphysème pulmonaire à des degrés divers. On se contente d'admettre que cet emphysème est la suite de la bronchite, et l'on institue un traitement jugé convenable.

Des faits pareils se présentent journellement, ils se rencontrent à tout âge, et particulièrement chez les jeunes hommes et les adultes.

Lorsqu'on est prévenu de la possibilité de l'existence d'une adénopathie trachéo-bronchique, dans ces cas, on en découvre fréquemment les traces à la percussion et à l'auscultation. De plus, certains phénomènes morbides reçoivent alors leur explication ; c'est ainsi que, dans certains cas, les malades, arrivés à un âge où la coqueluche ne s'observe plus, se plaignent spontanément de tousser comme dans la coqueluche, etc.

Il ne faudra donc jamais négliger d'explorer par la percussion et l'auscultation les régions sternale et inter-scapulaire supérieures, de tenir compte de divers symptômes propres aux complications de l'adénopathie trachéo-bronchique. Enfin on pourra, dans un certain nombre de cas, s'assurer que la bronchite n'était ni assez intense ni assez prolongée pour déterminer de l'emphysème pulmonaire, et en second lieu, que cet emphysème n'est pas toujours généralisé, qu'il *siége souvent soit à droite, soit à gauche*, et occupe un ou plusieurs lobes du même poumon et se trouve ainsi en rapport avec le siége et l'étendue de l'engorgement ganglionnaire bronchique. C'est ainsi que d'un côté, par exemple, la respiration sera pure et normale d'étendue, tandis que de l'autre côté elle sera prolongée, soufflante, mêlée de râles secs.

L'adénopathie trachéo-bronchique s'accompagne quelquefois de véritables accès d'*asthme* chez les enfants et chez les adultes.

Toutes les fois que chez les enfants, il existera des phénomènes dypnéiques, rappelant les accès d'asthme, il ne faudra pas négliger de rechercher l'adénopathie.

MM. Rilliet et Barthez déclarent n'avoir jamais observé l'asthme nerveux ou essentiel chez les enfants. Dans tous les cas où ils ont constaté des symptômes dyspnéiques continus ou intermittents, il existait une altération des bronches ou du poumon, ou bien une modification de la sécrétion bronchique. Pour Barthez et Rilliet, la bronchite sibilante intermittente serait la maladie qui offrirait le plus d'analogie avec l'asthme ganglionnaire. Mais dans le premier cas, disent-ils, *la sibilance est plus générale* et plus aiguë, la maladie débute et finit comme une bronchite, et l'intégrité de la santé générale, dans l'intervalle des crises, vient témoigner de l'absence d'une altération grave et permanente.

Pour le diagnostic chez l'adulte, on ne devra négliger l'étude d'aucun symptôme propre à en dévoiler la cause véritable ou tout au moins à la faire soupçonner. Nous entendons toujours parler de l'asthme, dit essentiel. Quant aux accès de suffocation simulant les accès d'asthme et compliquant la tuberculose pulmonaire, où d'autres affections des voies respiratoires, il sera possible quelquefois de les rattacher à l'adénopathie.

Un certain nombre d'*affections laryngées* ou *laryngo-trachéales, en rapport plus ou moins étroit avec une affection générale*, sont caractérisées par des symptômes que l'on retrouve dans l'adénopathie trachéo-bronchique chez l'enfant et chez l'adulte, telles sont la *coqueluche*, l'*œdème*, la *paralysie* et le *spasme de la glotte* et même, paraît-il, la *laryngite striduleuse* ou faux-croup.

Coqueluche. — En abordant le diagnostic de l'adénopathie trachéo-bronchique et de la coqueluche, nous touchons à une question dont l'importance n'a pas échappé aux observateurs. De tout temps, on s'est demandé qu'elle pouvait être la cause de cette maladie qui, contagieuse par excellence, débutait par un catarrhe bronchique d'assez longue durée, prenait ensuite les caractères d'une affection nerveuse spasmodique, et s'éteignait enfin après une longue période, pendant laquelle le malade avait été exposé à des complications quelquefois mortelles, tel est, par exemple, le *spasme de la glotte* (1), etc.

En 1854, M. le professeur G. Sée (2) publiait un travail dans lequel il se proposait de montrer l'analogie qui existe entre la *coqueluche* et certaines fièvres éruptives, la *rougeole* spécialement.

Pour lui, la fièvre, le catarrhe, la toux et la contagion rapprochent ces deux maladies.

Ce rapprochement est fondé sur l'observation propre à l'auteur et une étude historique qui montre que, dès 1732 et maintes fois depuis, on a été frappé de la simultanéité des deux maladies ou de leur succession, chez un même sujet, à une époque rapprochée, la coqueluche se montrant après la rougeole.

MM. Rilliet et Barthez (3), tout en exprimant la même opinion, adoptée d'ailleurs par Trousseau (4), ont été plus loin. Ils ont été frappés de la similitude qui existe entre certains symptômes de la tuberculisation bronchique et ceux de la coqueluche (toux quinteuse, inspiration sifflante, vomissements), et se sont attachés à différencier les deux maladies.

Ils croient que le nerf pneumogastrique est très-probablement affecté dans la coqueluche, mais c'est en vain qu'on trouverait exprimée chez eux l'opinion que le

(1) Du Castel. De la mort par accès de suffocation dans la coqueluche. Thèse de Paris, 1873.

(2) Recherches sur la nature et le traitement de la coqueluche. Archives gén. de méd., 1854, vol. 2, 5e série, t. IV, p. 273.

(3) Traité des mal. des enf., t. II, 1861, p. 634-639.

(4) Clinique méd., t. I, p. 592-594, 1874.

lien qui unit les deux maladies, dont les analogies les ont frappés, pourrait être l'adénopathie bronchique, que ce *quelque chose* enfin qui irrite le pneumogastrique, dans la coqueluche, serait constitué par l'engorgement des ganglions qui longent la trachée et les bronches.

M. le Dʳ Noël Guéneau de Mussy, reprenant cette question de l'analogie si grande qui existe entre la coqueluche et l'adénopathie, a poussé plus loin encore l'étude de cette question. Il se demande s'il ne faut pas faire à l'adénopathie une part importante dans la coqueluche.

« Nous avons déjà signalé, dit-il, le caractère coqueluchoïde de la toux dans certaines formes d'adénopathie, caractère noté par tous les observateurs qui se sont occupés de cette question ; l'inspiration sifflante qui précède la quinte de la coqueluche se retrouve souvent dans des degrés avancés de l'adénopathie, quelquefois même avec le vomissement terminal. Il est difficile de ne pas admettre qu'il y ait dans ce dernier cas une incitation morbide du pneumogastrique, directe ou réflexe, imputable aux ganglions malades.

« Je ne prétends pas que dans la coqueluche l'adénopathie soit l'intermédiaire nécessaire de cette irritation, mes observations ne sont pas assez nombreuses pour autoriser cette conclusion, mais je crois que, dans beaucoup de cas au moins, l'affection ganglionnaire mêle son expression symptomatique à celle de la maladie dont elle est une complication. Je suis disposé à lui attribuer ces coqueluches chroniques qui peuvent durer deux ou trois ans avec le caractère distinctif de la toux. Elles ont été signalées par tous les auteurs qui ont décrit cette maladie ; j'en ai vu moi-même quelques exemples.

« Quelle anomalie singulière dans une maladie contagieuse au premier chef, qui a, en quelque sorte, les allures d'une fièvre éruptive, qui débute par une période prodromique, catarrhale pendant laquelle la toux n'a rien de spécial, et qui accomplit ordinairement son évolution dans l'espace de quelques semaines ! Quelle anomalie dans la classe des maladies contagieuses, que cette persistance pendant des mois et des années ! Eh bien, je suis porté à croire que cette anomalie est plus apparente que réelle, et, dans les cas de cette espèce que j'ai observés, j'ai rencontré une tuméfaction des ganglions bronchiques à laquelle j'ai cru pouvoir attribuer la persistance de la toux convulsive.

Sans affirmer que cette toux convulsive de la coqueluche qui semble accuser, comme nous l'avons dit, une incitation anomale du pneumogastrique, soit connexe à l'adénopathie ; sans nier que cette névrose de la dixième paire ne puisse être une manifestation directe de la maladie, on peut cependant remarquer que le spasme laryngien ne survient que plusieurs jours ou même plusieurs semaines après le début de la coqueluche, après l'apparition de la congestion bronchique. *Si l'on constatait qu'à cette époque se montrent les signes de l'adénopathie, la corrélation des deux phénomènes deviendrait infiniment probable.* »

Or, toute la question est là ; l'avenir nous dira peut-être quelle est la part à faire à l'adénopathie dans la coqueluche ; c'est un travail qui peut être entrepris et dans les hôpitaux d'enfants et dans la clientèle de la ville.

Nous dirons donc que la relation intime de la coqueluche avec la rougeole, constatée journellement et déjà depuis de longues années dans les épidémies, doit éveiller fortement l'attention du côté des ganglions bronchiques.

Nous savons, en effet, que ces ganglions sont fréquemment engorgés dans la rougeole, et de plus que leur tuberculisation n'est pas rare dans la coqueluche.

En second lieu, ceci étant admis, il est assez naturel de chercher dans l'irritation du pneumogastrique par des ganglions engorgés l'explication de la toux convulsive, par quintes, précédée et suivie d'une inspiration aiguë prolongée et souvent de vomissements, enfin du spasme de la glotte, cause de mort ainsi que l'a montré notre collègue et ami le D^r Du Castel.

En attendant que de nouvelles recherches viennent éclairer la question, nous dirons d'après Rilliet et Barthez, que le diagnostic entre la coqueluche et l'adénopathie est (1) souvent difficile, sinon impossible. On trouve du reste dans le tome II de leur *Traité des maladies des enfants*, un tableau du diagnostic de ces deux maladies : coqueluche et tuberculisation bronchique.

On consultera aussi avec fruit le travail de Verliac (2), qui de son côté s'attache à différencier la coqueluche de la tuberculisation bronchique.

Quelques auteurs ont cru à de l'*œdème de la glotte*, dans certains cas d'adénopathie.

Les signes communs sont la dyspnée avec accès de suffocation, l'inspiration sifflante et l'altération de la voix. L'examen de la glotte quand elle sera possible, l'étude des antécédents, l'exploration attentive de la poitrine mettraient sur la voie du diagnostic.

(1) Le terme adénopathie est pris dans son sens le plus général. Rilliet et Barthez ont en vue la tuberculisation bronchique proprement dite.

(2) Sur quelques cas de toux spasmodiques observés dans la tuberculisation bronchique chez les enfants. Société médic. d'obs., 2e série, t. I, 1865-1866, p. 88.

Quand on constatera les signes d'un spasme ou d'une paralysie de la glotte, on ne devra pas négliger non plus de rechercher l'état des ganglions trachéo-bronchiques. Nous savons, en effet, qu'en irritant ou en paralysant les nerfs pneumogastriques ou les récurrents, ils peuvent produire du côté du larynx des troubles caractéristiques.

Si l'on s'en rapportait au travail du Dʳ Hourmann (1852), la paralysie de la glotte serait la cause des symptômes principaux qui caractérisent les affections que l'on qualifie de laryngite striduleuse, de faux-croup, et même de spasme de la glotte. C'est une hypothèse que l'auteur émet, et il y aurait lieu, d'après lui, de rechercher quel est l'état des ganglions bronchiques.

Si maintenant nous jetons un coup d'œil général sur la pathogénie des affections que nous venons d'examiner : coqueluche, spasme et paralysie de la glotte, œdème de la glotte, laryngite striduleuse, nous voyons que la TENDANCE de quelques auteurs est de mettre ces affections sous la dépendance d'un même état pathologique, la tuméfaction des ganglions trachéo-bronchiques et l'irritation ou l'altération consécutive des pneumogastriques.

A mesure que le diagnostic de l'adénopathie fera des progrès et sera mieux connu de la généralité des observateurs, il sera possible d'assigner à la tuméfaction de ces ganglions, la part exacte qui peut leur revenir dans ces affections spasmodiques ou paralytiques du larynx, considérées généralement comme essentielles.

Nous avons vu que le sifflement inspiratoire, le cornage proprement dit, était un phénomène qui appartenait à certains cas d'adénopathie. Cette gêne de l'inspiration qui

s'observe à tous les degrés, est alors le résultat du rétrécissement des canaux aériens. Nous venons d'éliminer
certains cas, dans lesquels ce resserrement siége au larynx. Ce resserrement a un début généralement brusque,
et il est temporaire. D'autres fois il est permanent, il est
chronique et tient à une altération des parois du larynx,
ulcérations avec œdème, tumeurs, etc. — Le bruit de cornage (inspiratoire), auquel toutes ces lésions donnent lieu,
s'accompagne, d'ailleurs, d'une altération de la voix
qui n'existe pas pour les cas où le larynx n'est pas le siége
du bruit de cornage (1). M. Empis a beaucoup insisté
sur cette coïncidence d'une altération de la voix.

Il importe d'en tenir grand compte, car il peut se présenter des cas où l'altération de la glotte, produisant du
cornage, coïncide avec un engorgement ganglionnaire
cervical et des signes d'adénopathie trachéo-bronchique.
Si l'examen laryngoscopique était impossible dans ces
conditions, si les symptômes douloureux au niveau du
larynx, et des signes d'altération du larynx constatables à
l'intérieur venaient à manquer, on serait peut-être
porté à croire que l'adénopathie médiastine, par la compression qu'elle exerce sur les nerfs récurrens ou pneumogastriques, est seule cause de ce bruit de cornage.
Cette erreur de diagnostic serait préjudiciable au malade,
car l'opération de la trachéotomie, capable de soulager
et de sauver le malade, se présenterait à l'esprit comme
une opération tout au moins inutile.

(1) Nous avons admis que dans la paralysie de la glotte il y avait resserrement. Ce resserrement n'existe qu'à l'inspiration, au moment où
l'air aspiré applique les cordes flasques l'une contre l'autre, de manière
à ne laisser qu'une fente étroite par laquelle l'air passe avec peine et en
produisant un sifflement caractéristique.

Toutes les fois qu'il existe des troubles *laryngiens*, il faudra donc toujours s'enquérir de l'état du larynx.

Le *bruit de cornage* (1), quel qu'en soit le degré, n'a pas seulement pour siége le larynx, il peut siéger encore à la trachée et aux bronches. L'étude de l'adénopathie nous a conduit à admettre trois variétés de bruit de cornage d'après leur siége : les bruits de cornage laryngiens, trachéaux et bronchiques.

Le *bruit de cornage laryngien* occupe donc le larynx ; il est dû au resserrement temporaire ou permanent de la glotte par spasme, paralysie et œdème, ou développement de tumeurs, etc.

Le *bruit de cornage trachéal* est dû au rétrécissement temporaire ou permanent de la trachée, et ce rétrécissement est le résultat, ou de la formation d'une bride cicatricielle, ou de la compression du canal par des tumeurs extérieures : goître, ganglions tuméfiés, exostoses de la clavicule, corps étrangers du pharynx, anévrysme de la crosse de l'aorte, etc. -

Le *bruit de cornage bronchique* peut occuper les bronches principales et se confond alors avec le précédent. L'étude de l'adénopathie trachéo-bronchique nous a montré qu'il pouvait siéger au niveau de toutes les bronches d'un calibre moyen. Il est dû alors à la compression qu'exercent sur ces bronches les ganglions tuméfiés. Nous comprenons, dans le bruit de cornage bronchique, ce bruit inspiratoire, sorte de sifflement aigu ou grave

---

(1) Nous employons le terme *bruit de cornage* dans son sens le plus général : tout bruit *inspiratoire* sec d'intensité variable perçu à distance ou par l'application de l'oreille et de la main. Il prend quelquefois le nom de sifflement, de raclement sec inspiratoire, etc.

qui porte le nom de bruit de succion. Il est généralement peu intense, mais très-net et très-perceptible, et ne semble jamais atteindre l'intensité qui caractérise quelquefois le bruit de cornage trachéal.

Or, étant admises ces trois variétés de cornage dans l'adénopathie trachéo-bronchique, il s'agit de les distinguer, non-seulement entre elles, mais encore de ne pas les confondre avec les bruits analogues que produisent d'autres causes de rétrécissement des voix aériennes.

Nous avons indiqué déjà les erreurs que l'on pouvait commettre en méconnaissant la cause véritable du bruit de cornage laryngé.

Lorsqu'on perçoit un bruit de cornage trachéal intense, que la voix est intacte et le larynx parfaitement sain, lorsque le maximum de ce bruit existe au niveau de la trachée ou à son union aux deux bronches principales, il est très-probable qu'il a pour siége la trachée. Ce diagnostic est confirmé si l'on trouve, par exemple, des signes nets de rétrécissement de ce conduit.

Nous avons vu que ce rétrécissement pouvait résulter d'une compression exercée par des ganglions tuméfiés, une hypertrophie du corps thyroïde, un anévrysme de la crosse de l'aorte, etc.

Goître. Il semblerait que l'hypertrophie du corps thyroïde doit être assez considérable pour rétrécir le calibre de la trachée. Il n'en est rien, car il est remarquable de voir combien les goîtres volumineux occasionnent généralement peu d'accidents du côté des voies respiratoires. Nous le croyons, du moins, si nous nous en rapportons à l'observation que nous avons pu faire d'un certain nombre de goîtreux.

Mais quelque peu développé que soit le goître, il suffit d'explorer le cou avec attention pour le découvrir.

Si les accidents dyspnéiques ne se sont montrés avec le développement du corps thyroïde, s'ils augmentent et diminuent avec lui, il y a tout lieu de croire qu'ils sont placés sous sa dépendance. Une phlegmasie intercurrente peut les augmenter, mais ne peut les produire à ce degré et avec ces caractères. L'existence de ganglions tuméfiés dans le médiastin, en comprimant la trachée et les bronches pourrait leur donner plus d'intensité, mais il serait toujours possible de faire la part de chaque genre de compression. Enfin, on ne négligera jamais l'examen laryngoscopique. Turck (1) rapporte l'observation d'un jeune homme, âgé de 18 ans, atteint d'une hypertrophie *peu considérable* du corps thyroïde et d'un rétrécissement de la trachée, constatée par l'examen au laryngoscope.

L'inspiration était sifflante; il existait de la dyspnée, avec orthopnée la nuit, de la toux avec expectoration médiocre salivaire; un *affaissement des espaces sus-claviculaires pendant l'inspiration,* des *signes d'emphysème pulmonaire.* La voix était claire, sonore, affaiblie seulement lorsque le malade voulait crier.

A l'examen laryngoscopique, il ne constata aucune lésion ni au larynx, ni dans les parties environnantes. L'occlusion de la glotte se faisait parfaitement.

La trachée était rétrécie près de son origine. Il existait là une sorte de fente antéro-postérieure étroite. Les bords de cette fente étaient inégaux, et jouaient le rôle de cordes vocales *pendant les cris.*

(1) Recherches clin. sur div. mal. du larynx, de la trachée et du pharynx. Paris, 1862, p. 81.

Turck fait remarquer qu'en tenant compte de son siége, il n'était guère douteux que le rétrécissement ne fût dû à la compression exercée par le goître dont le volume était, d'ailleurs, *peu considérable.* — Amélioration par le seul repos.

En août 1871, nous avons été consulté par un ouvrier des mines de Léouvès (Alpes-Maritimes). C'était un garçon de 15 ans environ, sans parents. Il se plaignait de gêne de la respiration, surtout la nuit. A l'*inspiration* on entendait à distance un sifflement, un bruit de raclement aigu, sec, qui, la nuit, augmentait avec la gêne de la respiration et ressemblait à un cri prolongé et répété, cri assez aigu et assez intense pour être entendu à une grande distance. C'était un bruit de cornage. L'enfant était maigre et pâle. Il n'existait aucune douleur à la pression du cartilage thyroïde, ni spontanément à ce même niveau. Le fond de la gorge était net, la voix claire, et il n'existait pas de toux. Le cou contrastait par sa rondeur cylindrique avec l'état d'amaigrissement du sujet, mais il n'y avait pas cependant de saillie bien nette. Soupçonnant que la cause de la dyspnée et du bruit de cornage tenait à quelque compression des voies aériennes, je tâtai le cou et m'aperçus que le corps thyroïde était *légèrement* hypertrophié. Cette hypertrophie était un peu plus considérable à droite qu'à gauche. Le goître était, d'ailleurs, aplati et dissimulé derrière les muscles du cou.

Le malade était natif d'un village (Daluis) où le goître est assez commun. Il savait qu'il en était atteint, et il se peut que son développement ait été précédemment plus considérable. Quoi qu'il en soit, il me dit que le goître avait commencé chez lui deux ans auparavant, mais qu'il n'avait éprouvé de la gêne à respirer que depuis quatre mois environ.

Je prescrivis : iodure de potassium, 1 gramme tous les jours. — Au bout de dix à douze jours toute gêne respiratoire avait disparu, et l'enfant avait repris son travail avec ses forces.

Cette année même nous avons observé un cas de goître peu considérable, mais très-visible, s'accompagnant des mêmes accidents.

Anévrysme de la crosse de l'aorte et du tronc artériel brachéo-céphalique. — Ces anévrysmes et la tuméfaction des ganglions trachéo-bronchiques offrent des symptômes communs qui ont pu les faire confondre, ce sont :

1° Le bruit de cornage inspiratoire ;

2° L'expectoration quelquefois considérable ;

3° L'inégalité des pupilles ;

4° La matité rétro-sternale ;

5° La diminution du murmure respiratoire dans une étendue variable de l'un ou de l'autre côté de la poitrine ;

6° L'altération de la voix ;

7° La dysphagie ;

8° L'œdème des parties supérieures ;

9° L'inégalité du pouls ;

10° Une dyspnée d'intensité variable, continue avec exacerbations ;

11° Et même le soulèvement d'une tumeur à la base du cou.

Mais, dans l'anévrysme, la percussion indique au niveau du sternum une matité plus également répartie.

On peut constater quelquefois en ce point un mouvement d'expansion, et l'auscultation fera percevoir un duoble foyer de battement, et un bruit de souffle tantôt unique, tantôt double. Enfin, suivant la remarque de Stocks, la diminution du murmure respiratoire *à gauche* est un signe en faveur de l'anévrysme de la crosse de l'aorte.

Pourtant, si nous nous en rapportons à un fait que nous a communiqué notre ami J. Renaut (1), ce souffle pourrait être produit par la compression de l'aorte par un ganglion. Et si en même temps il existait, à la base du cou, d'autres ganglions, soulevés par la diastole artérielle (ainsi que Harrison l'a observé), le diagnostic pourrait offrir de grandes difficultés. Dans ces cas, on ne devra négliger aucun signe, ni aucune circonstance capables d'éclairer dans la recherche de la vérité. On tiendra grand compte, par exemple, de la coexistence possible d'engorgements ganglionnaires multiples, extérieurs ou accessibles à la palpation, de l'état constitutionnel du sujet, de son âge, du mode de début de la maladie.

Le *bruit de cornage bronchique* nous semble assez caractéristique par lui-même, pour que nous croyions inutile d'insister de nouveau sur ses caractères. Il n'y aurait guère d'ailleurs que le retrécissement cicatriciel proprement dit d'une grosse bronche qui pourrait le produire. Nous ne connaissons pas de ces faits.

Fonssagrives s'est attaché à distinguer les symptômes de l'adénopathie de ceux auxquels a donné lieu, dans un cas par lui observé, la *dégénérescence cancéreuse* de l'œsophage à la hauteur de la division des bronches. Nous n'y reviendrons pas ici, car il nous faudrait alors signaler toutes les causes de compression possible de la trachée :

(1) Voy. obs. V, p. 283.

corps étrangers de l'œsophage, exostose de la colonne
vertébrale, abcès rétro-pharyngiens.

Le rétrécissement de l'œsophage par des ganglions
bronchiques hypertrophiés a pu être pris pour un rétrécissement cicatriciel. En 1865, Velpeau commit une erreur pareille chez un jeune homme de son service à la Charité. Il crut à un rétrécissement cicatriciel, et dans le but
d'agrandir les diamètres de l'œsophage, il fit construire
à Charrière un *œsophagotome* spécial. Il y eut heureuse-
ment un retard dans la construction de cet instrument.
Pendant ce temps le malade était passé dans le service
de M. Béhier, où il mourut. A l'autopsie, on trouva l'œsophage considérablement rétréci par des tumeurs ganglionnaires bronchiques (1).

Les affections avec lesquelles on pourrait encore confondre la tuméfaction des ganglions médiastinaux sont :

1° L'hypertrophie du thymus ;

2° L'oblitération de la veine cave supérieure ;

3° Les rétrécissements syphilitiques des bronches ;

4° Les corps étrangers des voies aériennes.

Nous nous occuperons surtout de l'*hypertrophie du
thymus* et de l'*oblitération de la veine cave supérieure.*

Les éléments d'un diagnostic fondé entre l'adénopathie
et l'hypertrophie du thymus nous font défaut. L'hypertrophie de cet organe a été rencontrée quelquefois chez le
même sujet, et lorsque le développement du thymus existait ou paraissait exister seul, les auteurs n'ont pas été
explicites concernant la symptomatologie. De plus, dans
les autopsies où ils signalent une hypertrophie simple,

____

(1) Ces renseignements m'ont été obligeamment fournis par M. le
Dr Lucas Championnière, chirurgien des hôpitaux.

ou une dégénérescence avec hypertrophie du thymus, il est difficile de savoir si véritablement le thymus lui-même était malade ou si c'était à la fois cet organe et les ganglions. On trouvera des exemples de cette confusion dans le travail de Rousset (1). .

Voici, dans tous les cas, le résumé des observations qu'il cite :

Obs. I. — Femme âgée de 47 ans.

A. Au devant du cou, presque au-dessus du sternum : tumeur volumineuse, bosselée, ancienne, indolente ; ni dure, ni molle.

B. Accès de suffocation. La tumeur augmente, etc.

C. Accès d'orthopnée.

Mort.

Autopsie. — Derrière le sternum, une tumeur considérable se continuant avec celle du cou.

Trachée-artère comprimée au niveau de sa bifurcation, au point qu'on pouvait à peine y passer l'extrémité du doigt auriculaire.

Obs. II. — Homme.

A. Tumeur du volume d'un œuf de pigeon au côté droit du cou, indolente, sans changement de couleur à la peau, entourée de ganglions engorgés.

B. Accès de suffocation.

Mort dans un de ces accès.

Autopsie. — Derrière le sternum, tumeur considérable comprimant la trachée-artère, l'origine des gros vaisseaux, et s'étendant jusqu'aux ganglions bronchiques.

Une sorte de chapelet ganglionnaire établissait une communication entre elle et celle du cou ; tous les tissus envahis par la maladie présentaient les caractères de la dégénérescence squirrheuse.

Obs. III. — Petit enfant.

A. Pleurésie.

Symptômes simulant le croup.

Mort.

Autopsie. — Derrière le sternum tumeur considérable comprimantt l'origine des bronches. Le siége et la forme de cette tumeur se mblaien indiquer qu'elle provenait du thymus.

(1) Tumeur squirrheuse, située derrière le sternum, comprimant la trachée-artère, observée chez un enfant de 8 ans, et paraissant n'être que le thymus dégénéré. (Recueil de la Soc. de méd. de Marseille, t. IV, p. 261, 1829.)

Après avoir rapporté ces observations l'auteur expose celle qui a fait le sujet de son travail.

Obs. IV. — Enfant âgé de 8 ans.

A. Essoufflement facile depuis sa tendre enfance.

B. Courts accès de suffocation depuis deux mois.

C. Depuis, tumeur du volume du poing de l'enfant, à droite du cou, indolente, inégale et bosselée.

D. Face très-pâle, avec teinte violacée.

E. Respiration précipitée.

F. Pouls petit, fréquent, quelquefois irrégulier.

G. Trois jours après son entrée, accès violent de dyspnée pendant cinq heures.

H. Saillie arrondie à la partie supérieure du sternum.

I. Elancement douloureux dans la poitrine au niveau de cette saillie.

J. Nouveaux accès.

Mort avec asphyxie.

Autopsie. — Derrière le sternum, au devant de la trachée-artère, tumeur grosse comme un œuf de poule aplati, avec embranchement embrassant la crosse de l'aorte, l'artère pulmonaire et s'étendant jusqu'aux ganglions bronchiques ; elle était formée par un tissu blanchâtre, homogène, difficile à déchirer, qui s'affaissait à la moindre pression, au milieu duquel on distinguait des granulations semblables à des vési-cules, et dont on exprimait en le roulant un liquide laiteux.

Aucune altération de tous les autres organes si ce n'est l'état d'injection que l'on rencontre chez les sujets morts asphyxiés.

L'auteur croit que, dans cette observation, comme dans les précédentes, le thymus avait été le siége primitif de la maladie.

Il est difficile de partager entièrement cette manière de voir de l'auteur. Les obs. I et II ne paraissent guère se rapporter qu'à un engorgement des ganglions médiastinaux.

Quoi qu'il en soit, ces observations sont intéressantes : Dans toutes, on note une tumeur au cou et des accès d'oppression ; une mort rapide avec ou sans signes d'asphyxie.

Oblitération de la veine cave supérieure (1). — Lorsque des ganglions trachéo-bronchiques ou médiastinaux en général sont assez développés pour comprimer la veine cave supérieure et donner lieu aux symptômes de cette compression, on constate généralement un certain nombre d'autres symptômes capables d'éclairer le diagnostic. Aussi nous n'insisterons pas sur ce point.

Nous tiendrons le même raisonnement pour le *rétrécissement syphilitique* des bronches.

En dernier lieu, l'adénopathie étant reconnue, ainsi que sa cause et sa nature, il reste à établir quel est son *siége*, de quel côté et en quel point elle prédomine ou bien quels sont les organes comprimés. Nous n'avons pas à entrer ici dans cette discussion, tout ce que nous avons dit jusqu'à présent suffira pour éclairer cette partie du diagnostic.

(1) Voyez le mémoire de M. le Dr Oulmont dans le t. III, des Mémoires de la Soc. méd. d'observ.

CINQUIÈME PARTIE

Pronostic et Traitement.

Pronostic

Le pronostic est subordonné à la cause et à la gravité des lésions, aussi est-il difficile de formuler une proposition générale dans laquelle on puisse faire rentrer tous les faits particuliers.

Tout ce que nous pouvons dire ici, c'est que le pronostic est en général sérieux, et l'on comprend facilement que la présence dans le thorax de ganglions tuméfiés et dégénérés, près de comprimer ou d'altérer profondément les organes importants qui les avoisinent, doit éveiller la la sollicitude du médecin qui sait prévoir.

Alors même que les ganglions ont acquis un volume assez grand, s'il s'agit de tumeurs ganglionnaires scrofuleuses, et qu'ils menacent d'asphyxier le malade, il y a lieu d'espérer une amélioration notable ; mais il est évident qu'à un certain degré de tuméfaction et de dégénérescence, on ne peut plus guère compter que sur la disparition de l'état aigu ou de la périadénite ; et l'on voit ainsi quel danger crée toute fluxion amenée par la phlegmasie des organes dont ces ganglions dépendent.

Le traitement est prophylactique ou curatif.

Le traitement prophylactique consiste à prévenir et à combattre énergiquement toutes les inflammations pulmonaires quelles qu'elles soient; cela est surtout utile chez les enfants et, en général, chez les personnes scrofuleuses ou lymphatiques.

La rougeole, la coqueluche méritent à ce titre des soins très-grands; aussi la convalescence ne doit-elle pas être livrée aux seuls efforts de la nature. Il faut veiller à l'état constitutionnel et agir d'après les indications qui en découlent.

Quant au traitement curatif, il consiste, 1° à combattre les complications principales, accessibles à nos moyens thérapeutiques directs ou immédiats ; 2° à combattre la cause de l'engorgement ganglionnaire.

Dans les engorgements cancéreux, dans la cachexie lymphatique, on ne pourra tout au plus que soulager momentanément le malade.

Dans la scrofulose et même dans la tuberculose, les moyens d'action sont variés et peuvent être très-efficaces.

En dehors de tous les moyens employés avec succès dans le traitement de la tuberculose et de la scrofulose, en général, et dont nous n'avons pas à nous occuper ici en détail, nous devons signaler les *diverses préparations iodées* comme très-efficaces pour combattre les engorgements ganglionnaires, tout en modifiant la constitution.

De quelque manière que l'iode agisse, ses effets nous ont paru certains, dans la plupart des cas, alors même que l'altération ganglionnaire était parvenue à un degré avancé. Dans toute phlegmasie ganglionnaire, accompagnée ou non de dégénérescence (état caséeux, etc.), il faut distinguer en quelque sorte deux états pathologiques : 1° l'adénite elle-même, 2° la périadénite. Un des premiers effets du traitement, lorsque son action est réelle, est de faire disparaître l'empâtement périganglionnaire. On peut juger de cet heureux effet lorsque l'adénopathie trachéo-bronchique coïncide avec des engorgements ganglionnaires, accessibles à la vue et au toucher (au cou par exemple); ce qui se passe à l'extérieur se passe évidemment à l'intérieur (1). Quant à l'adénite elle-même, on ne peut en espérer la disparition entière que dans les engorgements simples. Nous n'insisterons pas d'avantage sur tous les points que comporte l'examen du mode d'action des médicaments dans l'adénite scrofuleuse et scrofulo-tuberculeuse. Toutes les notions acquises à se sujet pour les engorgements ganglionnaires extérieurs sont applicables à ceux des ganglions intrathoraciques.

La préparation iodée qui a paru le mieux réussir est la *teinture alcoolique d'iode* fraîchement préparée et non acide (10 à 12 grammes d'alcool à 90° pour 1 gramme d'iode), à la dose de 1 à 20 ou 30 gouttes ou même plus, suivant les âges, l'intensité de l'affection, et la tolérance de l'économie.

On peut retirer d'excellents effets des autres prépara-

(1) Voyez Obs. VIII, p. 300.

tions iodées : iodure de potassium (à *petites doses* graduellement croissantes s'il y a lieu) ; iodoforme (en pilules de 0,05 à 0,10) ; inhalations d'iode (Piorry); sirop d'iodure de fer ; badigeonnage de la partie supérieure de la poitrine avec la teinture d'iode ; pommade à l'iodure de potassium, etc.

On peut associer l'emploi de quelques-unes de ces préparations : gouttes de teinture à l'iode et badigeonnage en même temps sur le thorax avec la même préparation, ou bien onction avec pommade à l'iodure, etc.

Il est de précepte de varier le mode d'admistration de même que les doses, et de suspendre pendant quelque temps l'usage du médicament suivant l'âge, la susceptibilité de chaque sujet, la marche de la maladie, etc.

On peut obtenir d'excellents résultats avec quelques gouttes seulement de teinture d'iode prises à l'intérieur. On verse par exemple une goutte de cette teinture sur un morceau de sucre, on délaie le tout dans de l'eau simple ou de l'eau de riz (pour former de l'iodure d'amidon), et l'on fait prendre le tout au malade (M. Guéneau de Mussy). On répète cette administration deux ou trois fois par jour, et l'on augmente tous les jours d'une, deux ou trois gouttes jusqu'à un maximum fixé d'avance, puis après quelques jours de repos, on recommence.

La teinture d'iode prise à l'intérieur agit mieux que l'iodure de potassium : cette différence d'action serait due, d'après M. le professeur Gubler, à ce que l'iode de la teinture se transforme en iodure de sodium, forme sous laquelle il est mieux toléré par l'économie, en vertu de cette *loi* d'après laquelle tous les composés à base de potasse tendent à être éliminés le plus tôt possible comme hostiles, en quelque sorte, à l'économie dans laquelle les composés de soude prédomineraient ou se trouveraient en plus grande affinité avec les divers tissus.

L'*huile de foie de morue* compte parmi les reconstituants les plus puissants dans la scrofule, soit que cette diathèse s'associe ou non à la tuberculose. Les engorgements ganglionnaires diminuent ou se résolvent assez rapidement sous son influence. A ce titre son emploi doit prendre place à côté de la teinture d'iode. La teinture a cet avantage sur l'huile de foie de morue de pouvoir être administrée en toutes saisons, tandis que l'huile dégoûte certains malades dans la saison chaude et les expose à la diarrhée.

Si *les voies digestives fonctionnent bien*, on pourra remplacer l'huile de foie de morue par le *sirop d'iodure de fer*.

Il est encore un grand nombre de préparations pharmaceutiques qui conviennent dans le traitement des constitutions lymphatiques, strumeuses et tuberculeuses. Nous renvoyons aux traités spéciaux et aux ouvrages classiques de pathologie.

On peut faire alterner l'emploi de ces diverses préparations avec celui de certaines eaux minérales, parmi lesquelles M. le D\r N. Guéneau de Mussy recommande les Eaux-Bonnes et les eaux de la Bourboule. « Cette dernière, » dit cet auteur, « applicable peut-être à un plus grand « nombre de variétés morbides, est moins contre-indi- « quée par l'excitation fébrile, et a sur l'autre, en outre, « cet avantage considérable, qu'elle conserve après le « transport ses propriétés et sa composition chimique « inaltérées. »

On veillera en même temps à mettre le malade dans de bonnes conditions hygiéniques. On favorisera la nutrition par tous les moyens possibles, en modifiant convenablement le régime alimentaire et en conseillant, au besoin, aux malades le séjour dans des stations climatériques reconnues favorables à la guérison, ou à l'amélioration du lymphatisme et de la scrofule : telles sont les stations sur les bords de la mer, à l'ouest et au sud de la France, dans des sites abrités. On a vu de la sorte des malades qui, par le seul séjour dans ces localités, où ils trouvent l'air de la mer, le soleil, et l'exercice facile en plein air, récupéraient l'appétit, prenaient de l'embonpoint et voyaient se dissiper les engorgements ganglionnaires.

Lorsque la tuberculose pulmonaire complique la scrofule, et la domine même, si la réaction fébrile est minime on pourrait encore agir, surtout en vue de la scrofule, et ne pas craindre de conseiller le séjour dans un climat légèrement excitant.

Dans tous les cas, lorsqu'on a reconnu l'existence dans le thorax de ganglions *notablement* tuméfiés, coïncidant ou non avec l'engorgement de ganglions extrathoraciques, on devra se préoccuper de la diminution ou de la résolution rapide de ces adénites sources de souffrances et de dangers sérieux.

L'état des ganglions intrathoraciques doit d'autant plus préoccuper le médecin que dans certains cas, ces organes altérés prolongent, par leur présence, la convalescence de la tuberculose pulmonaire ou amènent des récidives de plus en plus fâcheuses. Chez un sujet atteint de tuberculose pulmonaire et d'adénopathie trachéobronchique, la tuberculose peut être améliorée par les moyens ordinaires, employés *sur place*, dans la localité habitée par le malade; mais l'engorgement ganglionnaire est quelquefois long à disparaître. Pendant ce temps l'hématose est troublée, la nutrition languit, et de plus il y a lieu de craindre des accidents de voisinage graves et variés. Dans ces cas le séjour à la Bourboule, etc., ou bien sur les bords de la mer, peut donner d'excellents résultats.

Les ganglions prennent quelquefois un développement considérable, et compriment la trachée à un tel point, que l'opération de la trachéotomie à pu se présenter à l'esprit comme le seul moyen de remédier au défaut de pénétration de l'air. L'embarras est grand parce que la compression s'étend au loin, et qu'il est facile de prévoir qu'on arrivera difficilement à augmenter même d'une minime quantité l'apport de l'air. Dans un cas d'adénie avec compression de la trachée, Trousseau et Amussat ont fait la trachéotomie et n'ont apporté que peu de soulagement au malade.

Dans l'observation du Dr Hayem, la trachée et le récurrent étaient comprimés par des *tumeurs cancéreuses ganglionnaires* : on crut d'abord à un œdème de la glotte. Les accès de suffocation se répétèrent, l'inspiration était rauque, sifflante, pénible, l'expiration était gênée; l'auscultation du larynx faisait entendre un bruit de cornage : une sueur froide couvrait tout le front; un jour l'accès fut violent et l'on pratiqua la trachéotomie. La canule pénétra difficilement, et l'on vit son pavillon se dévier fortement. Le malade revint à lui, mais il ne tarda pas à succomber à des attaques épileptiques continuelles.

Chez le malade de Trousseau, on fut obligé d'employer une canule de très-petite dimension; la respiration ne devint un peu moins difficile qu'après que la canule eût franchi un obstacle. Le malade n'en succomba pas moins.

Dans la *syphilis*, l'adénopathie trachéo-bronchique,

pourra céder à l'influence des préparations mercurielles associées ou non à l'iodure de potassium.

Certains symptômes pénibles, et en général, tous symptômes qui expriment la gêne de fonctions importantes doivent être amendés par une médication appropriée.

Les *accès de toux coqueluchoïde* doivent être modérés par le bromure de potassium, les préparations de belladone ou de ciguë, dont on variera les doses suivant l'âge des malades. On peut encore modérer la toux en badigeonnant le fond de la gorge avec une sollution concentrée de bromure de potassium (Woillez). On peut employer cette solution en gargarismes chez l'adulte.

Dans les *accès d'asthme* on conseille l'emploi des préparations narcotiques, etc. (Barthez et Rilliet).

L'*aphonie*, dépendant d'une paralysie des cordes vocales, sera combattue en partie par l'emploi de l'électricité. Ce traitement donnera probablement des résultats plus rapides et plus satisfaisants dans l'état voilé ou rauque de la voix tenant à la même cause.

Les *palpitations* peuvent être calmées par les préparations de digitale.

OBSERVATIONS (1)

Observation I (avec autopsie) recueillie avec M. le Dr Parrot, à l'hôpital des Enfants-Trouvés.

L'*autopsie*, qui est venue confirmer le diagnostic de phthisie gonglionnaire, a été faite et rédigée par M. Parrot. — Hypertrophie et dégénérescence caséiforme des ganglions trachéo-bronchiques, cervicaux, axillaires et mésentériques, — Gangrène du groupe ganglionnaire intertrachéo-bronchique. — Les ganglions caséeux sont surtout abondants au niveau de la bronche gauche. — Noyaux tuberculeux au sommet des deux poumons. — Adhérences pleurales des deux côtés, surtout à gauche. Sérosité louche dans le péricarde. Ascite.

La nommée Favre (Maria), née le 1er mars 1858, âgée de 11 ans, entre à l'infirmerie des Enfants-Trouvés le 10 avril 1869, service de M. le Dr Parrot.

Antécédents de famille. — Son père est mort phthisique.

A son entrée (10 avril), pouls à 128.

Hier matin, grand mal de tête, douleur au côté gauche du thorax, au-dessous du sein. A vomi hier et pendant la nuit (matières bilieuses). Langue blanche, sèche, soif.

Rien aux poumons.

Au côté gauche (angle externe de la mâchoire), ganglion gros, mais mou. Depuis trois ans, elle s'est aperçue de cette grosseur.

Sa sœur, plus jeune qu'elle, porte dans la fosse sus-claviculaire gauche un ganglion du volume d'une bille, mobile, indolente. — Température rectale, 41°.

Cataplasme au côté gauche ; tartre stibié, 0,02 centigr.; ipéca, 0,50 centigr. ; sirop de capillaire, 15 grammes.

12 avril. Le vomitif a amené une évacuation abondante. Depuis, plus de vomissements.

112 pulsations. Souffle expiratoire, surtout quand elle tousse, au niveau du bord antérieur de l'aisselle. 1/2 loch blanc.

Le 14. 128 pulsations. — Julep ; teinture de digitale, 6. gouttes ; kermès, 0,015 centigr.

Souffle expiratoire dans la fosse sus-épineuse gauche.

Le 15. Souffle continu à gauche en arrière. 90 pulsations.

Le 16. 108 pulsations; le souffle est perçu à la partie antérieure et gauche. Quelques râles aux deux temps en arrière.

---

(1) Les six premières observations, avec autopsie, figurent dans le Résumé anatomo-pathologique, p. 81 et suiv., excepté toutefois l'obs. V.

Le 17. 120 pulsations.

Le 18. 136 pulsations. Souffle caverneux à gauche en arrière.

Le 19. 128 pulsations. Respiration caverneuse, gargouillements à gauche et en arrière. — Café, 150 gram.; sulfate de quinine, 0,08 cent.

Le 21. 120 pulsations.

Le 23. 112 pulsations.

Le 26. 104 pulsations. Râles au sommet droit.

Le 27. Ulcération profonde au pourtour des grandes lèvres. Le clitoris paraît être presque complétement détaché. Ulcération gangréneuse au pourtour de l'anus. — Chlorate de potasse.

9 mai. Julep avec 15 grammes de sirop diacode.

Le 10. 116 pulsations.

Le 17. 116 pulsations.

Le 25. Les ganglions de la partie postéro-latérale du cou à droite sont engorgés et douloureux depuis le 23 mai (3 jours). Ceux de gauche, (même région) depuis huit jours.

Depuis le 23 mai, le ganglion, du volume d'un marron, qui existait depuis trois ans au niveau de l'angle du maxillaire inférieur à gauche, est devenu douloureux; depuis le 23 mai aussi, sous le maxillaire à droite et le long du cou du même côté, ganglions engorgés, d'un petit volume. A gauche à côté de l'ancien ganglion, en est apparu un autre (assez volumineux) depuis huit jours. Le long du cou, de ce même côté, depuis huit jours aussi, petits ganglions douloureux.

Un ganglion douloureux dans l'aisselle droite. En palpant dans les deux aines, douleur, quelques petits ganglions transversaux.

Genoux douloureux à la pression. Douleur dans les creux poplités à la pression. Douleur à la pression des mollets depuis le dimanche 23 mai. Pouls, 114, dicrote au toucher et au tracé sphygmographique. Respiration, 42. Plaques de favus (godets) au front à gauche. Pâleur jaunâtre, toux fréquente, crachats verts. Elle crache peu.

Elle tousse surtout depuis deux nuits. Il y a quatre jours, elle est descendue dans le jardin. Il y a huit jours, elle a craché du sang mêlé aux mucosités.

Au début de sa maladie, elle a saigné du nez cinq ou six fois.

Avant-hier, hier et ce matin, épistaxis. La malade est très-faible. Les veines sous-cutanées sont apparentes, surtout aux mains qui sont effilées. Maigreur générale.

Rougeur de la pommette gauche de la largeur d'une pièce de cinq francs en argent. La religieuse a remarqué ce phénomène depuis trois jours. La malade se couche habituellement sur le côté gauche.

Depuis la visite du matin où la rougeur n'existait pas, elle s'est couchée un moment sur le côté gauche. Il est deux heures et demie.

Exploration de la poitrine : sommet gauche, en avant. — Percussion douloureuse. Sonorité. Même signes à droite.

Il y a dix jours, bruit de pot fêlé qui n'existe plus aujourd'hui.

Auscultation : 1° De la voix. Retentissement, pectoriloquie.

2° De la respiration. Inspiration et expiration rudes ; l'inspiration est brusque, nette ; l'expiration n'est pas prolongée.

La toux est retentissante. Pendant la toux, on entend un ou deux râles sibilants. Pas d'autres râles, ni pendant la toux, ni pendant la respiration simple.

Sommet droit. — En avant, rien.

Sommet gauche. — Percussion douloureuse en arrière ; sonorité, ainsi qu'à droite, mais cette sonorité n'est pas très-accusée.

A gauche, cette sonorité moindre, mais existant encore, se prolonge en bas jusqu'à la partie moyenne de l'omoplate et le long de la gouttière épinière sur une largeur de deux travers de doigt. Dans l'aisselle gauche, sonorité accusée. Toute le reste, à gauche, est mat, absolument mat.

La respiration s'entend, quoique faible, dans toutes les parties plus ou moins sonores. Dans ces points, l'inspiration est moins accusée qu'à droite, mais elle n'offre rien de spécial dans son timbre, tandis que l'expiration est soufflante avec un timbre un peu caverneux, quelquefois amphorique (1).

La toux n'est retentissante qu'au sommet ; pas de râles.

Dans les points mats, inspiration ordinaire, mais affaiblie.

Expiration soufflante tubaire très-intense. Voix retentissante (paraît œgophonique). Le souffle tubaire expiratoire est surtout intense en remontant le long d'une ligne verticale passant un peu en dehors de la pointe de l'omoplate.

Pas de vibrations thoraciques dans les points mats (toujours à gauche).

Percussion de ce même côté : douloureuse. La malade préfère se coucher sur le côté gauche. Elle s'est couchée un instant sur le côté droit et sa joue droite est devenue un peu plus rouge que la gauche. La nuit elle transpire à la tête, à la figure et au cou. Mange peu, sans beaucoup d'appétit. Soif.

Rien au cœur.

26 mai. La religieuse nous dit que la malade se couche sur le côté droit et que même alors sa joue gauche rougit.

(1) On crut un moment à l'existence d'une grande caverne, et l'on discuta même la question de l'existence d'un hydropneumothorax.

Plaques de favus sur le front.

Le 28. Ne prend presque plus rien. Pouls 107.

12 juillet. OEdème de la face.

1er août. Vers les derniers jours de juillet (23), elle a eu un érysipèle de la face, prononcé surtout à droite. Peu de rougeur, teinte rosée, œdème; sensibilité très-vive. Cet érysipèle a disparu peu à peu. Les ganglions sous-maxillaires avaient été tout d'abord très-douloureux.

Ce matin, il nous a semblé devoir admettre la présence d'un peu de liquide à la base du poumon gauche.

En haut et en arrière à gauche, expiration soufflante prononcée.

La percussion n'est douloureuse nulle part. Pas de râles. Un peu de frottement sur le côté gauche. Les ganglions sous-maxillaires diminuent de volume.

Le 2. Depuis quelque temps, facies albuminurique. Très-léger nuage dans l'urine traitée par la chaleur.

Le 2. Les ganglions cervicaux sont douloureux et très-gros à droite. Pouls 124. Un peu de matité à droite en arrière.

Le 6. Le ganglion de l'angle de la mâchoire est abcédé. Une petite incision avec une lancette en fait sortir du pus assez clair, séreux.

Le 9. Mort à midi.

Autopsie le 18 août 1869, à onze heures du matin, faite et rédigée par M. Parrot.

Cavité thoracique : poumons. — Adhérences générales, surtout à gauche. On ne peut enlever l'organe sans y laisser une portion de son lobe inférieur.

Poumon gauche. — Le lobe supérieur paraît sain dans toute son étendue; à peine deux ou trois petits noyaux de la grosseur d'un grain de chènevis. Le lobe inférieur est comprimé par de fausses membranes épaisses, mais son tissu est souple et ne contient pas de matière tuberculeuse.

On trouve à la racine des bronches, de ce côté, d'énormes ganglions constitués par une matière gris jaunâtre, marbrée de noir, de consistance presque cartilagineuse, dont quelques-uns présentent à leur centre de petites masses plus friables, plus blanches, plus opaques, de consistance plâtreuse, même crétacée. Les bronches sont très-rouges. A la partie postérieure de la grosse bronche gauche, immédiatement au-dessous de la bifurcation de la trachée, on trouve une partie gangrenée. A ce niveau, les parois de l'œsophage ramollies et amincies, mais sans perforation véritable ainsi qu'on l'avait cru au premier abord. Il a été facile de s'assurer par l'étude des deux perforations qu'elles avaient été produites *post mortem* pendant les manœuvres de l'autopsie.

La partie gangrenée constitue un foyer capable de loger un petit œuf
de poule, à parois inégales, remplie en partie de matières gangréneuses,
situé dans le médiastin postérieur, limité en avant par la trachée et les
bronches, la racine du poumon droit, le péricarde ; en arrière, par l'œ-
sophage et l'aorte. L'aorte est intacte.

La bronche droite a paru communiquer à un premier examen avec le
foyer par un orifice situé immédiatement au-dessous de l'éperon, mais
un examen plus attentif de la pièce a prouvé que cette ouverture était
artificielle.

Le foyer gangréneux paraît dû à la gangrène du gros ganglion que
l'on trouve habituellement au-dessous de la bifurcation de la trachée et
qui ici manque complètement.

Au sommet du poumon droit, au niveau des adhérences, on trouve de
nombreux amas de tubercules jaunes et dans le parenchyme lui-même
des noyaux enchâssés dans un tissu très-sain d'ailleurs comme le reste
du poumon.

Rien dans le lobe supérieur. Larynx sain.

Le péricarde est rempli de sérosité louche. A la base du cœur, on
trouve des concrétions molles le long des vaisseaux. Pas d'altération de
l'endocarde pas plus que de la fibre charnue.

Cavité crânienne. — L'encéphale est décoloré. Rien à noter d'ailleurs.

Cavité abdominale. — Ascite.

Reins. — Anémiés. Quelques granulations grises en très-petit nombre.

Rate. — Quelques rares noyaux dans le parenchyme.

Foie. — Couleur cuir neuf. Il présente un certain nombre de plaques,
traces d'adhérences avec le diaphragme et des granulations grises au
centre.

Dans le hile du foie, on trouve des ganglions constitués par une matière jaune friable avec des points caséeux au centre.

Il n'y a pas de tubercules dans l'intérieur de l'organe. Poids, 1,155.

Vessie, ovaires, trompes. — Rien de spécial à noter.

Autour du pancréas (queue), on trouve un énorme paquet ganglionnaire, ainsi qu'autour de la veine porte qui est très-dilatée et paraît
comprimée par ces ganglions, d'où probablement l'ascite.

Les ganglions mésentériques présentent les mêmes lésions ; il y en a
de gros presque comme un œuf de poule. La masse la plus considérable
se trouve autour de la valvule iléo-cæcale. A ce niveau, la muqueuse
intestinale est parfaitement saine, de même au-dessus.

L'intestin est sain dans toute son étendue. On trouve dans le mésentère des granulations grises.

Les ganglions du cou, de l'aisselle présentent les mêmes altérations; ceux de l'aine sont sains.

Hypertrophie et dégénérescence tuberculeuse, à tous les degrés, des ganglions, *du médiastin, du cou, de l'aisselle droite et de l'abdomen.*
Compression de la bronche gauche par un ganglion dégénéré avec luxation en dedans de deux anneaux cartilagineux (Diagnostic de la compression pendant la vie).
Phthisie granuleuse avec broncho-pneumonie (plus accusée à droite qu'à gauche).
Pleurésie double; fausses membranes organisées des deux côtés. Epanchement séreux à gauche.

Le nommé Galy (Vincent), âgé de 44 ans, entre à l'hôpital militaire Saint-Martin le 1er février 1871 (service de M. le Dr Guibout, médecin requis). C'est un soldat de la garde républicaine, fortement constitué.

Son père est mort à 74 ans. Sa mère est morte, après l'avoir mis au monde, des suites de couches. Il n'a ni frère, ni sœur; personne ne tousse parmi ses parents. Lui-même n'avait jamais toussé avant la maladie qui l'amène à l'hôpital, il n'avait jamais éprouvé de gêne de la respiration.

A 13 ou 14 ans, il a gardé le lit pendant deux mois pour une maladie très-grave de laquelle il a failli mourir. Dans son enfance, il n'a eu ni croûtes dans les cheveux, ni maux d'yeux. Militaire depuis vingt-trois ans, il a eu trois ou quatre blennorrhagies, la dernière en 1860. Jamais de chancre, pas d'accident syphilitique. Il y a deux ans, douleurs mal délimitées le long de la jambe gauche.

1er février. Aujourd'hui, il existe un peu de gêne des mouvements du pouce de la main gauche, surtout au niveau de l'articulation métacarpophalangienne. Cette gêne ne s'accompagne pas de gonflement.

En explorant les diverses parties du corps, on constate des engorgements ganglionnaires divers et des cicatrices.

Ainsi dans les fosses sus-claviculaires, on découvre de chaque côté une masse ganglionnaire du volume d'un petit marron aplati. Dans la fosse sus-claviculaire du côté droit, on voit de plus une cicatrice irrégulière qui a froncé la peau. Le malade ne s'est aperçu de l'engorgement de ces ganglions sus-claviculaires qu'à l'âge de 32 ans. Cinq ans plus tard, ces ganglions s'étant enflammés et ayant suppuré, il entra au Val-de-Grâce, où on lui fit une incision pour donner issue au pus.

Les ganglions cervicaux latéraux sont également hypertrophiés, mais à un moindre degré. Dans la région sous-maxillaire du côté gauche, on découvre aussi un ganglion du volume d'une amande. Enfin, dans l'aisselle droite, on sent une masse ganglionnaire de la grosseur d'un œuf de poule, et dont le malade n'avait même pas jusqu'aujourd'hui soupçonné l'existence.

Une cicatrice blanche se voit vers la partie supérieure du sternum. Elle est adhérente à l'os. Le malade raconte que cette cicatrice est consécutive à un abcès qui se serait produit à la suite d'un coup de pierre, et il se rappelle avoir entendu dire par le médecin qui le soignait alors qu'il y avait carie du sternum.

Cet homme tousse depuis un mois; ayant considérablement perdu de ses forces, il n'a pu faire son service depuis quinze jours. Le début de sa maladie n'a point été brusque; il a commencé par tousser, puis a perdu l'appétit et a éprouvé un peu de gêne de la respiration. Cette gêne n'a fait qu'augmenter jusqu'à ce jour. Il n'a eu ni frisson, ni point de côté, ni vomissement. Jamais de crachement de sang. Ses crachats sont depuis un mois blancs, spumeux et d'aspect légèrement gommeux. L'expectoration est difficile. Depuis dix jours, il n'a pu se lever. S'il veut marcher, il est obligé de se faire soutenir. Depuis le début de sa maladie, il a, dit-il, notablement maigri. Aujourd'hui la face est un peu bouffie : on lui en a fait la remarque.

Examen du thorax : percussion. — En arrière, sonorité normale dans tout le côté droit. En arrière et à gauche, résistance au doigt, submatité appréciable. (Cette submatité paraît plus nettement accusée entre la partie supérieure du bord interne de l'omoplate et l'épine dorsale.) En avant, sonorité sous la clavicule droite. A gauche, submatité immédiatement sous la clavicule. Les fosses sus-claviculaires occupées par des ganglions hypertrophiés donnent de la matité.

Palpation. — A droite et en arrière, vibrations très-nettes. A gauche et en arrière, vibrations très-appréciables de haut en bas, peut-être moindres qu'à droite. En avant, vibrations conservées à droite et à gauche. A gauche, entre le bord spinal de l'omoplate et l'épine dorsale, les vibrations sont très-appréciables, quoique moindres que du côté droit.

Auscultation. — Respiration à gauche et en arrière, entre la partie supérieure du bord spinal de l'omoplate et la colonne vertébrale, ainsi que dans la fosse sus-épineuse, mais là à un degré moindre ; expiration soufflante avec caractère presque caverneux. En avant, sous les clavicules des deux côtés, mais dans une plus grande étendue à gauche, inspiration rude. L'expiration paraît prolongée à droite, mais non à gauche. Le murmure vésiculaire est net à droite, en arrière et en avant, sans mélange de râles. Voix manifestement retentissante, et peut-être légèrement œgophonique à gauche entre le bord spinal de l'omoplate en haut et l'épine dorsale. Au même niveau, on perçoit aussi un peu d'autophonie.

En arrière et à gauche, depuis la fosse sous-épineuse jusqu'en bas, râles muqueux, petits, égaux à l'inspiration seulement, ne changeant pas après la toux, disséminés uniformément en quelques points plus fins qu'en d'autres. Dans la fosse sus-épineuse gauche, on n'entend pas de râles. On n'en entend pas non plus en avant sous la clavicule droite; mais sous la clavicule gauche et derrière le bord gauche du sternum, on entend des râles muqueux, inégaux à l'inspiration. Expiration généralement difficile, constituée par des crachats aérés, légèrement gommeux, n'ayant jamais contenu de sang.

Ce malade tousse surtout la nuit; depuis un mois, il a presque chaque soir un léger frisson suivi de chaleur.

Perte de l'appétit. Soif presque continuelle.

Pouls, 80. Respiration, 30.

On prescrit un large vésicatoire à gauche et en arrière du thorax.

2 février. Matin. Prescription : Potion contenant extrait d'opium, 0,50 centigr. Bouillons et potages, 1 portion.

Une nouvelle exploration de la poitrine nous donne les résultats suivants : en avant, à peu près comme les jours précédents.

Dans la fosse sus-épineuse droite, à l'inspiration : râles muqueux. Dans la fosse sus-épineuse gauche, à l'expiration : souffle presque amphorique avec quelques rares craquements pleuraux, aux deux temps de la respiration.

En arrière et à gauche, depuis l'épine de l'omoplate jusqu'à la base du thorax, on entend à l'inspiration un assez grand nombre de râles muqueux fins. Sur la partie latérale gauche, au-dessus de l'aisselle les rhonchus humides vont en augmentant de nombre et d'intensité à mesure qu'on avance vers la base de la poitrine; ils sont sous l'oreille et ne paraissent nullement éloignés. Si le malade tousse, on entend quelques râles sibilants aux deux temps. Les râles précédemment signalés disparaissent pendant la toux pour être entendus de nouveau sans modification lorsqu'elle a cessé. Ces râles n'ont d'ailleurs pas varié depuis hier.

A droite et en arrière, pas de râles.

L'auscultation de la voix donne les mêmes résultats qu'hier.

A la palpation, on constate que les vibrations thoraciques existent des deux côtés, mais elles semblent un peu moindres à gauche, excepté au niveau de la fosse sus-épineuse, où elles sont à peine perçues.

3 février, matin. Crachats écumeux, légèrement visqueux. A ces

crachats en sont mêlés d'autres non limités, opaques et d'une coloration vert-pomme. Cette expectoration est modérement abondante.

Soir. Percussion : en avant, comme les jours précédents. En arrière, un peu de dureté au doigt à la base du poumon gauche.

Auscultation. — En avant, quelques râles à l'inspiration, du côté gauche; à droite, râles muqueux fins, un peu plus nombreux. Ces râles diminuent de nombre et d'intensité après la toux.

En arrière, on entend toujours l'expiration soufflante avec un caractère amphorique, tubaire tout au moins, dans la fosse sus-épineuse gauche et dans l'intervalle qui sépare le bord spinal de l'omoplate du même côté de la colonne vertébrale. A droite, rien d'analogue en aucun point.

A gauche, sur les côtés et en arrière, depuis l'épine de l'omoplate jusqu'à la base du thorax, mêmes râles qu'hier et les jours précédents. Murmure vésiculaire un peu plus faible qu'à droite, tenant peut-être à de la pleurésie.

A droite et en arrière, tout à fait vers la base, quelques râles humides fins à l'inspiration.

Aux deux sommets, la voix est légèrement retentissante.

Les vibrations thoraciques sont égales des deux côtés.

Dès que le malade fait un effort, dès qu'il veut s'asseoir dans son lit ou faire quelques pas, il est pris d'une grande oppression, et cela depuis dix jours. Décubitus indifférent. Pas de dysphagie. Pas d'accès de suffocation.

On ne perçoit aucun sifflement laryngé on trachéal, soit à distance, soit de près. Pas d'orthopnée.

Depuis l'application du dernier vésicatoire le malade respire mieux.

Le 4, matin. Crachats semblables à ceux d'hier. On y voit de plus un filet de sang.

Soir. A la base du poumon droit, en arrière, pas de râles, mais retentissement affaibli des râles existant à gauche.

A gauche et en arrière, les râles sont aujourd'hui plus nombreux et plus étendus. Le murmure respiratoire est manifestement moins intense partout à gauche qu'à droite. Dans la fosse sus-épineuse droite, on entend aujourd'hui à l'inspiration quelques râles muqueux moyens et peu intenses. Vers le sommet gauche, la voix est plus retentissante qu'au sommet droit. L'expiration soufflante a peut-être moins d'intensité aujourd'hui.

A la percussion, on constate une sonorité égale des deux côtés en arrière.

Le 5, soir. Chaleur, fréquence du pouls, face injectée. Constipation; ventre tendu, ballonné.

Prescription. — 1 pilule d'opium, 0,05 eentigr.; lavement purgatif.

Le 6, matin. Le lavement purgatif a déterminé plusieurs selles. Anxiété. Crachats spumeux d'un jaune sale.

Soir. Un peu d'oppression. Respiration, 46. Pouls, 86.

A droite et en arrière, vers la base, sur une hauteur de trois à quatre travers de doigt, ainsi que le long du côté droit, dans la moitié de la hauteur du poumon, râles humides moyens, à l'inspiration. A la percussion, un peu de matité seulement en bas, vers la colonne vertébrale du même côté droit.

En avant, sous la clavicule droite, sur une étendue verticale de deux à trois travers de doigt, submatité et tonalité élevée. A l'auscultation, on entend quelques craquements à l'inspiration. De plus, cette inspiration est rude, comme soufflante, à mesure surtout qu'on s'éloigne de la clavicule pour se rapprocher de la base. (Cette rudesse de l'inspiration existait les jours précédents.) A gauche, sonorité, mais abaissement du ton. Quelques craquements à l'inspiration.

Prescription. — Opium, 0,05 centigr.

Le 7. Oppression. Respiration, 40. Pouls, 100, dicrote. — Prescription : vésicatoire à droite en arrière et à la base.

Le 8, matin. Oppression. Voix un peu brève, face légèrement violacée.

Soir. Légère amélioration accusée par le malade. Crachats épais, opaques, verts jaunâtres au fond. A la surface, ces crachats sont un peu aérés.

Le 9. Crachats épais, opaques, d'un jaune sale, terreux, de mauvaise odeur. Bouche sèche. Après s'être couché sur le côté gauche, le malade a la moitié gauche de la face œdématiée.

Le malade a notablement maigri depuis son entrée à l'hôpital. En arrière, à la base droite, matité relative ; à l'auscultation, râles fins à l'inspiration. Inspiration soufflante dans une étendue comparable à celle d'une pièce de cinq francs en argent. Autour de ce point, râles sous-crépitants moyens. Ces râles vont en diminuant vers le haut et ne s'entendent plus dans la fosse sus-épineuse. (Pneumonie.)

En arrière, à la base gauche, dureté au doigt, mais son persistant. A l'auscultation, il existe toujours des râles humides, à l'inspiration surtout, moyens par places, fins en d'autres.

En avant et à droite, submatité, râles humides, fins à l'inspiration. Celle-ci est rude. A gauche, râles secs.

Toux et expectoration difficiles. Aucun des ganglions engorgés n'est douloureux. — Prescription : vésicatoire à gauche et en arrière.

Le 10, matin. Crachats abondants, d'un jaune sale, mêlés de crachats rougeâtres. Dyspnée. Voix brève.

Soir. A droite, en deux points, vers la base en arrière et vers la base sur la partie latérale, râles humides fins à l'inspiration. Celle-ci est soufflante. Matité relative sur les mêmes points. Dans les autres points du côté droit, râles moyens.

A gauche et en arrière, un peu plus de sonorité qu'à droite. Dans les trois quarts inférieurs de la poitrine de ce côté gauche, râles moyens, s'entendant aux deux temps de la respiration.

OEdème des mains et des poignets ; œdème des deux pieds.

Face amaigrie, violacée sur les lèvres, les paupières, les ailes du nez et les pommettes. Ganglions non douloureux.

Mort le 10 février à onze heures du matin.

Autopsie le 11 février 1871 à deux heures et demie par un temps très-froid.

Cavité thoracique. — Péricarde sain, rien dans sa cavité.

Cœur un peu flasque ; ses cavités renferment un peu de sang rouge noirâtre, diffluent, surtout dans l'oreillette droite. Rien du côté des valvules et de la séreuse endocardique. A la base du ventricule gauche et n avant, petite tache hémorrgagique. Sur le devant de l'oreillette gauche, petite plaque présentant un piqueté hémorrhagique.

La cavité pleurale du côté gauche est remplie par de la sérosité citrine ; le poumon est légèrement affaissé.

La cavité pleurale du côté droit est tout entière occupée par le poumon droit.

Le sommet, la moitié supérieure du côté externe et les deux tiers de la partie postérieure du poumon gauche sont reliés à la paroi costale par des adhérences filamenteuses, fermes, résistantes et vasculaires.

Au niveau de ces adhérences, le poumon est recouvert d'une fausse membrane mince, résistante, organisée. Un petit faisceau de filaments membraneux unit un point de la base du poumon au diaphragme.

Presque toute la partie antérieure, le sommet, la moitié du côté externe et de la partie postérieure du poumon droit, sont unis à la paroi costale pas des fausses membranes identiques à celles du côté gauche. Dans la scissure interlobulaire, quelques faibles adhérences, de même qu'entre le péricarde et le poumon.

Poumon gauche. — Violacé, un peu revenu sur lui-même. Sa surface, dans les points que ne recouvrent pas les fausses membranes ou au-dessous d'elles, est parsemée de granulations grises de la grosseur de petites têtes d'épingles, faisant une très-légère saillie, appréciable surtout au toucher. Coupé de haut en bas et en divers points, ce poumon présente partout le même aspect : sur un fond rouge sombre, on trouve parsemées et très-rapprochées d'innombrables granulations jaunâtres et grises, arrondies, consistantes, adhérentes, faisant saillie. Si on presse le poumon, on voit que, malgré la consistance lardacée de son parenchyme, le doigt y pénètre assez facilement et que le tissu pulmonaire se laisse déchirer. Cette pression fait sourdre un liquide roussâtre, légèrement écumeux. Un morceau de ce poumon mis dans l'eau surnage.

Examiné attentivement, on y voit un certain nombre de noyaux de pneumonie lobulaire disséminés et clair-semés, un peu plus abondants vers le sommet. Ces noyaux de pneumonie lobulaire sont du reste manifestes à la surface du poumon. A la coupe, ils sont caractérisés par une couleur rouge-acajou, et les intervalles qui existent entre eux sont violacés et foncés par le fait de la congestion.

En pressant ces noyaux de pneumonie, on en fait sourdre un peu de liquide mêlé de quelques bulles d'air extrêmement fines. Le poumon ne crépite pas à leur niveau ; il crépite au contraire dans les intervalles.

Poumon droit. — Contrairement au poumon gauche, le droit n'est point revenu sur lui-même ; il est aussi d'un violet plus clair ; sa surface est lisse, mais présente le même aspect au point de vue des granulations.

Coupé en différents sens, on voit qu'il est farci de petites granulations tuberculeuses comme le poumon gauche.

Entre ces granulations, le parenchyme est rouge foncé, plus consistant encore que du côté gauche, mais se déchirant un peu plus facilement quoique avec une certaine peine. En le pressant, on en fait sourdre à peine un peu de liquide rougeâtre non aéré. Un morceau mis dans l'eau surnage.

Dans les deux sommets, la palpation fait percevoir de petites nodosités plus grosses que les granulations isolées et disséminées dans le reste du parenchyme pulmonaire. La plèvre pariétale présente, outre les fausses membranes organisées correspondantes à celles de la plèvre viscérale, beaucoup de petites franges disposées par petits groupes d'aspect rougeâtre et chagriné, faisant une saillie de 1/2 à 1 millimètre. Vers la colonne vertébrale et le long de l'aorte de chaque côté, on voit sur la plèvre, qui se réfléchit des poumons sur la cage thoracique, de nombreuses petites granulations grises correspondant à une chaîne de

gros ganglions qui bordent l'aorte sur une largeur de 3 à 4 centimètres.

Ganglions thoraciques. — Il existe des ganglions hypertrophiés ou
dégénérés dans le médiastin antérieur et dans le médiastin postérieur.
Ceux du médiastin postérieur forment une chaîne de chaque côté de
l'aorte. Ils varient du volume d'un pois à celui d'une aveline ou d'une
amande de cacao. Un assez grand nombre sont accolés et forment de
véritables masses unies par un tissu fibreux, résistant et très-adhérent.
A la coupe, la plupart de ces ganglions présentent sur un fond d'un gris
rosé des îlots jaunâtres composés de très-fines granulations constituant
un sablé et de quelques granulations jaunâtres qui paraissent tuberculeuses.

A 1 décimètre environ au-dessous de la première vertèbre dorsale,
on voit sur la colonne vertébrale, de chaque côté de la partie moyenne
du ligament vértébral commun antérieur, une saillie jaunâtre et lisse,
de la grosseur d'un petit marron à droite et d'une aveline à gauche. Ce
sont de petites cavités pleines d'un pus crémeux. A droite, le corps ver-
tébral correspondant paraît lésé superficiellement.

Dans le médiastin antérieur, en avant et de chaque côté de la trachée,
se trouvent de nombreux ganglions mobiles dans le tissu cellulaire, du
volume d'un gros pois ou d'une noisette ou encore d'une aveline. Leur
couleur est noire ou noir marbré de gris roussâtre; quelques-uns
ont un noyau caséeux, d'un jaune clair, enfermé dans une coque. Leur
consistance est molle, quelquefois cependant elle est dure. Ils sont
constitués par trois substances différentes : l'une noire, la seconde caséeuse, la dernière crétacée, pierreuse.

La matière caséeuse, crétacée ou pierreuse se trouve toujours dans
une coque fibreuse arrondie. De ces ganglions il en est qui noirs à la
périphérie offrent au centre un noyau de matière caséeuse, gros comme
un grain de millet et entre ce point central et la périphérie noire un
aspect blanc grisâtre. Là, le tissu est assez résistant, comme l'est celui
d'un ganglion injecté ou à peu près. Au lieu d'un noyau caséeux, mou,
on peut trouver un noyau crétacé, pierreux lui-même au centre, le
tout entouré d'une coque fibreuse, de telle sorte que de la périphérie au
centre on peut trouver dans un même ganglion tous les degrés de la
dégénérescence caséiforme : coque fibreuse, état caséeux résistant, état
caséeux mou, état sablé, concrétion pierreuse.

En rapport avec les bronches, se trouvent aussi des ganglions. Le
rapport le plus remarquable existe entre la bronche gauche et un ganglion du volume d'un gros pois. Ce ganglion était situé à la partie su-

périeure de la racine de la bronche ; il repoussait vers la cavité deux anneaux naturellement soudés. Ce double anneau cartilgineux était donc luxé en dedans et de plus atrophié, ainsi qu'il résulte de sa comparaison avec les autres anneaux de la bronche. Outre la portion noire et la portion caséeuse qui le constituent, ce ganglion présente à sa périphérie une partie lardacée, consistante, un peu fibreuse (1).

C'est après une minutieuse dissection que je découvris ce ganglion. J'avais du reste été amené à croire à une compression de la bronche gauche d'après les signes fournis par l'auscultation. (Oppression facile, souffle tubaire de timbre un peu variable, persistant à l'expiration dans la fosse sus-épineuse gauche, surtout près de la colonne vertébrale et en haut entre le bord spinal de l'omoplate et la colonne vertébrale. De plus, murmure respiratoire un peu plus faible à gauche qu'à droite. Enfin, engorgement et cicatrices ganglionnaires au cou et bouffissure de la face par moment.)

Auprès de ce ganglion et de chaque côté en existaient d'autres en assez grand nombre, noirs, mobiles, dont quelques-uns avaient un noyau caséeux, et qui étaient en rapport avec les bronches, surtout en haut, en bas et en avant.

Au niveau même du hile des poumons, on voit quelques ganglions du volume d'un pois ou d'une aveline ; leur couleur est noire, leur consistance molle. Ils sont moins nombreux à droite qu'à gauche et sans rapport bien direct avec les divisions bronchiques. A gauche, on trouve trois ganglions noirs et mollasses, du volume d'une aveline, entourant la division inférieure de la bronche gauche, appliqués immédiatement contre ses parois, mais cependant mobiles. (Il est probable que pendant l'expiration, ce rapport devenait plus intime, vu la pression que les ganglions et les parois bronchiques subissaient d'une part de la paroi thoracique et d'autre part de l'air contenu dans les bronches.)

Ganglions du cou. — Il existe : 1° à l'angle de la mâchoire du côté gauche un ganglion ferme, consistant, du volume d'une grosse aveline ; 2° dans la fosse sus-claviculaire gauche et le long du cou, sous le muscle sterno-cléido-mastoïdien du même côté, une quinzaine de ganglions du volume d'une amande, peu consistants, d'une coloration jaune clair à la surface et à la coupe. La plupart sont dégénérés. Toute ou presque toute leur masse est composée d'une substance jaune clair, un peu grise, au centre de laquelle est un noyau plus blanchâtre très-volumineux. A la périphérie existe une coque ou zone mince en certains points, plus épaisse en d'autres, de matière ganglionnaire d'un violet clair. Le noyau blanc jaunâtre peut être déchiré facilement, le reste résiste. Quel-

(1) Voyez, pl. VI, fig. 2.

ques-uns de ces ganglions sont au contraire rouges et présentent à la coupe ou bien un piqueté rouge foncé, ou bien vers un point de la périphérie une sorte de noyau rouge foncé, peut-être point de départ de la dégénérescence. Trois ou quatre de ceux que l'on trouve dans le triangle sus-claviculaire sont réduits à une coque fibreuse remplie de matière tout à fait caséeuse ou de matière puriforme, crémeuse, qui s'écoule dès que le scalpel a piqué la coque. Ce pus crémeux est mêlé à des traînées roussâtres.

Du côté droit du cou, on trouve aussi des ganglions, mais moins gros. Les uns sont rouges, les autres dégénérés, comme à gauche, mais ici la dégénérescence est un peu plus avancée.

En bas, de même qu'à gauche, deux ou trois ganglions, étant piqués, ont donné issue à du pus crémeux (?).

Au niveau de la cicatrice cutanée, les ganglions, au nombre de 5 ou 6, et du volume d'un gros pois à celui d'un grain de mil, sont pierreux. Le noyau possède en son centre de la matière semblable à du plâtre. Ce noyau constitue à lui seul tout le ganglion ou bien il est entouré de matière crétacée.

Ganglions de l'aisselle. — A droite, 7 ou 8 masses de différentes grosseurs. Presque toute la masse ganglionnaire est jaune clair, assez consistante, non friable, excepté au niveau des parties centrales qui sont plus blanches. En certains points de la périphérie, existent des traces d'un engorgement simple des ganglions ; ces points sont d'un violet clair.

L'ensemble de ces ganglions équivaut au volume d'une pomme reinette.

Cavité abdominale. — Rien dans le péritoine.

Rate. — Doublée de volume, assez ferme.

Foie. — Volumineux et gros. Vésicule biliaire très-distendue, du volume d'une poire (cuissette). Elle est de couleur vert sombre.

Pancréas. — Sain.

Reins. — Congestionnés. Le gauche l'est plus que le droit. A la surface, ils offrent tous deux un assez grand nombre de taches jaunâtres entourées d'un liséré rouge. A la coupe, ces taches pénètrent en coin dans la substance rénale. Vers la partie supérieure du rein gauche existe un petit kyste transparent, du volume d'un petit pois.

Sur chacun des reins, la section permet de constater, outre la congestion, une sorte de noyau jaunâtre, un infarctus siégeant sur le milieu d'une pyramide. Au sommet de presque toutes les pyramides, on voit quelques petits groupes de fines granulations d'un jaune clair.

Bassinet. — Très-vasculaire.

Ganglions abdominaux. — Le long de la petite courbure de l'estomac existent plusieurs ganglions gros comme des avelines, caséeux, jaunes. Dans l'épiploon gastro-hépatique en existent de semblables. Immédiatement au-dessus du pancréas, entre lui, la colonne vertébrale et le hile du foie, se trouve une masse de ganglions jaunes, consistants, caséeux, du volume d'un marron ou d'une aveline, formant une masse grosse comme une orange. Quelques-uns de ces ganglions sont ramollis et contiennent du pus.

Le long de la colonne lombaire jusqu'à l'entrée du bassin existent de semblables ganglions. Quelques autres de couleur sombre et du volume d'un haricot sont dans le mésentère.

Sur la surface et dans l'intérieur d'un des ganglions de l'épiploon gastro-hépatique, j'ai vu un grand nombre de granulations d'un gris jaunâtre, très-petites, et disséminées au milieu d'un tissu rougeâtre.

OBS. III, par MM. Poyet et Baréty (avec autopsie).

Adénopathie trachéo-bronchique tuberculeuse diagnostiquée pendant la vie. Lésions avancées des poumons. — *Perte de la voix. Intégrité complète du larynx.* — Adhérences complètes des pneumogastriques et des récurrents avec les masses ganglionnaires, dont quelques-unes compriment et déforment la trachée et les bronches.

Le 31 mars 1874, le nommé Keller (Charles), journalier, âgé de 19 ans, entre à l'Hôtel-Dieu dans le service de M. le Dr Oulmont. Il est malade depuis deux mois environ; depuis ce temps, il tousse et a maigri assez notablement. A l'auscultation, on trouve une respiration un peu rude aux deux sommets et des râles sous-crépitants nombreux aux deux bases des poumons en arrière. — Sentiment de courbature générale, fièvre assez prononcée, inappétence.

Le 17 avril. Sous l'influence d'un traitement tonique et de vésicatoires à la base de la poitrine, amélioration marquée.

Le malade part à Vincennes.

Il entre de nouveau à l'hôpital le 15 mai. Il nous raconte alors que la veille, il a eu une attaque de dyspnée très-violente, pendant laquelle il est devenu bleuâtre.

Il accuse des sueurs nocturnes, de la fièvre, revenant tous les soirs, et des accès de toux très-pénibles. La voix n'a subi aucun changement.

A l'examen de la poitrine nous la trouvons globuleuse, comme celle d'un emphysémateux. Les creux sus et sous-claviculaires ont disparu.

A la percussion on éprouve une résistance légère sous le doigt, du côté gauche et une submatité assez marquée.

Rien d'appréciable du côté droit.

A l'auscultation, inspiration rude, expiration prolongée.

Râles sous-crépitants très-nombreux dans toute la hauteur du poumon gauche et à la base du poumon droit.

Pas d'expectoration.

Le ventre est légèrement ballonné, pas de diarrhée, appétit nul.

Rien d'appréciable au cœur.

Le diagnostic de phthisie aiguë est porté.

Pendant plusieurs jours, l'état du malade parut s'améliorer, bien que tous les symptômes décrits plus haut se fussent accentués. C'est alors que survinrent de nouvelles attaques de dyspnée qui, les premiers jours, ne se renouvelèrent qu'à des intervalles assez éloignés. Le ballonnement du ventre alla progressivement en augmentant, sans douleurs du reste, et on put constater une légère ascite. Pas d'albumine dans les urines.

Le 21 mai. Les jambes commencèrent à enfler, la face devint pâle et bouffie, et une diarrhée s'établit qui ne put être arrêtée. La dyspnée qui n'apparaissait que sous forme d'attaques, devint permanente.

Le 25. Le malade est pris d'une aphonie presque complète.

La dyspnée était tellement intense que je n'osai pratiquer l'examen laryngoscopique. En présence de ce nouveau symptôme, survenu subitement, je pensais à la compression possible des récurrents par des tumeurs ganglionnaires. On pratiqua de nouveau la percussion et on trouva alors une matité assez considérable en avant, limitée au manubrium sternal. En arrière, matité presque complète au niveau des premières vertèbres dorsales.

En ce point, à l'auscultation, expiration très-rude et prolongée. Sous l'influence de l'iodure de potassium prescrit au malade, il se produisit une légère amélioration.

La voix revint au bout de deux jours, mais elle n'avait plus le même timbre, elle était plus rauque.

La dyspnée parut s'apaiser un peu, mais elle revint par accès, ainsi que cela se passait dès le début de la maladie. Ces accès se rapprochèrent de plus en plus tout en devenant plus intenses. Le malade ne pouvait plus demeurer dans son lit. Le 3 juin il mourut asphyxié pendant un de ces accès.

. Baréty.   18

Autopsie le 5 juin 1874.

Hypertrophie et caséification jaune pâle, rénitente des ganglions cervicaux (sous-maxillaires, cervicaux latéraux, sus-claviculaires) *intra-thoraciques, intra-abdominaux;* légère hypertrophie avec induration des
ganglions axillaires et inguinaux.

Cavité thoracique. — Infiltration granuleuse des deux poumons,
avec noyaux caséeux; cavernules et légères indurations des sommets,
surtout du côté gauche. Adhérences des deux plèvres, de chaque côté.
Adhérence du poumon avec le péricarde. Adhérence générale et absolue
du péricarde à la paroi du cœur.

Compression manifeste de la trachée à sa partie inférieure, mais surtout au niveau de son éperon, converti en dos de selle, et des grosses
bronches, surtout de la gauche qui se trouve comme aplatie.

Adhérence avec épaississement et vascularisation sur tout leur parcours intra et extra-thoracique des nerfs pneumogastriques et récurrents.

Intégrité absolue du larynx.

Légère rougeur de la muqueuse trachéo-bronchique.

Cavité abdominale. — Les ganglions mésentériques forment le long
de la colonne vertébrale une énorme masse qui comprime les vaisseaux.

Rate. — Contenant de nombreux tubercules jaunes pyriformes. Masse
ganglionnaire de l'angle du maxillaire à gauche, du volume d'un petit
œuf de poule.

Masse ganglionnaire sus-claviculaire de même volume. Masse ganglionnaire prétrachéo-bronchique du côté droit du volume d'un œuf
de poule.

Masse ganglionnaire intertrachéo-bronchique de même dimension.

OBS. IV (personnelle), avec autopsie. Voy. pl. V.

Granulations tuberculeuses, transparentes la plupart, *généralisées* (séreuses et parenchymateuses).—Noyaux caséeux consistants dans l'encéphale, le poumon et quelques séreuses (la moelle n'a pas été retirée).
— Ulcérations intestinales. Granulations le long des vaisseaux intes-
tinaux.—Infiltration sous-arachnoïdienne considérable. Vive injection de la pie-mère. — Tumeur dans l'épaisseur de la protubérance à
droite, etc.—*Adénopathie trachéo-bronchique.* La plupart des ganglions
y sont caséeux, de même aspect que la masse caséeuse du sommet
du poumon droit. Compression de la trachée, de la bronche droite,
et peut-être aussi de l'œsophage.

L..., âgé de 8 mois, est admis avec sa mère, salle Saint-Bernard (crèche), à l'Hôtel-Dieu, le 20 janvier 1874 (service de M. le Dr Guéneau de Mussy).

Le père est malade de la poitrine. La mère a été rachitique, elle a été nouée, dit-elle. Pendant sept ans elle a eu des maux d'yeux qui lui ont laissé des taies. Réglée à 20 ans et 3 mois elle se marie et va habiter l'Afrique où elle a successivement : le tænia, les fièvres intermittentes, la fièvre typhoïde, la dysentérie. Elle revient à Paris, là elle a des douleurs, qu'elle croit rhumatismales, jusqu'à sa grossesse ; elles siégent principalement dans les tibias et à la tête et sont vives surtout la nuit. Depuis un an elle porte sur l'olécrâne gauche une exostose très-douloureuse à la pression. L'articulation est gonflée, empâtée... le membre ne peut être mis en extension complète. Pas de maux de gorge; ses cheveux tombent.

Avant celui-ci cette femme a eu 7 enfants, dont un seul est arrivé vivant. Les 3 premiers, il y a 12, 11 et 10 ans, n'étaient pas à terme. Elle accoucha du quatrième sans secours, en plein champ ; il mourut faute de secours. Le cinquième (seule survivante) a 7 ans aujourd'hui. Elle est d'une mauvaise santé et a des conjonctivites, le muguet. Enfin les deux derniers sont arrivés l'un à 5 mois, l'autre à 7 mois.

Celui-ci est né à terme il y a 8 mois, après un accouchement facile. Il eut pendant la première semaine de fortes coliques; ses matières étaient vertes (diarrhée). Depuis il s'était très-bien porté jusqu'à l'âge de 7 mois. A cette époque il eut chaque nuit une fièvre intense. Sa mère remarquait qu'il se frottait continuellement l'œil et le nez au point de s'écorcher, il criait très-fort toute la nuit. Vers le sixième jour il fut pris d'écoulements abondants par le nez, la mère salissait une serviette par jour pour l'essuyer. Le liquide qui s'écoulait était jaune citrin, il s'y trouvait des filaments de sang qui augmentaient chaque jour, cela dura trois semaines ; alors pendant deux jours l'écoulement devint presque exclusivement sanguin et s'arrêta, la mère lui avait fait des fumigations d'eau de noyer. A partir de ce moment il se mit à tousser par quintes, souvent il vomissait en toussant. La mère retirait de sa bouche un liquide verdâtre, épais. Il vomissait aussi en dehors des quintes un liquide jaunâtre, fluide. Pendant huit jours il avait eu une forte diarrhée que l'on avait arrêtée il y a quinze jours avec des lavements amidonnés.

Entré le 20 janvier. A l'auscultation, on entend à droite un souffle sans râles, le son est mat à la percussion à droite (sommet ou moitié supérieure du poumon).

Adénite cervicale latérale légère.

L'enfant avale difficilement ; on ne voit rien d'arnormal dans le pharynx, les yeux sont hagards, constamment ouverts, la prunelle droite est plus dilatée.

Au-dessus de l'oreille gauche il porte une croûte recouvrant une petite ulcération qui s'est montrée il y a quinze jours.

21 janvier. Il a été pris vers une heure de convulsions qui durèrent trois quarts d'heure.

Le pouls est d'une fréquence remarquable.

Le 23. Hier à 4 heures les convulsions ont recommencé, l'enfant est mort pendant la crise.

Encéphale. — Dure-mère adhérente partout au crâne.

Infiltration sous-arachnoïdienne très-abondante. Le liquide sous-arachnoïdien est de la sérosité généralement claire, mais comme gélatineuse et vert-pomme clair, en avant de l'extrémité antérieure des lobes moyens et surtout dans la scissure de Sylvius.

La pie-mère est partout très-injectée. On voit notamment de nombreuses stries vasculaires sur le chiasma et les nerfs optiques dans la cavité crânienne.

Sur la surface du cerveau et du cervelet on voit en divers points des plaques d'un jaune clair, consistántes, avec un léger relief, faisant corps avec les méninges encéphaliques et pénétrant dans la substance périphérique de l'encéphale. On trouve ces plaques aussi bien à la surface convexe qu'à la base de l'encéphale, on en trouve au moins 7 ou 8 au cerveau et 5 ou 6 sur le cervelet, elles ont l'étendue d'une grosse lentille au plus. Deux de ces plaques sont situées sur la face interhémisphérique du côté cervical droit. La plupart existent d'ailleurs sur l'hémisphère droit. Celui-ci sur sa face externe en présente un très-grand nombre formant un groupe de l'étendue de quelques centimètres, elles sont ainsi réparties et disposées. Au centre et correspondant aux 2 ou 3 sillons du cerveau une traînée irrégulière jaune vert-pomme clair et tout autour un semis de petites plaques de diverse étendue, ayant au plus l'étendue d'une lentille et au moins celle d'un grain de millet. Toutes ces plaques font une légère saillie et sont reproduites exactement sur la partie correspondante de la dure-mère (rien sur le crâne dans les points correspondants). Toutes ces plaques pénètrent dans la substance grise du cerveau et forment par le fait de petites nodosités d'aspect caséeux. Il en est de même des autres plaques signalées. Nous signalerons spécialement du côté du cervelet une tumeur analogue à celle décrite, superficielle, du volume d'un gros pois, située en avant et à la partie moyenne de la face inférieure du cervelet et une tumeur semblable entourée d'une petite zone étroite violacée rouge, dans l'épaisseur même de la moitié droite de la protubérance annulaire. Enfin sur la coupe la protubérance paraissait rosée.

Les parties centrales du cerveau étaient ramollies.

Cavité thoracique. — La surface des deux poumons est formée de granulations grises bleuâtres, demi-transparentes, miliaires. Ces granulations existent très-nombreuses dans l'épaisseur du parenchyme des deux côtés.

Le sommet du poumon droit, consistant, adhère intimement à la plèvre pariétale sur presque toute son étendue. Cette adhérence est indestructible.

Vers la périphérie en dehors et en arrière du lobe supérieur, on voit deux gros et principaux noyaux caséeux jaunâtres entourés de nombreuses granulations à trois périodes de développement, les unes grises demi-transparentes (rares), d'autres grises demi-transparentes à la périphérie, opaques, jaunâtres au centre (un peu plus nombreuses), les autres enfin (la plupart) jaunâtres pâles, plus ou moins confluentes, quelques-unes attenantes et confondues avec les masses jaunâtres décrites. Vers le hile, on voit une masse ovalaire jaunâtre caséeuse située entre deux sections de bronches, c'est la moitié interne d'un ganglion caséeux situé précisément dans l'angle de séparation de deux ramifications bronchiques et que l'on retrouve figuré planche v. Dans la fig. 12, il est visiblement situé entre les deux principales divisions de la bronche droite (marqué par un pointillé).

Au centre du lobe supérieur et aux dépens de la masse caséeuse se voit une cavité anfractueuse du volume d'une noisette, ne communiquant pas visiblement avec les bronches.

Plèvres. — La plèvre droite seule présente des granulations grises demi-transparentes et quelques noyaux d'un jaune clair irrégulièrement arrondis, du volume de pois aplatis legèrement.

Les ganglions trachéo-bronchiques sont tous hypertrophiés, la plupart caséeux, offrant la même couleur jaune pâle et la même consistance (assez ferme) des masses uniformes du lobe supérieur du poumon droit. Un détail important à remarquer, c'est que l'hypertrophie et la dégénérescence des ganglions trachéo-bronchiques sont beaucoup plus accusées du côté du poumon dont le sommet droit offre plusieurs gros noyaux caséeux, que du côté du poumon gauche. On peut s'en assurer en examinant la planche v.

La planche v, fig. 1 et 2, montre la situation et le volume exact de ces ganglions vus par la face antérieure et par la face postérieure.

D'une manière générale tous les angles formés par une division des bronches sont occupés par un ganglion (ici caséeux) jusque dans l'intérieur du hile pulmonaire.

Trois principaux ganglions ou groupes de ganglions méritent ici une attention particulière, ce sont :

1° Un groupe ganglionnaire situé dans l'angle formé par la division de la trachée en deux bronches (charnu, rouge, adhérent aux bronches).

2° Un petit groupe situé en arrière de celui-ci, dont il est séparé par l'œsophage. Cette situation de l'œsophage entre deux groupes de ganglions, non caséeux, rouges, puis congestionnés récemment, expliquerait peut-être la gêne de la déglutition constatée chez cet enfant, à moins d'attribuer cette gêne à une paresse musculaire par l'influence des lésions cérébrales.

3° Enfin un gros ganglion caséeux avec d'autres attenant qui occupe la partie supérieure et antérieure de la bronche principale droite et la face latérale et antérieure de la trachée, se prolongeant jusque derrière la crosse aortique qui se creuse une gouttière sur cette masse, un ganglion caséeux attenant à la face antérieure de ce gros ganglion caséeux (bronchique, etc.) se trouve placé dans l'angle qui forme la division de la veine cave supérieure en deux troncs veineux brachio-céphaliques, (pl. v, fig. 1). Quelques ganglions, les uns rouges, charnus, aplatis, les autres caséeux, existent entre la crosse aortique et le tronc veineux brachio-céphalique gauche; celui-ci se creuse un sillon sur eux. Le tronc brachio-céphalique droit s'appuie sur la face antérieure du gros ganglion caséeux sus-bronchique droit situé entre ce gros ganglion et celui qui lui est attenant et se trouve placé dans l'angle qui sépare les deux troncs veineux.

Le gros ganglion caséeux sus-bronchique est intéressant à considérer au point de vue de ses rapports avec la trachée et la bronche droite. Il adhère intimement à la face externe de leurs cartilages qu'il déprime. Sur une coupe de ce ganglion et de la trachée près de sa bifurcation (planche v, fig. 3 et 4), on peut apprécier le genre et le degré de déformation qu'ont subis la trachée et la bronche droite. Au lieu d'une cavité arrondie régulièrement, on trouve là une cavité de forme triangulaire par suite de l'aplatissement qu'ont subi les anneaux cartilagineux. La muqueuse de la trachée et des bronches est partout d'un rouge vif.

Le gros ganglion dont nous venons de parler est séparé de la bronche droite vers sa partie externe par la veine azygos qui contourne cette bronche et se porte en arrière et en bas ; cette veine ne paraît avoir subi aucune compression, car la surface du ganglion est déprimée à son niveau.

Que deviennent les nerfs phréniques et les nerfs pneumogastriques ?

Les nerfs phréniques passent au-devant de l'ensemble des ganglions et ne paraissent subir aucune compression.

Les nerfs pneumogastriques offrent des rapports intéressants.

Nerf vague droit. — Il est plus gros que le gauche. D'abord situé entre la face postéro-externe de la carotide droite et une chaîne gan-glionnaire ascendante caséeuse, superposée au gros ganglion caséeux sus-bronchique droit, il sé porte en arrière en contournant la face su-périeure de ce ganglion, puis se porte en bas le long de la face posté-rieure de ce ganglion auquel il adhère d'une façon intime, au point qu'on a beaucoup de peine à l'en détacher avec l'aide d'une pince et d'un scalpel, puis arrivé au niveau de la face postérieure de la bronche droite, il se divise en plusieurs rameaux.

Nerf vague gauche. — D'abord situé en avant d'une chaîne gan-glionnaire (caséeuse) ascendante située entre la carotide gauche et la sous-clavière, il se porte bientôt en arrière séparé de la face supérieure de la bronche gauche par une traînée de ganglions caséeux qui se trouve à cheval le long de la face supérieure de cette bronche, puis descend en arrière.

RAPPORTS des principaux ganglions ou groupes ganglionnaires.

1° *Ganglion sus-bronchique droit.* — Ce ganglion arrondi, caséeux a le volume d'une petite noix. Il est situé dans l'angle obtus que forme en haut et en dehors la trachée (bord externe de la trachée) et la bronche droite (bord supérieur).

Il est en rapport avec la face antéro-externe des derniers anneaux de la trachée et la face antéro-supérieure externe des anneaux de la bron-che droite correspondante (V. planche v, fig. 1, 2).

En dehors il est en rapport avec la face interne du poumon droit et la 1re division ascendante de la bronche principale droite.

En arrière, ce ganglion ne dépasse pas le plan qui passe par la por-tion membraneuse de la trachée, il est en rapport : 1° avec la partie postérieure (bord rachidien) du poumon droit ; 2° avec une portion de la chaîne ganglionnaire ascendante latérale droite de la trachée ; 3° le pneumogastrique qui le contourne et lui adhère intimement.

En bas, il est en rapport avec l'angle rentrant que forme supérieure-ment la bronche droite avec la première division bronchique ascendante, et là, avec la veine azygos qui se porte en arrière puis en bas.

En haut, il est en rapport avec la chaîne ganglionnaire trachéale latérale droite.

En avant, avec un ganglion du volume d'un très-gros pois qui s'insinue entre les deux troncs veineux brachio-céphaliques au niveau de leur angle rentrant de séparation, et avec le tronc veineux brachio-céphalique droit qui le sépare d'une petite chaîne ganglionnaire située en avant d'elle.

Il résulte de tous ces rapports, que ce gros ganglion est à cheval sur la trachée, la bronche droite et la première division ascendante, sur l'angle rentrant formé par le tronc-veineux, brachio-céphalique et la veine azygos, enfin, par le ganglion antérieur qui en dépend sur l'angle rentrant formé par le tronc veineux brachio-céphalique droit et par le gauche, ou mieux la veine thyroïdienne.

2o Le *groupe ganglionnaire interbronchique trachéal* ou *intertrachéobronchique*, de consistance et d'aspect généralement charnus, occupe exactement l'espace angulaire laissé au bas par la division de la trachée. Il est à cheval sur la face inférieure des deux bronches auxquelles il adhère assez fortement, il forme un carré allongé qui se porte beaucoup plus à droite qu'à gauche le long de la bronche correspondante.

Il est en rapport, en avant, avec les oreillettes et les veines pulmonaires, une portion de la crosse aortique, ou mieux le groupe ganglionnaire qui l'en sépare et la bronche droite de l'artère pulmonaire.

En arrière il est en rapport avec l'œsophage, les pneumogastriques, l'aorte, la veine azygos, d'autres ganglions plus postérieurs, situés en avant de la veine azygos et entre celle-ci et l'aorte.

Cœur. — Un peu de sérosité jaunâtre dans le péricarde. Dans l'épaisseur du péricarde et au pourtour inférieur de la veine cave inférieure au point où elle traverse le diaphragme, on remarque une traînée ganglionnaire (charnue, rouge, violacée, clair) de l'étendue de 2 à 3 cent. et large de 1 cent.

Cavité abdominale. — L'épiploon est adhérent à la paroi abdominale sur une petite étendue.

Toute la séreuse péritonéale est parsemée de granulations, isolées et confluentes, les unes plates et grises, demi-transparentes, la plupart confluentes, opaques, jaunâtres, du volume de grains de chènevis ou de lentilles.

On voit aussi de nombreuses granulations demi-transparentes ver-

dâtres, miliaires, sur toute la surface du foie, et la rate présente un semis serré de granulations jaunâtres du volume de grains de chènevis.

Le ligament suspenseur présente quelques granulations miliaires
très-nettes (demi-transparentes).

Examen de chaque viscère abdominal. — *Gros intestin.* — A la partie inférieure, près de l'anus, on remarque deux ulcérations qui ressemblent à des pustules de variole. A 1 décimètre plus haut une autre
ulcération semblable, à 1 décimètre au-dessus de celle-ci une autre, et
à 3 ou 4 centimètres plus haut encore plusieurs autres ulcérations
toutes pareilles aux deux plus inférieures. La muqueuse du gros intestin est parsemée en outre de nombreuses petites saillies hémisphériques.
Eruption folliculaire miliaire.

La valvule iléo-cæcale est mollasse, inégale, épaissie, injectée. Sur
sa face qui répond à l'intestin grêle, on remarque une plaque ulcérée,
mamelonnée, de l'étendue d'une pièce de vingt centimes, arrondie.
Immédiatement après, au-dessus, on remarque une autre plaque ovalaire double transversalement et obliquement située, mamelonnée et
ulcérée par places avec des inégalités de la grosseur d'un grain de
chènevis.Un peu plus loin, à 1 centimètre environ, on trouve une autre
ulcération analogue à la première.

Dans l'angle iléo-cæcal dans l'épaisseur du mésentère, se trouvent de
nombreux ganglions mamelonnés, dont l'un d'eux, notamment, du volume d'une grosse amande fraîche munie de ses enveloppes, adhère à la
paroi du cœur. Puis on voit aussi un autre ganglion principal analogue
à celui-ci. Celui-ci incisé montre des surfaces de coupe en partie ca-
séeuses, consistantes (les 3/4) et en partie rosées, charnues (le 1|4). La
partie caséeuse est limitée extérieurement par la surface même du ganglion ; en dedans sa limite est inégale, ondulée, irrégulière, elle fait une
saillie (bombée) légère sur la coupe. Dans l'intervalle de ces deux
principaux ganglions on en trouve une foule d'autres plus petits de
volume inégal, consistants et caséeux aussi, et sur la séreuse mésentérique qui les recouvre et les relie, on remarque de très-nombreuses granulations jaunâtres un peu saillantes, de l'étendue d'un grain de millet ou
de chènevis, que l'on réussit à enlever avec l'ongle.

Dans l'intestin grêle on compte environ 28 plaques de Peyer gau-
frées, d'autant plus nombreuses qu'on approche de la valvule iléo-
cæcale, dont un grand nombre ulcérées à l'une de leurs extrémités ou
dans leur partie centralé (ulcération mamelonnée). Dans la partie supérieure de l'intestin on trouve plus spécialement l'ulcération de quel-

ques follicules clos. Ces ulcérations (des follicules isolés), tantôt uniques, tantôt doubles, sont entourées d'un bourrelet saillant, mousse, inégal, consistant, et le fond de l'ulcération est rouge. Du côté de la séreuse, au niveau de chaque ulcération, en général on trouve des noyaux jaunâtres, légèrement saillants, consistants, réunis en groupe et séparés par une fine injection; ces granulations ont l'étendue d'un grain de chènevis. On voit aussi quelques-unes de ces granulations isolées répondant au bord mésentérique de l'intestin. D'autres granulations plus petites, brillantes, grisâtres, demi-transparentes, existent aussi le long du bord mésentérique et le long des vaisseaux sanguins que l'on voit se ramifier dans une direction transversale à l'intestin. Cette disposition est surtout nette sur le gros intestin (séreuse).

Nous ajouterons que l'angle iléo-cæcal et la partie du mésentère qui lui correspond est le point où l'injection est la plus vive, où les granulations sont les plus nombreuses.

Ajoutons encore que l'on remarque tout le long de la muqueuse de l'intestin grêle de nombreux petits grains folliculaires.

Foie. — Diam. transverse, 14 centim.; antéro-postérieur, 9 cent. 1[2; épaisseur, 4 cent. 1[2.

Il est jaune pâle, gros; les côtes ont laissé leur impression sur lui.

Il est parsemé de très-nombreuses granulations, demi-transparentes, verdâtres ; à sa surface et dans sa profondeur, le ligament suspenseur offre des granulations miliaires, et sur le ligament triangulaire à droite, on trouve un noyau jaunâtre du volume d'un gros haricot.

La *rate* a le volume d'un œuf de poule, elle est adhérente au diaphragme, au côlon et à l'estomac, parsemée d'un très-grand nombre de granulations jaunâtres, du volume d'un grain de mil ou de chènevis, à sa surface et dans toute sa profondeur.

Reins. — Ils présentent un certain nombre de taches jaunâtres à leur surface, ce sont de petits noyaux jaunâtres, quelques-uns sont plus profonds. Le rein droit en présente plus que le gauche.

Tissu osseux. — *Côte.* — *Os du genou droit.* — Aucune altération appréciable.

Obs. V (avec autopsie), communiquée par notre collègue et ami le
Dr Joseph Renaut (1).

Tuberculisation des ganglions bronchiques (forme caséeuse).—Rétrécissement aortique (*par compression*).—Hypertrophie cardiaque. — Mort par granulie, après de nombreux accès d'asystolie.

Dans le courant du printemps de 1872 un jeune homme de 17 ans, de constitution lymphatique, entra dans le service de M. A. Fauvel (Hôtel-Dieu). Depuis longtemps ce jeune homme souffrait de palpitations fréquentes ; dans le courant de l'hiver il s'était enrhumé et toussait très-souvent. Enfin, de l'œdème des malléoles survint et à son entrée il y avait un notable degré d'anasarque.

L'examen de la région précordiale montra à la percussion une matité considérable remontant jusqu'au-dessous de la clavicule, la pointe battant à gauche du mamelon dans le septième espace intercostal. L'impulsion de la pointe était très-nette. Rien ne pouvait faire croire à une péricardite. A la base, un thrill extrêmement intense, systolique, avait son maximum au foyer des bruits aortiques. A l'auscultation, un bruit de soufflet systolique extrêmement intense, présentant le même maximum, couvrait toute la région du cœur et se propageait dans les vaisseaux avec une grande intensité. Le pouls était petit, mais régulier.

Comme l'intensité extrême du souffle systolique de la base empêchait d'entendre nettement les autres bruits du cœur, normaux ou non, on posa le diagnostic suivant : rétrécissement aortique, rétro-dilatation extrême, peut-être aussi lésions multiples d'orifices?

Le poumon paraissait simplement emphysémateux avec des râles d'œdème aux deux bases. Le foie était volumineux. L'aspect général du malade était caractéristique de l'état d'asystolie.

Ce jeune homme resta dans cet état plusieurs semaines, puis sous l'influence combinée du repos et de la digitale l'œdème disparut à peu près complètement pour revenir de temps en temps. Dans le courant du mois d'août (?) survint enfin de la fièvre continue, avec énorme épanchement dans les deux plèvres, et au bout de quelques jours le malade mourut avec quelques phénomènes cérébraux, mais surtout à la suite des progrès de l'asphyxie et de l'anasarque.

A l'*autopsie*, on trouva une tuberculisation miliaire, généralisée, surtout dans les séreuses. Les plèvres étaient couvertes de tubercules jeunes très-serrés qui leur donnaient l'aspect du chagrin et au milieu

(1) Cette observation intéressante, communiquée seulement au dernier moment, n'a pu figurer dans le Résumé anatomo-pathologique.

desquels se montraient des granulations confluentes plus grosses. Le poumon ne présentait que quelques îlots de pneumonie caséeuse non ramollis, et si rares qu'il fallait les chercher avec attention.

Mais tous les ganglions bronchiques et médiastinaux en général étaient énormément tuméfiés, de volume variant entre celui d'un œuf de pigeon et celui d'un œuf de poule. En avant de la crosse de l'aorte, l'un d'eux avait acquis le volume d'un gros œuf d'oie, et, transformé en un sac clos plein de pus, aplatissait le vaisseau contre le hile du poumon. Plusieurs autres ganglions, gros comme d'énormes noix, complétaient la compression, de sorte que les vaisseaux étaient dans le médiastin englobés dans une masse solide de ganglions caséeux. On sentait à peine un peu d'induration des glandes du cou dont le volume était à peu près normal. Le péricarde était couvert de granulations très-récentes. Le cœur très-gros (*cor bovinum*) était en dégénérescence graisseuse. L'aorte était athéromateuse, mais les valvules se sont montrées perméables et suffisantes aux épreuves classiques par l'eau.

Obs. VI (personnelle), sans autopsie.

Rougeole sept ans avant le début des accidents. — *Tumeurs ganglionnaires intrathoraciques, cervicales et axillaires.* — Saillie douloureuse à droite du manubrium sternal. — Signes manifestes d'adénopathie trachéo-bronchique. — Œdème de la face et du cou. — Dilatation des veines du thorax et du bras droit. — Diminution du murmure respiratoire du côté droit du thorax, etc. Amélioration passagère, puis état stationnaire.

Le nommé Bretonneau (Alphonse), âgé de 25 ans, sabotier, est d'abord examiné à la consultation du 27 mars 1872, puis entre le 3 avril de la même année à l'hôpital Saint-Louis (service de M. le Dr Lallier).

27 mars 1872. A. F. (*antécédents de famille*). Mère morte à 50 ans environ, après avoir été malade pendant dix-huit ans de paralysis agitans.

Père âgé de 50 ans, jouit d'une bonne santé.

Deux sœurs se portant bien.

Grand-père et grand'mère maternels, âgés : l'un, de 90, et l'autre, de 91 ans ; bien portants.

A. M. (*antécédents du malade*). Vers l'âge de 3 à 4 mois, il aurait eu à la région antérieure du cou une lésion spontanée non caractérisée. A ce niveau, *lui disait-on,* les aliments sortaient au dehors. Il n'y avait probablement qu'un peu de gêne dans la déglutition avec régurgitation, sortie des aliments non par la plaie mais par la bouche. On n'en voit aujourd'hui aucune trace.

Depuis l'âge de 7 à 8 ans, céphalalgie frontale fréquente, moins fréquente depuis cinq ans.

Sujet aux épistaxis depuis la même époque jusqu'à il y a deux ans. Ces épistaxis survenaient presque tous les jours.

Pointe de hernie inguinale gauche depuis l'âge de 16 ans, survenue à la suite d'un effort. A porté un bandage durant quatre ans. Il en souffre depuis deux mois, et la hernie fait de nouveau saillie. Cela paraît devoir être attribué à la toux dont il souffre depuis trois ou quatre mois.

Rougeole il y a huit ans.

Jamais de blennorrhagies ni de chancres. Jamais de douleurs articulaires.

A 18 ans et demi, il apprit l'état de sabotier, qu'il a exercé jusque il y a huit mois.

Ce métier a été pour lui très-pénible. Il était obligé de faire des efforts fréquents et considérables. Il importe de noter que pour creuser le bois destiné aux sabots, il prenait un point d'appui énergique sur le bord inférieur de la paroi antérieure de l'aisselle droite, et par là sur le fond de l'aisselle d'avant en arrière et de bas en haut. C'est à ces efforts que le malade croit pouvoir attribuer l'état actuel de sa santé. Aussi, il y a huit mois, s'est-il déterminé à quitter le métier de sabotier et il s'est placé comme manœuvre dans une fabrique d'indiennes à Corbeil.

Il y a un an, il remarqua que la face était œdématiée surtout à droite (*moitié droite*), le gonflement était surtout accusé la nuit et le matin, et le jour il diminuait un peu, pour s'accuser de nouveau dès le soir. Il a remarqué que le dimanche, reposant quelques heures de plus au lit, l'enflure était plus notable.

En même temps il remarqua que le cou, surtout à droite, se gonflait, se comportait comme la face. Il a remarqué dès le début (il y a un an), une saillie anormale dans le triangle sus-claviculaire et ce n'est que depuis un mois qu'il y a découvert une petite grosseur. ·

Il y a huit mois, il remarqua des stries bleuâtres, ondulées, serrées, au-dessus du creux épigastrique.

Il y a cinq mois, des veines du cou de la partie antérieure du thorax et des bras — surtout du droit — se sont développées, ont grossi, et sont devenues apparentes pendant le repos, s'accusant surtout pendant un effort quelconque ou la position déclive.

Depuis six mois, il se plaint de souffrir dans l'aisselle droite, ce sont des tiraillements, une sensation d'arrachement, qui se propage quelquefois jusqu'au cou par la partie interne.

Tousse depuis six mois de plus en plus. Crachats rares, expectoration difficile.

Depuis environ huit mois, il s'aperçoit qu'en faisant quelques efforts, il est essoufflé. Cet essoufflement a augmenté.

Environ tous les quinze jours, depuis six mois, la douleur de l'aisselle, de la partie interne du bras, devient très-vive surtout si l'atmosphère est humide. Il est pris de frisson, de fièvre, le cou et la face deviennent plus gros ; il éprouve de la somnolence (il a toujours envie de dormir alors), la tête est lourde. Cela dure trois ou quatre jours, puis il reprend son travail.

Ces sortes d'accès surviennent surtout la nuit. Ils débutent toujours par une exagération de la douleur qui reste localisée à l'aisselle, à la partie interne du bras, allant quelquefois jusqu'au coude et à l'omoplate, jamais le long du cou.

L'appétit est généralement moindre depuis qu'il est malade. Il éprouve du dégoût fréquemment pour les aliments. Ce sont surtout les substances acides qui lui plaisent ; il mangerait toujours de la salade, dit-il.

Marié depuis deux ans ; n'a jamais fait d'excès de boisson.

L'hiver passé, il a été exposé au froid. Il y a quatre ans, à Mennesy, près Corbeil, il fut exposé au froid humide.

État actuel. — Aspect extérieur. — Face. — La face est colorée, mais cela est habituel chez le malade. Le côté droit de la figure paraît un peu plus volumineux que le côté gauche. Les veinules des paupières sont un peu développées, rouges.

Les veines du front, des temples, de l'angle interne des yeux et de la paupière inférieure, sont plus développées qu'à l'état normal ; le moindre effort l'augmente, le continue ; c'est surtout alors que les veines du cou et des tempes deviennent saillantes. Au repos, dans la station assise, et pendant le silence et l'absence de tout mouvement, à la place des veines du front on voit des sortes de sillons bleus.

Les lèvres sont habituellement rosées. Les veines ranines ne sont pas augmentées de volume.

Cou. — Le cou est élargi. Disons tout de suite que le corps thyroïde est normal.

Les veines du cou sont saillantes, même à l'état du plus grand repos, surtout du côté droit.

Les triangles sus-claviculaires sont effacés, surtout le droit. Dans le gauche, on sent quelques ganglions très-petits, indolents, à droite ; on fait rouler à l'angle inférieur et antérieur de ce triangle, une masse ganglionnaire, consistante, lobulée, grosse comme une petite noix, indolente. En dehors on sent quelques ganglions indolents, gros comme des pois. Ces ganglions, à droite et à gauche, sont au milieu d'une sorte d'empâtement mollasse non réductible des tissus.

Thorax. — Le devant du thorax, sur une surface triangulaire dont la base correspond aux clavicules et le sommet à l'épigastre, est sillonnée, même à l'état du plus grand repos, par un grand nombre de veines dilatées bleues, sinueuses. Deux groupes principaux de ces veines dilatées, tortueuses, forment les côtés latéraux de ce triangle en passant en dedans des mamelons, on les voit converger avec les autres qui remplissent l'intérieur de l'espace triangulaire, là elles semblent se perdre et sont tout d'abord cachées par une plaque de veinosités cutanées.

De l'épigastre au pubis, on n'aperçoit tout d'abord aucun trajet veineux; mais, si on vient à tendre la peau du voisinage, l'on aperçoit un trajet veineux assez développé, qui suit la ligne blanche, se divise en deux branches pour contourner l'ombilic. Ces deux branches se jettent dans les veines sous-cutanées abdominales. Au niveau même de la cicatrice ombilicale on n'aperçoit aucune dilatation vasculaire.

A la base du thorax, les veines se continuent d'une part avec celles du cou, et latéralement avec celles des bras, dilatées elles-mêmes.

Cette dilatation occupe aussi les veines superficielles des bras à leur partie antérieure (celles qui se continuent avec les thoraciques en passant au devant de la paroi antérieure de l'aisselle, devant le grand pectoral), mais encore la veine principale du membre, en dedans du bras. Là, la dilatation est en chapelet, ce qui dépend de la présence des valvules. Cet aspect existe aussi en partie aux jugulaires externes.

Disons que, aussi bien qu'au cou, la dilatation des veines du thorax et des bras est plus accusée à droite qu'à gauche.

Pendant les efforts, même faibles, cette dilatation s'exagère et elle s'étend aux avant-bras.

Jamais les bras, avant-bras, mains, n'ont été enflés.

Le long du bord droit du sternum, sur une hauteur de quatre travers de doigt, depuis l'articulation sterno-claviculaire droite, ou mieux depuis le bord inférieur de la clavicule en dedans, et sur une largeur de deux travers de doigt, on remarque une saillie mollasse résistante, douloureuse à la pression, sans limites précises, paraissant occuper surtout les espaces intercartilagineux.

La paroi antérieure de l'aisselle droite est douloureuse spontanément et à la pression. Dans l'aisselle quelques ganglions douloureux, gros comme des petits pois ou des haricots.

Exploration de la poitrine. — *Percussion.* — En avant, il existe de la matité presque absolue sur une petite surface ainsi délimitée. Cette matité s'étend verticalement, depuis l'articulation sterno-claviculaire droite jusqu'à la cinquième côte. Transversalement, elle s'étend depuis le bord gauche du sternum (en le dépassant un peu vers la deuxième côte gauche) jusqu'à trois travers de doigt du bord de cet os. En haut et à droite, cette matité se porte vers le milieu de la clavicule droite et se perd dans le triangle sus-claviculaire droit. Cette matité se rapproche d'autant plus de la matité absolue, qu'on percute les parties centrales de la surface où la matité est nette. Au niveau de la région cardiaque il n'existe pas de matité.

Dans toute cette région, aussi bien que sous la clavicule gauche, la sonorité est très-grande, le ton est bas, les vibrations sont amples.

A droite, sous la clavicule droite, existe de la sonorité, mais le ton est plus élevé. Ce ton, plus en bas, est moins élevé, et se rappproche de celui du côté gauche.

En arrière, sonorité partout, seulement le ton est un peu plus élevé du côté droit que du côté gauche, notamment en dedans des fosses sus-épineuses et le long des gouttières vertébrales sur toute leur largeur et sur presque toute la hauteur du thorax à partir de la limite supérieure.

Vibrations conservées à la palpation. Sensation douloureuse dans la fosse sus-épineuse droite et entre le rachis et l'angle supéro-interne de l'omoplate où les muscles sont plus développés. Dans la fosse sus-épineuse droite, le doigt perçoit quelques grains consistants douloureux. Au haut du dos quelques rares veinosités cutanées.

Auscultation. — En arrière, diminution manifeste du murmure vésiculaire dans tout le côté droit, en avant et à droite de même, de plus, en arrière et à droite, l'expiration est soufflante, tubaire, sèche, le long du rachis, depuis le cou jusqu'au milieu de la hauteur du thorax. Ce souffle expiratoire est prolongé, et se perçoit aussi à la partie interne des fosses sus-épineuses, ainsi que dans les gouttières vertébrales, dans les mêmes limites verticales, et il importe de noter que ce souffle est mieux perçu, plus sec, en quelque sorte plus vibrant, moins étouffé, si l'on peut parler ainsi, à gauche qu'à droite.

En avant, souffle expiratoire prolongé tubaire perçu dans les limites de la matité et se prolongeant le long des clavicules (corps conducteurs).

Auscultation. — La voix est plus retentissante dans les points où est entendu le souffle expiratoire. En arrière, elle paraît un peu plus retentissante à gauche qu'à droite.

Aucun souffle au cou. — Rien au cœur. Le cœur bat dans le cinquième espace à deux travers de doigt du sternum, et à trois travers de doigt du mamelon. — Pouls dicrote, égal des deux côtés. — Foie et rate, volume normal.

Examen du sang. — Rien à noter. — Toux fréquente. La toux est généralement sèche; elle a un timbre voilé argentin. Tousse beaucoup le matin en se levant et quand il mange entre ses repas. Les aliments secs surtout le font tousser. Essoufflé dès qu'il fait une course, dès qu'il marche. S'il parle beaucoup la face se gonfle. Quelquefois sorte de sifflement dès qu'il est essoufflé. Dès qu'il est essoufflé, toutes les veines déjà dilatées se gonflent, se remplissent de sang. Pas de ganglions, ni latéraux, ni post-cervicaux. Pas de ganglions dans l'aisselle gauche, ni dans les régions inguino-crurales.

27 mars 1872. Déglutition facile. Quelquefois éclairs (yeux); pupilles égales. — Bromure de potassium, 10 gr.; eau, 100 gr. (une cuillerée à soupe).

3 avril. Le malade ne trouvant aucune amélioration dans son état se décide à entrer à l'hôpital. Un peu d'enrouement, un peu de toux, *a frigore*.

Exploration de la sensibilité au cou, au niveau du ganglion non douloureux, à droite, dans le triangle sus-claviculaire en avant : sensibilité tactile, thermale et douloureuse, moindre qu'ailleurs.

Le côté droit du devant du thorax est moins sensible (trois ordres de sensibilité) qu'à gauche et cela dans les limites de l'engorgement des veines.

Cette diminution dans la sensibilité est surtout appréciable au niveau des varices cutanées de l'épigastre. Aucune déformation naturelle. Depuis qu'il est enroué, il souffre un peu en avalant. — Deuxième degré, pas de traitement.

Le 5. 25 centig. iodure de pot. La douleur de l'aisselle s'est un peu calmée. Voix enrouée, toujours un peu de toux. Pas d'expectoration.

Le 6. La voix revient, tousse peu.

Le 8. Hier et avant-hier, un peu de coryza et de larmoiement.

15 avril. Il a maigri. Peu d'appétit, bouche mauvaise. — Examen d'une goutte de sang : on ne voit pas de globules blancs ; globules rouges, petits, s'altérant vite, non disposés en piles. — Supprimer aujourd'hui iodure de pot. Donner un verre d'eau de Sedlitz.

Le 22. Tousse toujours, surtout la nuit, et beaucoup plus depuis quatre ou cinq jours ; il nous rappelle que depuis six à sept mois, il tousse toutes les fois qu'il avale des aliments; les boissons calment, au contraire, cette toux. Ne crache qu'un peu le matin. A toujours envie de tousser, chatouillement dans la gorge (quintes), il souffre au niveau de l'orifice inguinal gauche. Souffre toujours dans l'épaisseur du pectoral droit.

Le 26. Tousse toujours beaucoup, surtout la nuit. Presque pas d'expectoration. Crache un peu de salive.

Le 28. Se plaint de nouveau beaucoup du pectoral droit.

Baréty.   19

Le 30. Toujours toux sans crachats.

3 mai. Supprimer iodure de pot. temporairement.

Le 4. La saillie qui occupe le bord droit du sternum sur une hauteur assez grande, est plus accusée dans tous les sens. Depuis deux ou trois jours, tiraillements au niveau de cette masse et douleurs à la pression. Au début cette tumeur était peu sensible; elle n'est le siége d'aucun battement. Toujours ronflement inspiratoire en avant plus accusé à droite. Expiration soufflante prolongée.

Le 5. En avant, la délimitation de la matité est faite de nouveau, transversalement et verticalement; au niveau du sternum, à sa gauche et à sa droite, et vers la clavicule droite, la matité occupe à peu près les mêmes limites que le jour de l'entrée du malade, de même qu'alors c'est surtout la matité très-nette, presque absolüe, qui a été ainsi délimitée, et cette matité de même aujourd'hui est d'autant plus absolue qu'on explore les parties centrales de la surface mate.

Ce que l'on constate en plus aujourd'hui ainsi qu'hier, c'est une plus grande saillie de cette tuméfaction vive qui siége le long du bord droit du sternum en haut, sur une hauteur de quatre travers de doigt, à partir du bord inférieur de la clavicule en dedans. Cette saillie est d'environ 1 centimètre et demi au point culminant.

La saillie transversale qui mesurait à l'entrée du malade deux travers de doigt, en mesure trois maintenant.

La peau est toujours mobile à son niveau. La surface de la tumeur est assez égale; pourtant on y sent les fibres du pectoral qui passent pardessus.

Ce dernier muscle est deux fois plus épais à droite qu'à gauche.

La sonorité en avant et à gauche est vraiment exagérée. Ce sont de larges vibrations. C'est une résonnance comme on en trouve dans l'emphysème. A droite le son existe, mais plus élevé, avec un peu de dureté sous le doigt surtout, sous la clavicule sur une hauteur de trois travers de doigt.

Le 7. Tousse moins depuis qu'il ne prend plus d'iodure de potassium. L'obstacle dans la circulation veineuse paraît augmenter. — 2 pilules d'iodoforme de 10 centig. chaque.

Le 9. Appliquer sur la saillie du rectum: pommade à l'iodure de potassium au dixième sur la saillie sternale et sous-claviculaire. Cette saillie est culminante en haut et paraît se circonscrire surtout en ce point.

Le 13. Tousse moins. Douleur locale thoracique (pectorale et sternale droite) moindre.

Le soir, on constate (et le malade l'a le premier remarqué) que la tumeur ganglionnaire du creux sus-claviculaire droit est plus douloureuse et visiblement plus saillante que les jours précédents. L'augmentation de volume est peut-être due à un empâtement périphérique. En avant du thorax à droite du sternum, sur la tumeur, la peau est tendue, lisse.

La masse ganglionnaire du cou est ce matin plus grosse encore qu'hier, inégale. Volume d'une bille de billard. Un mois avant son entrée à l'hôpital, même augmentation de cette masse ganglionnaire dont la diminution fut obtenue avec une pommade grise. La peau est moins tendue au thorax sur la tumeur.

Le 16. Iode dans les urines. 3 pilules d'iodoforme de 10 centig. chaque. (27 centigr. d'iode environ.)

Le 19. Très-légère diminution de la tumeur ganglionnaire sous-claviculaire droite, moins douloureuse à la pression. Supporte l'iodoforme.

12 juin. Sort dans le même état.

OBS. VII (recueillie par MM. Ferras et Baréty).

Hypertrophie considérable des ganglions du cou et des aisselles (scrofule ou adénie). — Induration du sein gauche. — Signes de compression des voies aériennes et de l'œsophage, etc. — Pleurésie dans les derniers jours. — Mort brusque avec état asphyxique. — Opposition à l'autopsie.

La nommée M. L., âgée de 28 ans, modiste, entre à l'hôpital Saint-Louis, le 26 janvier 1872 (service de M. le Dr Lailler).

Antécédents de famille. — Père et mère bien portants; un frère plus jeune, de 3 ans, jouit d'une très-bonne santé.

Antécédents de la malade. — Rougeole, coqueluche, quelques croûtes aux cheveux; pas de glandes au cou.

Réglée à 14 ans; depuis, les règles sont toujours revenues fort régulièrement. Jusqu'à l'âge de 25 ans, la malade n'a éprouvé aucun trouble sérieux dans sa santé; elle n'accuse que des maux de gorge qui gênaient la déglutition, mais n'étaient pas accompagnés de toux. A 25 ans, pour la première fois, la malade a remarqué, à la partie inférieure du cou (côté gauche), une glande de la grosseur du pouce qui, insensiblement, a augmenté de volume sans provoquer de douleur en ce point, et sans déterminer de changement de couleur à la peau. Pendant longtemps, simple gêne : ses cols paraissaient à la malade trop serrés.

Jusqu'en 1870, développement de la tumeur peu rapide; au commencement de cette année, la malade nous dit qu'elle pourrait encore paraître en soirée, légèrement décolletée.

Dans l'été de 1870, la tumeur du cou devient de plus en plus visible, à cette époque, elle semblait formée, non par plusieurs petites glandes, mais par une seule masse. En même temps, d'autres tumeurs paraissent à l'aisselle gauche, et on remarque un soulèvement au niveau de la partie supérieure de la poitrine (deuxième pièce du sternum et cartilages de la troisième et de la quatrième côte). Le sein gauche augmente aussi de volume, mais n'est le siége d'aucune douleur spontanée. Sensation pénible à la pression.

Avec l'apparition des tumeurs, débute une gêne respiratoire qui n'est accompagnée ni de toux, ni d'expectoration. Jamais d'hémoptysie, mais les phénomènes respiratoires se sont depuis lors (été 1870) fort aggravés. La malade a remarqué la dilatation des veines dont on voit actuellement se dessiner le réseau sur la partie antéro-supérieure de la poitrine.

Durant le premier siége de Paris, nutrition mauvaise : coutume de loger au rez-de-chaussée d'une maison, où elle travaillait depuis trois ans.

En août 1871, cette malade éprouve de violentes douleurs au bras gauche, qui bientôt paraît paralysé. Elle ne pouvait porter la main à sa bouche. Admise à l'hôpital Necker, où on lui donne le conseil de se rendre à Dieppe, pour prendre des bains de mer.

Départ pour Dieppe, septembre 1871.

Ne pouvant prendre des bains froids, à cause de la saison, elle prend des bains chauds : 20 environ. Les symptômes du bras gauche disparaissent vite et tout à fait.

Octobre 1871. Pendant le traitement balnéaire : apparition au côté droit du cou d'une tumeur qui prend un volume considérable dans l'espace de quelques jours. A l'inverse de celle du côté gauche, cette nouvelle tumeur est très-douloureuse à la pression; elle est le siége d'élancements qui parfois arrachent des cris à la malade. Simultanément tumeur axillaire du côté droit.

Il faut noter, à cette époque, une gêne plus grande de la respiration une toux nocturne surtout, très-pénible. Perte d'appétit, amaigrissement notable.

Retour à Paris le 10 décembre, après trois mois environ de séjour à Dieppe.

Le 20 décembre. Consultation du D\u1d63 Marjolin, qui prescrit, outre un régime tonique, des frictions avec une pommade à l'iodure de potassium.

Le 26 janvier. Admise à l'hôpital Saint-Louis.

Etat actuel. — Habitant Paris depuis son enfance, d'une constitution par trop frêle, la malade, très-anémiée, offre une tuméfaction considé-

rable du cou, une tumeur au-dessous de l'extrémité interne de la clavicule et des tumeurs multiples, axillaires.

Côté gauche du cou, dont la peau présente sa coloration normale : le
triangle sus-claviculaire est occupé par une tumeur multilobée à la vue
et surtout au toucher, formée par les ganglions de la région très-hypertrophiés. Le plus volumineux d'entre eux paraît être le premier qui, au
début, ait attiré l'attention de la malade. Cette masse déborde en arrière
le bord antérieur du trapèze sur lequel elle s'étale. En haut, sur la face
externe du sterno-mastoïdien et à l'angle de la mâchoire, l'on sent et
l'on voit un ganglion roulant sous le doigt. La masse formée par ces
ganglions est ferme, dure, indolore et n'adhère pas profondément, car
on obtient un léger déplacement.

Au niveau du bord gauche du sternum et des troisième et quatrième
cartilages costaux, on remarque une saillie assez régulière, dont la
moitié supérieure est plus molle au toucher, formée par un ganglion
avec induration ambiante et la moitié inférieure plus dure, semble
dépendre du soulèvement de la deuxième pièce du sternum et des troisième et quatrième cartilages qui s'articulent avec elle.

Aisselle gauche. — Masse irrégulière, formée aussi par des ganglions
hypertrophiés. En avant de cette masse, au niveau du bord inférieur du
tendon du grand pectoral, ganglion enflammé; à ce niveau, peau très-
rouge, amincie, paraît près de s'ulcérer; on n'y sent pas de fluctuation.
En arrière de la limite postérieure du creux de l'aisselle, autre ganglion isolé du volume d'une petite balle, non enflammé, recouvert par
la peau de couleur normale.

Côté droit du cou. — Peau rouge, contraste avec celle du côté
opposé; masse énorme ganglionnaire; elle remplit la main bosselée,
dure, occupant tout le triangle sus-claviculaire et débordant en bas
sur la clavicule, et atteignant en haut l'angle de la mâchoire où se
trouvent deux ganglions de la grosseur d'un dé à coudre. Cette masse,
presque immobile, ne déborde pas en avant le sterno-mastoïdien, mais
en arrière, ou la sent sur le trapèze, et elle arrive à 4 centimètres des
apophyses épineuses des vertèbres.

Il faut noter le peu de développement des corps thyroïdes. L'angle
antérieur du cartilage thyroïde devient saillant quand la tête est fléchie
en arrière.

Aisselle droite. — Peau nullement enflammée; masse assez mobile,
maintenant indolore, très-lobulée; à l'aisselle de chaque côté, transpi-
ration abondante, ganglion au niveau du bord antérieur du deltoïde;
sein ferme, moins gros que celui du côté gauche, n'a jamais été dou-

loureux. Au-dessous du sein droit, empâtement de la région sous-claviculaire, mais les côtes ne sont pas soulevées. A la face antérieure et latérale du haut de la poitrine, dilatation des veines et des veinules. Celles du cou ne sont pas dilatées. Ces tumeurs, dont la droite seule est douloureuse, gênent considérablement les mouvements de latéralité du cou. La tête ne peut être complètement fléchie en avant ou en arrière; ce mouvement surtout est plus limité.

A cause du volume de la tumeur du côté droit ou des douleurs qu'elle provoque, la malade ne peut se coucher sur le côté droit. Aucun ganglion à l'aine ni au creux poplité; respiration bruyante à distance, courte, malade étouffée au moindre mouvement violent.

Percussion : ne révèle rien (?). L'auscultation du thorax révèle une respiration qui paraît se faire dans des tubes métalliques. Raclement trachéal très-marqué. Le murmure vésiculaire ne s'entend en aucun point, il est couvert par le bruit trachéal et bronchique. L'auscultation du larynx n'apprend rien. Toux fréquente, surtout la nuit, ce qui prive de sommeil la malade. Expectoration peu abondante.

Cœur : mouvements un peu précipités, mais réguliers. Cette malade est très-impressionnable, ce qui explique les palpitations qu'elle prétend éprouver parfois.

Déglutition suffisamment troublée, pour que quelquefois, surtout si le bol alimentaire est un peu gros, la malade soit obligée de boire pour en faciliter la descente.

Membres supérieurs : aucun trouble de la sensibilité ni du mouvement, aucune sensation pathologique. Le bras gauche ne présente plus aucun des phénomènes déjà signalés, et qui avaient disparu complètement lors du séjour de la malade à Dieppe. Du côté de la vue, la malade n'accuse aucun trouble. Elle n'a jamais de maux de tête et n'éprouve pas de tendance au sommeil.

Le 30. 2 pilules de 0,10 d'iodoforme chaque.

Urine. Papier trempé dans l'urine et sur lequel on verse quelques gouttes d'acide nitrique, donne une coloration bleue manifeste.

Le 31. Coryza (iodique), quelques étourdissements.

1er février. 3 pilules d'iodoforme, 0,10. Pas de douleurs gastriques.

Le 8. Pupille droite plus dilatée que la gauche (1).

Thorax, en arrière : 1o Percussion ne donne aucun résultat; sonorité partout.

2o Auscultation. Du côté droit notamment, vers la racine du poumon, le bruit respiratoire est rude, tandis qu'il est doux à gauche. De plus,

______

(1) A partir de ce jour, l'observation est prise par nous.

à droite surtout près de la racine du poumon, la voix est légèrement retentissante, et ne l'est pas à gauche. Enfin, le souffle trachéal tubaire léger à l'expiration est perçu à droite en ce point et ne l'est pas à gauche.

En avant, 1° percussion, matité le long du sternum; 2° à droite, submatité.

Auscultation : à droite inspiration ronflante et rude, tandis qu'à gauche elle est ronflante mais douce; d'une façon générale le murmure respiratoire s'entend mieux à droite qu'à gauche, en avant.

8 février. A l'expiration à droite (en avant), souffle tubaire; ce qui n'est pas perçu à gauche où très-faiblement. Un phénomène intéressant à noter c'est que, à droite et en avant l'inspiration et l'expiration sont régulièrement saccadées tout en conservant leurs caractères, l'inspiration de rudesse, et l'expiration de souffle tubaire. A droite et en avant, la voix est un peu retentissante, tandis qu'elle ne l'est pas à gauche. Les vibrations sont partout conservées. Elle ne peut dire quelques paroles de suite à haute voix sans être essoufflée. La toux a un caractère vibrant particulier. Quand elle respire fort, l'inspiration est rude. La nuit, elle présente du cornage; elle n'a jamais eu les bras ni les mains œdématiés. La toux retentit peu en arrière, mais elle est mieux perçue à droite qu'à gauche.

Le 11. Chaleur et douleur au niveau de la masse ganglionnaire du côté droit du cou depuis cinq mois: de ce côté, en arrière, un peu d'empâtement dur; peau non mobile sur la tumeur; coloration rosée de la peau; rate normale; pas de globules blancs, à l'examen de 3 gouttes de sang prises à la pulpe du médius de la main gauche.

Le 15. Accès de suffocation toutes les nuits, à partir de neuf à dix heures, surtout cette nuit (temps orageux, éclairs, tonnerre); cornage.

Plus de tension et de chaleur depuis quelques jours; percussion en arrière, sonorité exagérée.

Auscultation, en arrière : des deux côtés, gros gonflement plus rude à gauche qu'à droite. De plus, à l'expiration vers la fosse sus-épineuse près de la colonne vertébrale, souffle à gauche, n'existant pas à droite.

Dans les respirations profondes, raclement sec broncho-trachéal; voix claire.

Rien au larynx; rien dans la trachée de visible au laryngoscope.

Elle est moins gênée de la respiration les jours où le temps est au beau et sec.

Le 20. Aujourd'hui, elle a eu 3 ou 4 plaques d'urticaire sur la face, une à chaque paupière inférieure, sur la droite d'abord, les autres sur la joue, survenues successivement sans malaise aucun ; aucune éruption analogue ailleurs.

Le 26. Fièvre le soir depuis quelques jours, et la nuit, quelquefois le jour, précédée de frissons par intervalle.

Le 27. Mieux.

Le 3 mars. Tousse beaucoup surtout la nuit.

Le 4. Garde le lit ; coryza ; toux fréquente, fièvre, fatigue.

Le 5. Hier, vers sept heures, frissons, puis fièvre mardi jusqu'à sept heures. Dimanche dernier, même fièvre à neuf heures avec frissons.

Le 8. Défaillance fréquente cette nuit. A droite du cou, la tumeur a grossi et est devenue plus sensible, plus gênante ; moins de fièvre ; toux quinteuse la nuit.

9 et 10. Mieux.

Le 11. OEdème non douloureux de la partie inférieure des deux joues. Depuis hier, un peu d'herpès sur la lèvre inférieure à gauche. Oppression cette nuit ; hier dimanche, elle avait beaucoup causé et a pu se fatiguer ainsi.

Le 12. OEdème, face, joues en bas ; a dormi mais avec agitation.

Le 19. Gonflement de la face augmente, ou augmente aussi au niveau des tumeurs et en arrière, gagnant la partie supérieure du dos. Névralgie temporale droite cette nuit.

Depuis deux jours, elle est beaucoup plus gênée pour respirer. La nuit, elle ne peut dormir, elle est obligée de rester assise dans son lit. Elle attend ses règles depuis deux jours.

Le 14. L'œdème de la joue gauche a diminué.

Le 16. Hier soir à six heures, toux et oppression graduelle très-intense ; de six heures à huit heures surtout ; la nuit moins. Ce matin bien. Herpès labialis.

Hier dans la journée, élancements dans les masses ganglionnaires du côté droit du cou. Amaigrissement.

Le 17. Cette nuit, crampes d'estomac, défaillance.

Le 19. N'a pas dormi, oppression toute la nuit, œdème de la face et du cou persiste.

Examen du sang. — Une goutte du sang de la malade, comparée à une goutte du sang d'une personne bien portante, dénote un léger accroissement des globules blancs.

Le 21. Le sein gauche et la masse de l'aisselle ont augmenté ; sensation de pression, de poids. Picotement dans les masses du côté à droite. Tousse plus la nuit que le jour, surtout quand elle s'étend; obligée de rester assise.

Le 22. Même état.

Le 25. Cette nuit, beaucoup de quintes de toux.

Le 26. Constipée depuis cinq ou six jours.

Le 29. Quintes fatigantes, fréquentes. D'autres fois, c'est une toux brève fréquente; elle ne crache qu'un peu de salive. Les quintes ressemblent à celles de la coqueluche à part la reprise. Elles débutent brusquement (la nuit surtout quand elle est couchée, ce qu'elle évite de faire), par une sensation de grattement derrière le milieu du sternum.

Le 31. Hier soir, de six à huit heures : oppression, étouffement (sinapismes) avec sensation de constriction à la base du cou; nuit agitée.

Ce matin, joue gauche moins gonflée.

1er avril. Même état cette nuit que l'autre. Ce matin, joue gauche de nouveau œdématiée comme avant. Veine frontale droite un peu gonflée. Hier, à cinq heures jusqu'à six heures, étouffement.

Le 2. (Sinapismes.) Moins de serrement du cou. Hier, toute la journée, sensation de poids sur la poitrine en avant; l'étouffement du soir n'a pas débuté brusquement comme avant hier.

Le 3. Mieux, mais la joue droite est plus œdématiée, elle a exploré sa sensibilité elle-même; elle dit que le côté gauche de sa poitrine est moins sensible; à droite, volume augmenté, légère teinte violacée, tension (au cou surtout) avec douleur.

Le 7. Le gonflement a un peu diminué, tousse moins la nuit.

Le 13. Mieux, volume moindre, mouvements de la tête plus faciles.

Le 16. Examen d'une goutte de sang; moins de globules blancs.

Le 20. Apparition des règles qui n'étaient pas venues le mois précédent.

Le 24. Mieux, moins d'œdème au cou.

Le 25. Époques finies avant hier. Elle n'avait pas eu ses règles durant neuf mois.

Depuis qu'elle a les tumeurs du cou, elle éprouve le besoin de tousser toutes les fois qu'elle avale soit les aliments, soit les boissons. D'ailleurs, elle n'éprouve, en dehors de ces circonstances, aucun picotement au fond de la gorge.

Le 27. Mieux. Disparition de l'empâtement au niveau de toutes les tumeurs, qui elles-mêmes ont notablement diminué et sont moins dures.

Ainsi, le bras gauche est moins écarté du tronc. Le sein gauche est plus souple, n'a plus cette dureté de galet. A droite, au cou, petite grosseur superficielle.

Le 18. Oppression et toux cette nuit; un peu plus de tension à droite du cou.

Le 21. Oppression et toux hier et cette nuit; œdème augmenté au cou et aux joues à la partie inférieure.

25 mai. Légère aggravation persiste. OEdème de la conjonctive droite; oppression la nuit; fièvre dans l'après-midi; vue trouble à droite; étincelles.

Le 26. Un peu moins d'étouffement la nuit.

Le 28. L'amélioration persiste.

29 juin. Ne prend plus d'iodoforme depuis trois semaines. Les bains à l'hydrofère avec de l'eau salée l'ont fatiguée; elle en a pris 2. De nouvelles petites tumeurs ganglionnaires se sont montrées au cou vers la nuque et derrière les oreilles, à la région parotidienne.

2 juillet. La nuit elle tousse beaucoup; respiration sifflante; sensation d'étranglement; voix nette. Le cou a augmenté. Pas de règles depuis deux mois.

Examen du sang. — Quelques globules blancs en excès, ainsi que la dernière fois.

Le 7. Depuis deux mois, fièvre le soir vers six ou sept heures.

OEdème des joues, surtout à droite, envahissant les paupières et les tempes.

L'enflure gagne à droite de la face; la peau est lisse, tendue au cou, à droite de même. Respiration difficile (le temps est couvert).

Le 11. Moins de tension (le temps est beau).

Le 12. Le temps est couvert; n'a pas dormi, a étouffé; ne peut avaler du potage ou des boissons sans tousser.

Le 13. L'œdème a augmenté et a gagné les paupières de l'œil gauche et la joue gauche. Oppression surtout la nuit; respiration bruyante la nuit.

Le 15. Meilleure nuit.

Le 17. Étouffement cette nuit.

Le 18. Mieux. Elle a mieux dormi; moins de tension à la face surtout à gauche.

Le 20. Un peu de fièvre cette nuit.

Mieux, appétit meilleur.

Le 22. Diminution de l'œdème à la face; augmentation de la tension à l'aisselle gauche; grosseur du volume d'une orange vers la partie antérieure de l'aisselle sous le bord du pectoral.

Le 23. Oppression hier soir et cette nuit (hier et cette nuit, il a fait très-chaud, lourd).

La face est beaucoup moins enflée.

Le 24. Cette nuit, toux, oppression; respiration sifflante comme avant.

Ce matin, on voit la joue droite un peu plus tendre (il a plu et il pleut).

Le 28. Mieux.

Le 31. Fatiguée la nuit, oppression, toux.

1er août 1872. N'est pas réglée depuis trois mois; les règles auraient dû venir il y a huit ou dix jours. Depuis trois ou quatre jours, douleurs dorsales, lombaires et au bas-ventre; face meilleure.

Le 2. Oppression très-vive cette nuit avec fortes douleurs lombaires. On a dû faire venir l'interne de garde; se plaint aussi de douleurs le long du bras gauche à partir de la fosse sous-claviculaire. Ce sont très-probablement des douleurs, suite de compression de nerfs aussi bien aux jambes qu'au bras gauche.

Depuis trois jours, point de côté à gauche. Il y a deux jours, elle se mit à la fenêtre la nuit et elle a eu froid, elle vomit.

La percussion est douloureuse à gauche au niveau de l'omoplate.

Signes de pleurésie, fausses membranes avec peu de liquide dans la moitié inférieure de la partie postérieure du thorax à gauche. Pas de vibrations. Souffle aux deux temps, surtout à la limite supérieure. Là avec souffle, bruits de frottement (râles [?]). Ces bruits sont moins bien perçus plus bas; à la limite égophonie. Oppression moins forte que la nuit, mais elle persiste.

En avant et à droite, en haut, inspiration rude, avec frottement sec pleural. A gauche, en haut et en avant, on n'entend pas de respiration; du reste là, matité presque absolue, de même qu'à droite. Les sommets en avant sont les seuls points de la face thoracique antérieure où il y ait un peu de son, quoique très-faible. Ailleurs dans cette région anté-rieure, matité absolue. En arrière, matité signalée de la pleurésie, à droite son assez grave; sonorité.

Les masses ganglionnaires sont toujours grosses, ainsi que la ma-melle gauche; la droite s'est prise aussi.

Toujours 1 ganglion deltoïdien droit; et ganglions (2 ou 3) dans la fosse sous-épineuse à gauche et à droite, mais surtout à gauche.

Le 3. Hier elle a été très-mal. Ce matin, pâle, fatiguée, oppressée. A droite et en arrière, frottement sec (sensation de glissement de deux surfaces sèches). Pouls fréquent, peau chaude. L'œdème de la face diminue considérablement; affaiblissement.

Trois heures. Dyspnée et cyanose labiale augmentées.

3 août. Morte à cinq heures et demie, brusquement, avec état asphyxique, mais sans agonie.

Au moment de la mort, l'œdème de la face et du cou avait presque entièrement disparu.

Opposition par les parents à l'*autopsie*.

Obs. VIII (personnelle).

Adénopathie cervicale (des deux côtés) plus prononcée à droite. — Signes d'adénopathie trachéo-bronchique à droite spécialement.

Gravigny (Gabriel), 27 ans, typographe. Entré le 17 juillet à l'Hôtel-Dieu, salle Saint-Bernard (service de M. le Dr N. Guéneau de Mussy).

Le malade est entré à l'Hôtel-Dieu se plaignant de sa respiration qui est gênée et courte et de douleur dans le côté gauche, au niveau de la douzième côte.

Il y a un mois, le malade avait pris froid , et le même jour, il avait ressenti des frissons et de la fièvre. Un point de côté le faisait aussi souffrir, et ce point de côté se continue encore aujourd'hui sous la forme de douleurs sourdes et lancinantes.

La gêne dans la respiration existait depuis 4 mois.

Huit mois avant qu'il se plaignît de cette gêne, il avait vu se former dans les fosses sus-claviculaires gauche et droite, surtout dans cette dernière, une tumeur ganglionnaire. Cette tumeur mit longtemps à grossir, et sous l'influence d'une pommade dont le malade ne connaît pas la composition, elle diminua promptement des deux tiers, il y a sept mois environ, puis resta stationnaire jusqu'à ce jour.

C'est trois mois après la diminution de cette tumeur ganglionnaire superficielle que la gêne de la respiration commença.

Cette gêne a très-peu augmenté. Depuis l'apparition de cet amas de ganglions, le malade, qui n'avait fait aucune maladie , dont les parents possèdent une excellente santé, qui n'avait jamais toussé et avait toujours eu la respiration très-libre, s'est trouvé de temps en temps indisposé. Il lui a fallu assez souvent quitter son travail.

A son entrée à l'hôpital, on constate dans les fosses sus-claviculaires droite et gauche, des masses ganglionnaires nombreuses, surtout à droite.

Les ganglions, qu'il est impossible de circonscrire, adhèrent légèrement au tissu cellulaire voisin enflammé.

Ils forment un tout peu mobile, situé entre le sterno-cléido-mastoïdien en dedans, le trapèze en dehors, la clavicule en bas.

Ils sont indolents. Le malade n'a jamais eu de quinte de toux.

En arrière, la tonalité est plus élevée du côté droit que du côté gauche.

Le son monte de gauche à droite (du rachis à l'épaule).

La respiration est sèche, rude, aiguë, manquant d'expansion du côté droit.

Du même côté, râles sibilants. La respiration est diminuée des deux côtés excepté aux deux bases où elle est augmentée.

Quelques craquements se passant dans la plèvre s'entendent à droite et au sommet.

A la percussion, la tonalité est plus élevée à droite qu'à gauche, sur les lames des quatre premières vertèbres dorsales.

En avant, la tonalité est plus élevée au niveau de la première pièce du sternum que dans les fosses sus et sous-claviculaires droite et gauche.

Cette différence de tonalité est surtout marquée au niveau de la portion droite de cette première pièce du sternum un peu au-dessous et au niveau de l'articulation sterno-claviculaire droite.

C'est à ce niveau surtout que s'entend un souffle expiratoire léger, mais très-net et prolongé, souffle qui n'est perçu, ni dans la partie gauche de la première pièce, ni au niveau de l'articulation sterno-claviculaire gauche.

Dans les fosses sus et sous-claviculaires droite et gauche, la respiration manque d'expansion, elle est aiguë à gauche, diminuée à droite.

Il y a des râles sibilants sur toute la hauteur des deux poumons.

Traitement. — Lichen, sirop de Tolu; — Paquets de magnésie.

10 juillet.	Houblon; Teinture	d'iode à l'intérieur,	3 gouttes.
Le 11.	id.	id.	3 gouttes.
Le 12.	id.	id.	4 gouttes.
Le 13.	id.	id.	6 gouttes.
Les 14 et 15.	id.	id.	7 gouttes.
Le 16.	id.	id.	8 gouttes.
Le 17.	id.	id.	9 gouttes.
Les 18 et 19.	id.	id.	9 gouttes.

Le 19. Le malade va mieux, il respire beaucoup plus librement.

Les tumeurs formées par les ganglions superficiels, situés dans les fosses sus-claviculaires droite et gauche, ont diminué sensiblement.

Au lieu d'une masse empâtée difficilement circonscrite, peu mobile, on sent, à la palpation, rouler sous ses doigts les ganglions isolés, mobiles, facilement circonscrits et diminués de volume.

La périodinite a disparu. Il est permis d'étendre, dans ce cas, cette amélioration dans l'état des ganglions externes aux ganglions internes, et de croire dans les circonstances où manque l'adénite externe, à une amélioration semblable dans l'état des ganglions internes, lorsque les symptômes s'apaisent et les accidents diminuent.

Obs. IX (personnelle).

Adénopathie trachéo-bronchique à gauche, manifeste. — Etat tuberculeux du sommet gauche, amélioré considérablement, puis resté stationnaire. — Persistance de l'adénopathie.

La nommée M. M., âgée de 32 ans, blanchisseuse, entre à l'Hotel-Dieu le 31 décembre 1873 (service de M. le Dr Gnéneau de Mussy).

RÉSUMÉ.

Antécédents. — Rien de bien important : petite vérole à 16 ans. Il y a 12 ans, à la suite d'un refroidissement, il est survenu une glande au côté gauche du cou.

2 janvier. Tuberculose au début, se manifestant par une tonalité plus élevée et de la dureté dans les fosses sus et sous-claviculaires gauches, dans la fosse sus-épineuse du même côté: quelques craquements dans ces mêmes endroits, où de plus la percussion est douloureuse ; expiration un peu prolongée, à droite.

(Cautère dans la fosse sus-épineuse gauche.)

L'état général est assez bon, l'appétit seul est diminué. Ces signes de tuberculose tendent à disparaître , et, le 2 mars, un nouvel examen conduit au diagnostic de compression bronchique.

2 mars. — *Percussion.* A gauche, en avant, ton élevé dans la fosse sus-claviculaire: au-dessous de l'articulation sterno-claviculaire , ton élevé dans une étendue de quatre travers de doigt, avec douleur à la percussion. — *Auscultation.* Souffle expiratoire tubaire intense dans la même étendue.

18 juin. Depuis quelque temps, expiration prolongée des deux côtés, avec râles sibilants à gauche.

Le 18. La percussion donne les mêmes résultats: gros râles musicaux des deux côtés, sensibles à la main, à gauche. (*Emphysème.*)

Antécédents. — La malade a eu la petite vérole à 16 ans. Jusque-là elle s'était bien portée.

Il y a environ 12 ans, à la suite d'un refroidissement, il lui est venu au cou, du côté gauche, une glande volumineuse, dont le volume a diminué peu à peu : aujourd'hui on sent encore à la même place, en arrière du sterno-mastoïdien, une petie glande de la grosseur d'une noisette.

Bien réglée habituellement.

Il y a 10 mois environ, point de côté, à gauche, en arrière, ayant duré quelques jours et ayant disparu sans traitement.

Depuis 2 mois, la malade s'est mise à tousser et a été prise de dyspnée ; en même temps, fièvre le soir et sueur la nuit.

Les crachats, d'après son dire, sont peu abondants, muqueux ; elle n'a jamais craché de sang. La voix n'a jamais été voilée.

2 janvier. — *Etat actuel.* — Thorax. A la percussion, en avant, à gauche on trouve le ton plus élevé et un peu de dureté sous le doigt, dans les fosses sus et sous-claviculaire (la percussion est douloureuse); à l'auscultation, on entend des râles muqueux légers.

A droite, la percussion ne donne pas de résultats : la respiration est sèche, l'expiration est rude et prolongée.

En arrière, au sommet droit, dans la fosse sus-épineuse, l'expiration est un peu prolongée.

A gauche, le ton est plus élevé à la partie externe de la fosse sus-épineuse, la respiration est rude et l'expiration s'accompagne de quelques râles légers. Dans la fosse sous-épineuse, on entend un bruit de frottement assez prononcé (reliquat possible du point de côté survenu il y a dix mois).

Ce qui gêne surtout la malade, ce sont des accès de dyspnée qui reviennent à intervalles irréguliers. Elle ne crache pas.

Les digestions se font bien, il n'y a pas de diarrhée, mais l'appétit n'est pas très-prononcé.

Croyant à un début de tuberculose, on met un cautère dans la fosse sous-épineuse gauche; on donne aussi du vin de quinquina et de l'huile de foie de morue.

L'état général se maintient le même, avec un peu de diarrhée cependant (que l'on fait passer avec les bols antidiarrhéiques de M. Guéneau de Mussy). Pendant tout le mois de janvier, il ne survient pas non plus de changement dans l'état local.

Le 30 janvier, la malade se plaint d'une violente douleur dans le dos, en arrière, à gauche; on rapporte cette douleur à une névralgie intercostale. Un nouvel examen de la poitrine donne les résultats suivants qui diffèrent peu de ceux qu'on a trouvés auparavant:

En arrière, à droite, dans la moitié supérieure, expiration un peu prolongée accompagnée de quelques râles.

A gauche, la percussion et l'auscultation donnent les mêmes résultats que lors de l'entrée, on constate seulement l'existence de râles légers aux deux temps.

En avant, la percussion donne les mêmes résultats; mais à gauche, les râles sont plus gros qu'en arrière : l'expiration est un peu soufflante et d'une tonalité plus élevée qu'à droite.

A droite, respiration sèche, expiration prolongée.

La malade a de la fièvre presque tous les soirs et des sueurs nocturnes; les crachats sont peu abondants, visqueux, mais non purulents. L'oppression est toujours assez intense. Rien de nouveau ne se produit dans le mois de février.

2 mars. Un nouvel examen attentif de la malade donne les résultats suivants :

En arrière, à droite, pas de changements.

A gauche, ton un peu plus élevé et diminution du murmure respiratoire dans les fosses sus et sous-épineuses; l'expiration est un peu prolongée; dans toute l'étendue, la tonalité de la respiration est plus basse qu'à droite; vers la partie moyenne, petits craquements pleuraux.

En avant, à gauche, dans le creux sus-claviculaire, à la partie interne, ton notablement plus élevé; en dehors, peu de différence.

En dessous de la clavicule, ton plus élevé dans une hauteur de quatre travers de doigt allant en mourant en s'éloignant du sternum.

Souffle expiratoire tubaire intense localisé, surtout au niveau de l'articulation sterno-claviculaire : ce souffle retentit un peu à droite où l'expiration est prolongée et la respiration sèche.

Ces signes font penser à une compression bronchique par des ganglions.

Les crachats sont muco-purulents; fièvre tous les soirs; rien de nouveau dans l'état général : l'oppression est toujours la même.

Le 16. Même état général: toujours un peu de fièvre le soir, l'appétit sans être fort se maintient.

Thorax. Même chose en arrière.

En avant, douleur fréquente le long du bord gauche du sternum:

A gauche, le ton est toujours plus élevé dans les mêmes endroits ; cette élévation du ton est surtout marquée le long du bord gauche du sternum ainsi que la résistance au doigt.

A la partie interne de la fosse sous-claviculaire, inspiration grave, expiration soufflante, presque amphorique avec quelques râles simulant de légers craquements ; l'oppression est toujours la même.

La glande en arrière du sterno-mastoïdien a peut-être augmenté un peu de volume.

Le 20. S'étant levée hier, pour aller de la salle Saint-Bernard à la salle Saint-Pierre, la malade est oppressée. Depuis quelque temps elle ressent, par moments, une douleur des deux côtés de la partie moyenne du dos et le long de la partie inférieure du sternum (névralgie intercostale).

Les crachats sont verts, nummulaire, séparés, entourés d'une légère couche de sérosité claire.

Thorax. En arrière, à gauche, tonalité un peu plus élevée dans la fosse sus-épineuse où il y a de l'expiration prolongée et des râles de frottement. Ces râles de frottement s'entendent dans presque toute la hauteur.

A droite, dans la fosse sus-épineuse, obscurité de murmure respiratoire.

En avant, la percussion donne les mêmes résultats.

Auscultation. Des deux côtés, inspiration rude et sèche et quelques râles sibilants. Près de l'articulation sterno-claviculaire gauche, expiration soufflante, accompagnée de quelques râles sous-muqueux paraissant et disparaissant par intervalles (on donne à la malade 2 granules de phosphure de zinc).

Le 5. Depuis hier, palpitations, pesanteur à l'épigastre, digestion un peu difficile ; la douleur dans le dos persiste ainsi que l'oppression, et l'auscultation du cœur ne fournit que des résultats négatifs.

Thorax. En avant, la percussion fournit les mêmes résultats, la matité occupe une longueur de 5 centimètres, suivant l'axe du sternum, et une largeur de 8 centimètres, à partir du bord droit de cet axe, vers la gauche, donc 5 centimètres de matité absolue et 3 de submatité.

Auscultation. Expiration prolongée des deux côtés; la respiration est plus faible à gauche; râles sibilants à gauche; du même côté un peu de souffle expiratoire dans l'angle sterno-claviculaire et par moments, quelques craquements légers.

En arrière, à gauche, un peu de dureté sous le doigt et ton un peu plus élevé dans la fosse sus-épineuse; il en est de même dans la fosse sous-épineuse.

Auscultation. Respiration un peu rude dans les fosses sus et sous-épineuses des deux côtés : en dedans des deux fosses épineuses un peu d'expiration prolongée : un peu de frottement dans toute l'étendue à gauche.

(On porte à 3 le nombre des granules de phosphure de zinc.)

Le 30. L'oppression a augmenté depuis hier : douleur en avant des deux côtés, dans toute la région thoracique, cette douleur est surtout marquée à la région épigastrique ; palpitations (la main appliquée à la région précordiale fait sentir un léger frémissement).

La fièvre qui venait régulièrement tous les soirs a été très-forte hier soir ; même état du thorax.

4 avril. Depuis deux jours, pas de fièvre le soir.

Le 6. La fièvre a reparu hier soir : la malade a été prise de coliques et de diarrhée cette nuit : elle a toujours un peu de palpitations quand elle monte les escaliers.

Thorax. La percussion donne les mêmes résultats, en avant comme en arrière.

Baréty.

Auscultation. En avant, à gauche, râles sibilants offrant en même temps les caractères de la respiration filée : tout près de l'articulation sterno-claviculaire, il y a toujours du souffle expiratoire.

A droite, la respiration est faible en général, l'expiration est prolongée et l'on entend par-ci par-là quelques râles.

En arrière, l'auscultation donne les mêmes résultats que précédemment : après la toux on entend quelques petits craquements dans la fosse sus-épineuse gauche.

Les crachats sont muco-purulents. Suppression du phosphure de zinc.

> Diascordium
> Bismuth   } āā 2 grammes.

Le 7. Les coliques et la diarrhée ont disparu.

Le 10. *Thorax.* En avant, l'étendue de la matité, près de l'articulation sterno-claviculaire gauche, semble un peu diminuée; mais à ce niveau, on entend toujours un souffle expiratoire intense : les autres phénomènes, à l'auscultation, sont les mêmes.

Le 27. Même état : on redonne 2 pilules de phosphure de zinc.

3 mai. Suppression des pilules à cause d'un peu de diarrhée : la respiration se fait mieux, il y a moins d'oppression : la malade engraisse depuis quelque temps.

Le 5. La diarrhée ayant cessé, on reprend les pilules.

Le 7. Dans la journée d'hier, la malade a éprouvé plusieurs frissons et elle est de nouveau fort oppressée.

L'auscultation ne révèle rien de nouveau, si ce n'est, dans la fosse sous-épineuse droite, quelques légers râles se passant dans le poumon ou dans la plèvre.

Le 8. Les frissons ont disparu, mais l'oppression persiste.

> Mensuration de la poitrine { à droite 21+18 Expansion = 20
> avec le pnéomètre.   { à gauche 22+18 Expansion = 25

Le 9. Douleurs névralgiques dans le bras droit depuis quelque temps La percussion donne toujours les mêmes résultats ainsi que l'auscultation.

Cet état se maintient le même, et la malade semble engraisser un peu jusqu'au 9 juin où un nouvel examen donne les mêmes résultats, en faisant constater de plus quelques râles sibilants, en avant à droite, et un peu de souffle expiratoire dans la fosse sus-épineuse du côté droit.

18 juin. La douleur dans le dos et à la région épigastrique persiste.

En avant, la percussion ne donne rien de nouveau.

Des deux côtés gros râles musicaux beaucoup plus marqués à gauche (*emphysème ?*) ; à gauche, les râles sont sensibles à la main et sont accompagnés d'un souffle expiratoire toujours localisé près de l'articulation sterno-claviculaire gauche ; à droite, quand on fait parler la malade, on constate une augmentation légère des vibrations.

En arrière, au sommet, submatité et élévation du ton dans la fosse sus-épineuse gauche, un peu de dureté sur toute la hauteur du même côté : à l'auscultation, on entend des râles sonores plus marqués au sommet et existant aux deux temps dans les fosses sus et sous-épineuses ; même chose à droite qu'auparavant.

Le 20. La malade se sent faible : elle sent comme un poids très-lourd dans son côté gauche : elle ne peut se lever sans être fatiguée très-rapidement et se sentir très-oppressée.

Le 22. Même état, cependant, peut-être un peu moins d'oppression, à gauche ; on sent toujours les râles à la main.

Le 23. L'oppression est revenue forte ; douleur dans le côté gauche : tousse pas mal, surtout le matin : toux coqueluchoïde.

Thorax : même chose à la percussion ; en avant, toujours des râles sibilants musicaux des deux côtés ; à gauche, en outre du souffle, expiration prolongée, difficile, un peu sifflante ; la même expiration existe à droite, mais moins marquée.

Le 26. Trois gouttes de teinture d'iode à l'intérieur. Depuis fort longtemps, la malade prend du vin de quinquina, du vin de gentiane, de l'huile de foie de morue.

Le 29. L'oppression est toujours intense ; la douleur épigastrique aussi.

Un nouvel examen du thorax donne les mêmes résultats qu'auparavant : les râles sont toujours sensibles à la main du côté gauche, mais beaucoup moins.

2 juillet. La malade attribue l'oppression qui a redoublé depuis quelques jours, à la teinture d'iode qu'elle prend à l'intérieur ; on lui en donne cependant 1 goutte.

Les râles à gauche sont toujours légèrement sensibles à la main et perçus par l'oreille de la malade.

Nous avons oublié de signaler dans le traitement des badigeonnages de teinture d'iode des deux côtés, alternativement en avant et en arrière : badigeonnages qu'on faisait pendant quelques jours, pour suspendre ensuite pendant quelques jours. Nous ajouterons que la malade a accusé à diverses reprises un peu de gêne de la déglutition.

Obs. X.

Communiquée par M. le Dr Guéneau de Mussy, le 30 juin 1874.

Chez un homme de 25 ans, qui avait eu des hémoptysies répétées, et conservait une toux légère et apyrétique, M. le Dr Guéneau de Mussy a trouvé au sommet gauche quelques signes de phymatose et de ce même côté les signes les plus habituels et caractéristiques d'une adénopathie bronchique.

Il a été frappé de l'existence, chez ce malade, d'un rétrécissement de tout le côté gauche de la poitrine avec dépression de l'épaule.

M. Guéneau de Mussy a dû se demander si cette déformation était congénitale, si elle était la suite d'une ancienne pleurésie, ou bien s'il fallait l'attribuer à un défaut de fonctionnement relatif du poumon gauche, consécutif au rétrécissement des bronches du même côté. Le malade affirme n'avoir pas eu de pleurésie.

Il y a une réserve à faire sur l'existence d'une déformation congénitale.

Obs. XI.

Chez un homme âgé de 50 ans, atteint de phymatose au sommet du poumon droit, apyrétique d'ailleurs, M. le Dr Guéneau de Mussy a noté les détails suivants (30 juin 1874).

En faisant tousser le malade, il remarque que l'inspiration qui suit la toux (la reprise) était très-aiguë et sifflante.

Ce malade offrait des signes d'adénopathie bronchique et il est à présumer que cette inspiration aiguë et sifflante de la reprise était sous la dépendance de cette adénopathie.

Obs. XII (personnelle).

Adénopathie trachéo-bronchique (prédominante à droite), *consécutive à la rougeole*, ne causant aucun trouble fonctionnel, révélée par l'auscultation et la percussion.

Le nommé D. S., âgé de 19 ans, garçon de magasin, entre à l'Hôtel-Dieu, le 23 mars 1874, service de M. le Dr Guéneau de Mussy.

Antécédents de famille. — Rien à noter du côté des ascendants ou des collatéraux.

Antécédents du malade. — Vers l'âge de 4 ou 5 ans, il a été atteint de gourme à la tête, et d'un engorgement des ganglions cervicaux. Depuis, sujet à l'engorgement douloureux de ces ganglions. Pas de maux d'yeux.

Entré le 9 avril 1874, à l'hôpital de la Charité (service de M. Bouillaud, M. Brouardel suppléant), pour la rougeole, se disant surtout malade depuis huit jours et toussant depuis douze ou quinze jours. Laryngite avec aphonie, pendant quatre ou cinq jours durant la rougeole.

Sorti le 19 mars, cinq semaines après, assez bien portant, ne toussant plus depuis huit jours.

Le surlendemain de sa sortie, il a été pris le matin de vomissements alimentaires et de diarrhée, sans toux ou autre malaise ; quatre ou cinq selles par jour, vomissant tout.

Il entre à l'Hôtel-Dieu pour ces vomissements et cette diarrhée.

L'état général paraît bon.

Le facies est celui d'un strumeux, cela se voit à l'engorgement rénitent des tissus moux, à la forme du nez et de la face. Les antécédents dès l'enfance le prouvent encore.

Il ne tousse absolument pas. Ne se plaint d'aucune sensation d'oppression ou de dyspnée, ni au repos, ni pendant la marche.

Aucune douleur thoracique ou autre.

La diarrhée et les vomissements se sont montrés sans cause connue et sans manifestations fébriles.

Lavement amidonné et laudanum.

Peu d'appétit.

En découvrant sa poitrine, on remarque que sa respiration est uniquement diaphragmatique, les côtes restant immobiles.

Pouls veineux au cou, en dedans du creux sus-claviculaire. Mouvement d'ondulation.

Bien qu'il ne se plaignît pas de toux, par cela même qu'il avait eu récemment la rougeole et qu'il était de plus strumeux, nous avons tenu à explorer le thorax et particulièrement la région des ganglions intrathoraciques.

Percussion et auscultation. — En avant, au niveau de l'articulation sterno-claviculaire droite et au-dessous d'elle, sur une étendue de deux travers de doigt et demi, au carré, à partir de l'axe du sternum et vers la droite, matité très-nette. A ce niveau, souffle expiratoire bronchique remarquable par son intensité.

A gauche, dans les points homologues, léger degrés d'élévation de la tonalité, et simple retentissement affaibli du souffle bronchique expiratoire du côté droit.

Sur les autres points de la paroi thoracique antérieure, ni au-dessus des clavicules, on ne constate rien d'anormal; à la percussion, à l'auscultation, murmure respiratoire moins intense à droite qu'à gauche.

En arrière, la percussion des gouttières vertébrales, en dedans du scapulum et au niveau de la racine des bronches, donne un son plus élevé à droite qu'à gauche. On constate, dans tous les cas, un défaut d'élasticité sous le doigt qui percute des deux côtés. En ces mêmes points, on constate des deux côtés, et peut-être plus prononcé à droite, un souffle expiratoire très-intense, amphorique même (ou mieux, caverno-amphorique).

Pas de matité ailleurs. Affaiblissement manifeste du murmure respiratoire dans tout le côté droit, et respiration ronflante à gauche.

Teinture d'iode, trois gouttes dans un peu d'eau de riz.

24 mars, soir. N'a plus de diarrhée. Pas de vomissements, l'appétit revient.

31. État général bon. Souffle en avant, toujours très-intense, faible en arrière.

Percussion. — La percussion doit être profonde. Par elle on limite deux carrés de matité au-dessous de l'extrémité interne de chaque clavicule.

L'étendue transversale de la matité, mesure dans sa totalité 10 centimètres, interrompue au niveau de la poignée du sternum sur une largeur de 2 centimètres.

L'étendue verticale est de 5 centimètres. La matité est presque absolue à droite et moindre à gauche.

La ligne de point indique la limite de la région au niveau de laquelle le souffle est perçu, mais le centre de ce souffle est au niveau des carrés de matité, c'est là qu'il est le plus intense.

En arrière, il est léger et beaucoup moins intense qu'avant. Localisé en dedans de l'épine de l'omoplate.

5 avril. Le malade n'a jamais eu la voix prise. Au bout de deux ou trois jours après son entrée à l'hôpital, la diarrhée et les vomissements avaient disparu.

Le 6. Le souffle localisé en dedans de l'épine de l'omoplate a encore diminué. La respiration est toujours moindre à droite qu'à gauche.

Le 11. Après chaque parole, la voix est soufflée.

En avant, la tonalité est plus élevée vers le bord gauche, la première pièce du sternum.

Le souffle expiratoire s'étend surtout à gauche.

En arrière, dureté dans les deux gouttières vertébrales au niveau de la bifurcation de la trachée.

Souffle expiratoire léger, localisé en dedans de l'épine de l'omoplate de chaque côté.

Le souffle expiratoire est un peu plus prononcé à gauche.

Le malade sort le 18 avril, légèrement amélioré.

Obs. XIII.

Adénopathie trachéo-bronchique consécutive à la rougeole.

M. le Dr N. Guéneau de Mussy m'a communiqué les renseignements qui suivent sur un enfant âgé de 12 ans, auprès duquel il a été appelé le 29 juin dernier.

Cet enfant a été atteint de la rougeole, il y a plusieurs mois. A la suite, il a toussé par quintes pendant quatre mois, avec expectoration moyenne abondante, mais sans sifflement et sans vomissement.

Actuellement il ne tousse plus, mais il reste pâle et maigre.

Il présente quelques boutons d'ecthyma sur la figure, et l'on découvre un chapelet de ganglions engorgés sur le côté gauche du cou au devant du trapèze.

L'exploration de la poitrine donne les résultats suivants :

Submatité et tonalité aiguë sur les lames vertébrales gauches des quatre premières vertèbres dorsales, et sur le côté gauche du manubrium sternal.

Faiblesse relative très-accentuée et rudesse du bruit respiratoire avec un peu d'expiration bronchique en arrière du côté gauche près du rachis, en dedans de l'épine de l'omoplate.

Obs. XIV (personnelle).

Adénopathie trachéo-bronchique consécutive à la rougeole.

Le 16 mars 1874, je voyais, à la consultation de l'Hôtel-Dieu, un enfant de 7 ans et demi que l'on amenait pour une toux incessante.

Cet enfant a eu la rougeole en novembre 1873. Depuis, il a continué à tousser par quintes ; et la nuit on entendait des râles à distance.

Il a peu d'appétit. Il maigrit et se trouve très-faible sur ses jambes

Légère matité au niveau de la première pièce du sternum et souffle bronchique expiratoire interscapulaire, murmure respiratoire plus faible à droite, dans la moitié inférieure.

On ne retrouve aucun chapelet ganglionnaire extérieur.

Obs. XV (personnelle).

Adénopathie trachéo-bronchique, consécutive à la rougeole.

Marie ..., âgée de 1 an, est apportée à la consultation de l'Hôtel-Dieu, le 14 avril 1874.

Elle a eu la rougeole il y a un mois, elle toussait depuis un mois. La rougeole a duré huit jours. Depuis, l'enfant tousse par quintes comme dans la coqueluche. Ces quintes de toux surviennent à peu près toutes les heures et sont suivies de vomissements.

L'enfant ne se tient pas sur ses jambes, même soutenue; elle paraît faible sur ses membres inférieurs plus qu'on ne l'est à cet âge. Le facies est un peu altéré, la gaieté a diminué.

On trouve de petits grains glanduleux de chaque côté du cou.

Exploration de la poitrine. — En avant on ne perçoit rien d'anormal à l'auscultation et à la percussion.

En arrière et à gauche, submatité, tonalité élevée en dedans du scapulum, au niveau de la partie interne des fosses sus et sous-claviculaires, et expiration bronchique intense.

L'enfant a eu une quinte de toux devant nous. Cette quinte rappelait les quintes de la coqueluche.

La voix n'est pas voilée, mais elle l'a été pendant la rougeole et durant huit jours après; un peu d'eczéma de l'oreille gauche.

Traitement. — 1º Huile de foie de morue, une cuillerée à café tous les matins; 2º eau, 150 grammes; bromure de potassium, 4 grammes; une cuillerée à café toutes les heures; 3º sinapisme sur la poitrine.

Le 11 avril, une semaine après, la toux était moins intense, moins fréquente et moins quinteuse. L'enfant est plus gaie, on continue le même traitement.

Le 17. L'enfant a pris de l'embonpoint, le facies est meilleur.

La toux est devenue un peu plus fréquente et plus quinteuse. L'enfant est affectée de coryza, et il est présumable qu'elle a été soumise à une cause de refroidissement.

Continuer le traitement, mais deux cuillerées de bromure au lieu d'une.

Le 29. L'enfant se tient mieux sur ses jambes, tousse beaucoup moins. Sa toux a perdu le caractère coqueluchoïde.

Continuer le même traitement.

Le 2 mai. L'enfant est bien portante, se tient sur ses jambes, la gaieté est parfaite. Sa toux est rare et ordinaire. Elle est emportée à la campagne. Depuis, elle a continué à très-bien se porter ; la toux n'a pas tardé à disparaître.

Obs. XVI.

Rhino-laryngo-trachéo-bronchite. — Souffle expiratoire tubaire au sommet droit, en arrière. — COMPRESSION TRACHÉO-BRONCHIQUE (toux férine). — *Antécédents syphilitiques*.

La nommée B..., âgée de 30 ans, tapissière, entre à l'Hôtel-Dieu (service de M. le Dr N. Guéneau de Mussy) le 31 octobre 1873.

Elle n'a marché qu'à l'âge de 7 ans. Elle était nouée, dit-elle.

De 7 à 14 ans, ganglions cervicaux suppurés. Sous-maxillaires gauches étant très-jeune, sous-mentonniers à 11 ans (cicatrices actuellement). En même temps maux d'yeux.

Tousse depuis l'âge de 14 ans. A eu la variole à 10 ans 1/2.

Atteinte de bronchite l'an dernier.

Attaque de rhumatisme il y a un an.

Il y a sept ans, ulcérations aux parties génitales ; sans adénite inguinale, dit-elle. N'a pas eu d'angine syphilitique.

Il y a quatorze mois (dans la même salle), exostose de la partie interne de la clavicule droite avec abcès ouvert par incision. Reste une cicatrice linéaire. Il y a six ans, boutons sur le corps pendant six semaines (hôpital Saint-Louis). Tumeur spécifique au-dessous des genoux ; cicatrices de syphilides.

État actuel. — Malade depuis quinze jours. Début par frisson. Douleur dans les deux côtés ; avant, crampes d'estomac, mais jamais de sifflement ou raclement laryngien.

D'abord coryza (à sa fin aujourd'hui).

Puis laryngite et laryngo-trachéite (avec angine légère).

Anorexie. Légère fièvre.

Actuellement, laryngo-trachéo-bronchite dont elle est atteinte depuis deux jours seulement.

Toux fréquente, quinteuse, ferme. Expectoration muqueuse.

Fièvre. Respiration ronflante à la racine des bronches. Selles rares. Enrouée.

1er novembre. Même état. En plus on perçoit un léger souffle expiratoire dans la fosse sus-épineuse droite (ganglions ou induration pulmonaire).

Le 2. Au sommet droit, en arrière, souffle expiratoire tubaire, voix légèrement retentissante. Légère matité qu'on ne peut bien apprécier qu'en percutant alternativement des deux côtés dans des points homologues (engorgement ganglionnaire ou induration pulmonaire (?). Les crachats sont muqueux).

Respiration rude dans le reste de l'étendue du poumon droit. Quelques râles ronflants vers la racine des bronches.

A gauche, respiration rude aussi et ronflante vers le hile pulmonaire.

A eu cette nuit des quintes de toux fatigantes.

Ce soir, même état du poumon droit, peut-être même plus accusé.

Ailleurs, des deux côtés en avant et en arrière, râles ronflants expiratoires.

Toux quinteuse, fréquente, oppressive.

Le 5. Iodure de potassium, 1,50. Lavement. A mangé un peu.

Le 6. Toux moins intense et moins fréquente. — Iodure de potassium, 2 gr.

Le 7. Tousse moins. Dort bien.

A son entrée, on avait appliqué 8 à 10 gouttes d'huile de croton au devant de la poitrine. Depuis il s'est fait là deux plaques irrégulières, verticales, de plusieurs centimètres, d'une eschare superficielle, qui empêchent de percuter la région sternale. Avant cette application la percussion n'indiquait rien d'anormal. On ne trouvait d'ailleurs qu'une très-légère élévation du ton dans la fosse sus-épineuse droite.— Iodure de potassium, 2 gr. ; lait à la place du vin.

Le 8. A beaucoup moins toussé. Mieux.

Sommet droit, fosse sus-épineuse. — Toujours léger degré de dureté sous le doigt, mais souffle expiratoire moins aigu, plus grave. Il occupe les fosses sus et sous-épineuses. Il est mieux perçu vers la racine des bronches.

Pas d'inégalité dans l'intensité du murmure respiratoire des deux côtés. Expiration grosse, ronflante, dans le reste du poumon.

Le 9. Mouche le sang, et céphalalgie depuis deux jours.

Expiration grosse, ronflante, vers le hile des deux côtés, à droite surtout. Sommet droit comme hier.

Pas d'inégalité du murmure respiratoire des deux côtés.

Le 10. Se plaint du côté gauche et du dos. Fièvre. Sueurs. Peau moite. Pouls, 106. Coryza (est-ce de l'iodisme?). — Suspendre l'iodure de potassium.

Le 12. Mieux. Murmure respiratoire, peut-être moins bien perçu à droite qu'à gauche.

Toujours souffle expiratoire tubaire doux au niveau de la fosse sus-épineuse droite.

Le 15. Les ulcérations présternales provoquées par l'application de l'huile de croton sont cicatrisées.

Le sternum est saillant, forme une voussure, mais cet état est congénital. D'ailleurs sonorité à ce niveau ou seulement légère dureté à la percussion.

Le 16. Depuis huit jours on avait cessé l'iodure de potassium. On le reprend ce matin à la dose de 0,50.

Le 17. On entend toujours du souffle expiratoire, entendu seulement dans toute l'étendue de la fosse sus-épineuse.

Tousse beaucoup moins.

Pas de matité ni en avant ni en arrière.

Le 18. Toux et oppression presque disparues. Appétit modéré — Iodure de potassium, 1,75.

Crache peu ou pas.

Le 20. Ne tousse pas, ne crache pas. Respire bien.

La respiration s'entend mieux à gauche qu'à droite, soit en avant, soit en arrière.

Le 21. Le ganglion de l'angle du maxillaire inférieur à droite est gros et douloureux (courant d'air).

Le 24. Le ganglion a diminué de volume.

Le 25. Ni douleur ni hypertrophie de ce ganglion.

Le 27. Sort, conservant le souffle expiratoire du sommet droit, mais adouci. Continue l'usage de l'iodure de potassium. Etat général meilleur.

Obs. XVII.

Adénopathie après une fièvre typhoïde.

Le nommé G..., âgé de 27 ans, garçon de restaurant, entré à l'Hôtel-Dieu (service de M. le Dr N. Guéneau de Mussy) le 22 mai 1874.

Ce malade a commencé à perdre ses forces il y a six mois ; à cette époque il toussait déjà un peu.

Avant ces six mois il s'enrhumait très-facilement.

Il y a cinq mois il a vomi du sang en assez grande abondance pendant sept ou huit jours. Sa faiblesse a augmenté et il n'a pu continuer son travail. La toux s'est accentuée.

Il a eu la fièvre typhoïde il y a trois mois et demi. Il a mis longtemps à se remettre, et le premier jour de sa sortie il a pris un chaud et froid ; la toux est devenue violente, incessante ; les sueurs nocturnes sont arrivées. Sa faiblesse est devenue extrême, il a perdu l'appétit. Le malade est très-maigre.

Percussion en arrière ; submatité dans les fosses sus et sous-épineuses gauches.

Matité dans les fosses sus et sous-épineuses droites.

Craquements à l'inspiration et à l'expiration, à gauche.

La percussion sur les lames vertébrales correspondantes à la partie interne des fosses sous-épineuses gauche et droite, donne de la matité ; tonalité plus élevée à gauche.

C'est au niveau de la partie interne des fosses sous-épineuses droite et gauche correspondant à cette matité qu'il faut localiser un souffle expiratoire bronchique à gauche et très-caverneux à droite.

Ce souffle s'entend surtout à droite et s'étend dans toute l'étendue des fosses sous-épineuses gauche et droite.

Au même niveau, en dedans de l'omoplate, la respiration est soufflée à droite seulement.

Percussion en avant ; matité dans la fosse sus-claviculaire droite, sub-matité dans la fosse sous-claviculaire du même côté.

Son à gauche.

Un peu plus de vibrations à droite.

La submatité de la région sous-claviculaire droite s'étend, en augmentant, à la première pièce du sternum et devient de la matité dans les deux tiers droits du *manubrium*. A partir de là, elle diminue et devient de la submatité.

Au niveau de la matité la plus absolue de la première pièce du sternum, on entend un souffle expiratoire et la voix est soufflée.

La voix n'a jamais été prise. — Vésicatoire dans la fosse sous-épineuse droite ; potion : iodure de potassium, 0,25 c. Badigeonnage avec teinture d'iode sur la deuxième pièce du sternum.

Le malade sort le 3 juin dans un excellent état de santé.

Obs. XVIII.
Communiquée par M. le Dr N. Guéneau de Mussy, le 7 juillet 1874.

Madame ***, 55 ans. Embonpoint notable. Symptômes d'arthritisme et de lymphatisme. Dyspepsie, hypochondrie ; angine granuleuse opiniâtre.

Depuis sept ou huit ans, toux, accès d'oppression ayant le caractère asthmatique, revenant surtout la nuit. Vomissements fréquents.

Je trouve une note écrite il y a six ans et qui exprime exactement les phénomènes observés cette année : son obscur, aigu et résistance au doigt dans la région ganglionnaire gauche s'étendant en dehors du sternum, au niveau des deux poumons, dans les espaces intercostaux, près de cet os.

Respiration très-faible dans tout le côté gauche. Tonalité plus aiguë de tout ce côté.

J'avais noté, il y a six ans, des signes d'emphysème; ils sont moins accusés aujourd'hui. Cependant la respiration est par moments ronflante et sibilante, toujours très-faible, rude et aiguë. Expiration soufflante, presque caverneuse, au sommet gauche en arrière, moins accentuée en avant, où elle s'entend encore. Inspiration faible, rude, aiguë, mais non soufflante.

La malade a été à Ems, puis à Hyères, pendant l'hiver, et elle s'en est bien trouvée. Elle avait même passé cette année un très-bon hiver à Hyères, quand au mois de mars elle a été prise d'une fièvre catarrhale qui a duré six semaines.

Obs. XIX.

Le 11 juillet 1874 s'est présentée à la consultation une femme âgée de 56 ans.

Toux coqueluchoïde. Oppression, dyspnée après tout effort. Diminution du murmure respiratoire à gauche.

Expiration sibilante prolongée et surtout à gauche. Matité le long du bord gauche de la première pièce du sternum. Matité interscapulaire à gauche.

Palpitations. Traces d'une carie ancienne du sternum, à sa partie moyenne, avec dépression très-accusée de la peau qui semble rentrer dans le tissu osseux. Toute la moitié inférieure de cet os est déprimée, concave.

Elle a été soumise au traitement par la teinture d'iode prise à l'intérieur; sa santé a été considérablement améliorée à la suite.

Les planches I, II, III et IV représentent les principaux organes contenus dans le médiastin, vus chez un même sujet par la face antérieure (pl. I et II) et la face postérieure (pl. III et IV).

Elles ont été dessinées d'après des pièces provenant d'une femme âgée de 22 ans, morte de *phthisie pulmonaire*, dans le service de M. le professeur Béhier, à l'Hôtel-Dieu, le 14 février 1874.

Etat des poumons. — Pleurésie sèche double, avec adhérences peu prononcées à gauche, avec épaississement notable de la plèvre à droite. — *Poumon droit, lobe supérieur ;* sclérose avancée, cavernules, granulations et noyaux caséeux. *Lobes moyen et inférieur;* congestion, noyaux granuleux et granulations isolées, lobules rouge clair et consistants, disséminés. — *Poumon gauche :* mêmes lésions qu'à droite, mais sans noyaux de pneumonie lobulaire.

Cœur : volume normal, un peu de surcharge graisseuse, aucunes lésions d'ailleurs.

Médiastin proprement dit : on constate un certain degré de médiastinite caractérisée par des adhérences qui unissent certains points des poumons à divers organes contenus dans le médiastin (voir pl. III).

Il n'existe aucune compression d'organes par les ganglions hypertrophiés.

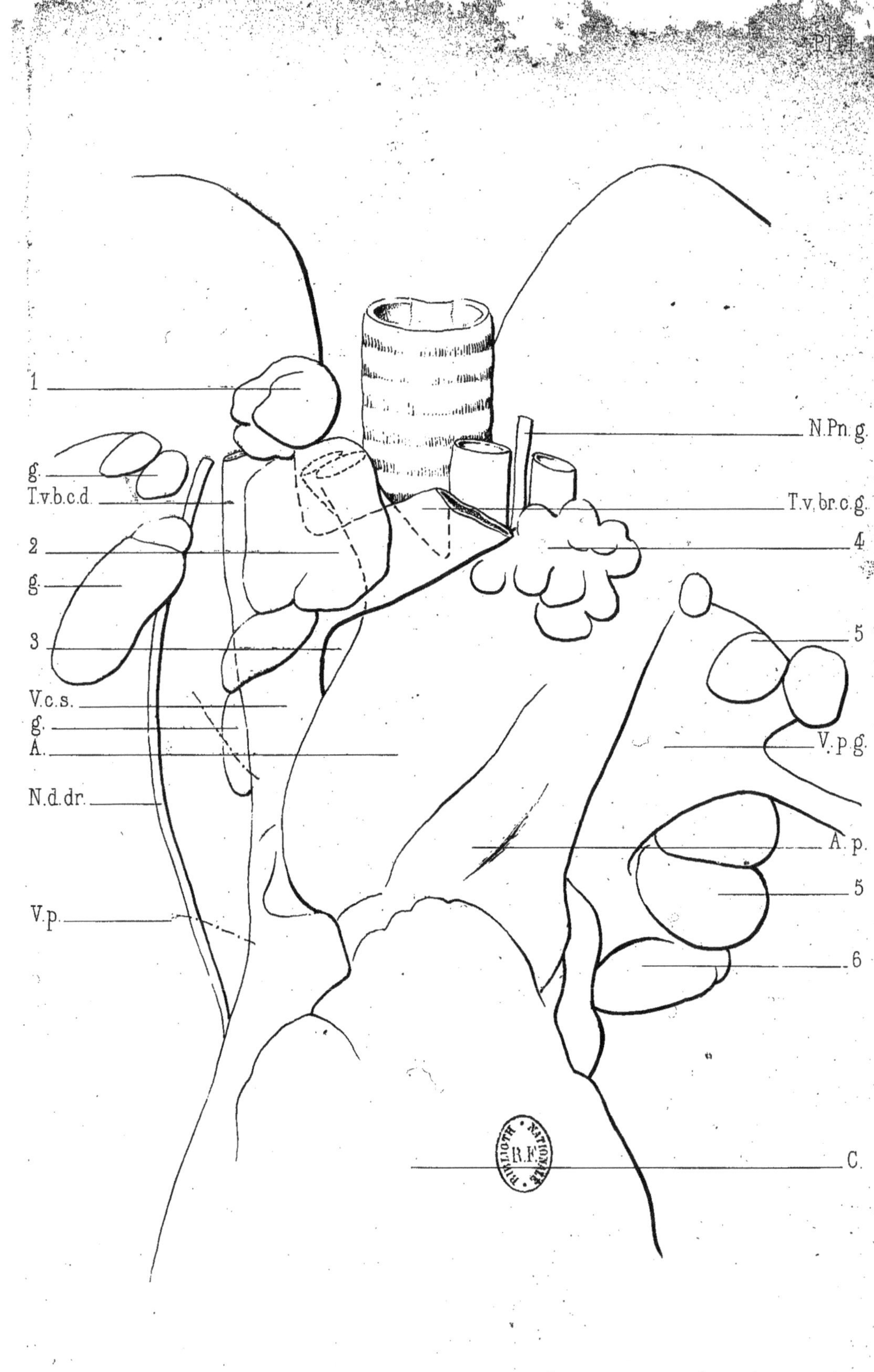
Pl.
1
N.Pn.g.
g.
T.v.b.c.d.
T.v.br.c.g.
2
4
g.
3
5
V.c.s.
g.
A.
V.p.g.
N.d.dr.
A.p.
5
V.p.
6
C.

EXPLICATION DES PLANCHES I, II, III ET IV.

PLANCHE I.

(*Région trachéo-bronchique vue par sa face antérieure.*)

1. 2. Ganglions jaunes pâles rosés, situés entre l'articulation sterno-claviculaire, et l'origine des troncs veineux brachio-céphaliques (ganglions rétro-sterno-claviculaires droits). En bas et en arrière d'eux on trouve le groupe prétrachéo-bronchique droit (3).

3. Groupe ganglionnaire prétrachéo-bronchique droit, vu entre la veine cave supérieure et la crosse de l'aorte.

4. Amas de petits ganglions rosés, piquetés de rouge, mêlés de graisse (ganglions rétro-sterno-claviculaires gauches), situés un peu plus bas et un peu plus profondément que leurs homonymes du côté droit.

5. 5. Ganglions cendrés marbrés de noir, situés dans les angles de division des veines pulmonaires gauches.

6. Ganglion faisant saillie en arrière sous le tronc postérieur des veines pulmonaires gauches (voir fig. 9, pl. III et IV).

V.c.s. Veine cave supérieure, derrière laquelle on aperçoit à droite un ganglion faisant partie des 1ers ganglions interbronchiques droits.

N.d.dr. Nerf diaphragmatique droit resté accolé au poumon droit renversé en dehors, recouvert en partie par un gros ganglion cendré et noir accolé au poumon droit.

V.p. Ligne formée de points et de traits indiquant les bords du tronc antérieur des veines pulmonaires droites.

V.p.g. Tronc antérieur des veines pulmonaires gauches et ses divisions.

A. p. Artère pulmonaire.

C. a. Crosse de l'aorte.

T.v.br.c.g. Tronc veineux brachio-céphalique gauche.

N. pn. g. Nerf pneumogastrique gauche.

C. Cœur.

g. g. g. Divers ganglions.

PLANCHE II.

Même figure qu'à la Pl. I. Le tronc veineux brachio-céphalique gauche a été renversé en dehors et à droite pour mettre à découvert le groupe ganglionnaire (3) prétrachéo-bronchique droit.

On a tracé au pointillé les ganglions intertrachéo-bronchiques, situés au-dessous de l'angle de bifurcation de la trachée (voir pl. IV ces mêmes ganglions (g. i. tr.br.) vus par leur face postérieure).

1. Ganglions trachéaux latéraux droits surmontant le groupe des ganglions prétrachéo-bronchiques droits (3).

2 Groupe ganglionnaire prétrachéo-bronchique droit, en partie caché par le tronc de l'aorte et l'origine du tronc artériel innominé, se continuant au bas avec de petits ganglions tracés au pointillé. Ceux-ci passent sous la branche droite de l'artère pulmonaire (Br. d. Ap.), et font partie des 1^{rs} ganglions interbronchiques (g). Ces ganglions prétrachéo-bronchiques droits (3) sont rénitents, cendrés et tachés de noir serré. Il en est de même des ganglions qui les surmontent (1). Ils sont fréquemment dégénérés.

A. s. c. d. Artère sous-clavière droite, limite supérieure de la masse ganglionnaire prétrachéo-bronchique correspondante.

Br.d.A.p. Branche droite de l'artère pulmonaire : elle est vue à travers la crosse de l'aorte, et marquée par des traits ; elle recouvre le premier ganglion interbronchique droit (tantôt unique, tantôt multiple).

G. Ganglion interbronchique droit, dit premier ganglion interbronchique, vu sa position dans l'angle que fait la branche droite avec la première division bronchique destinée au lobe supérieur. Ce ganglion est noir et rénitent ; il est placé sous la branche droite de l'artère pulmonaire, et ses deux premières divisions, entre lesquelles il s'engage quelquefois.

B.r.g.a.p. Branche gauche de l'artère pulmonaire.

V. p. Tronc antérieur des veines pulmonaires gauches.

La partie inférieure de la trachée et les bronches sont marquées par des traits. Il en est de même de la branche droite de l'artère pulmonaire et d'une partie de la branche gauche.

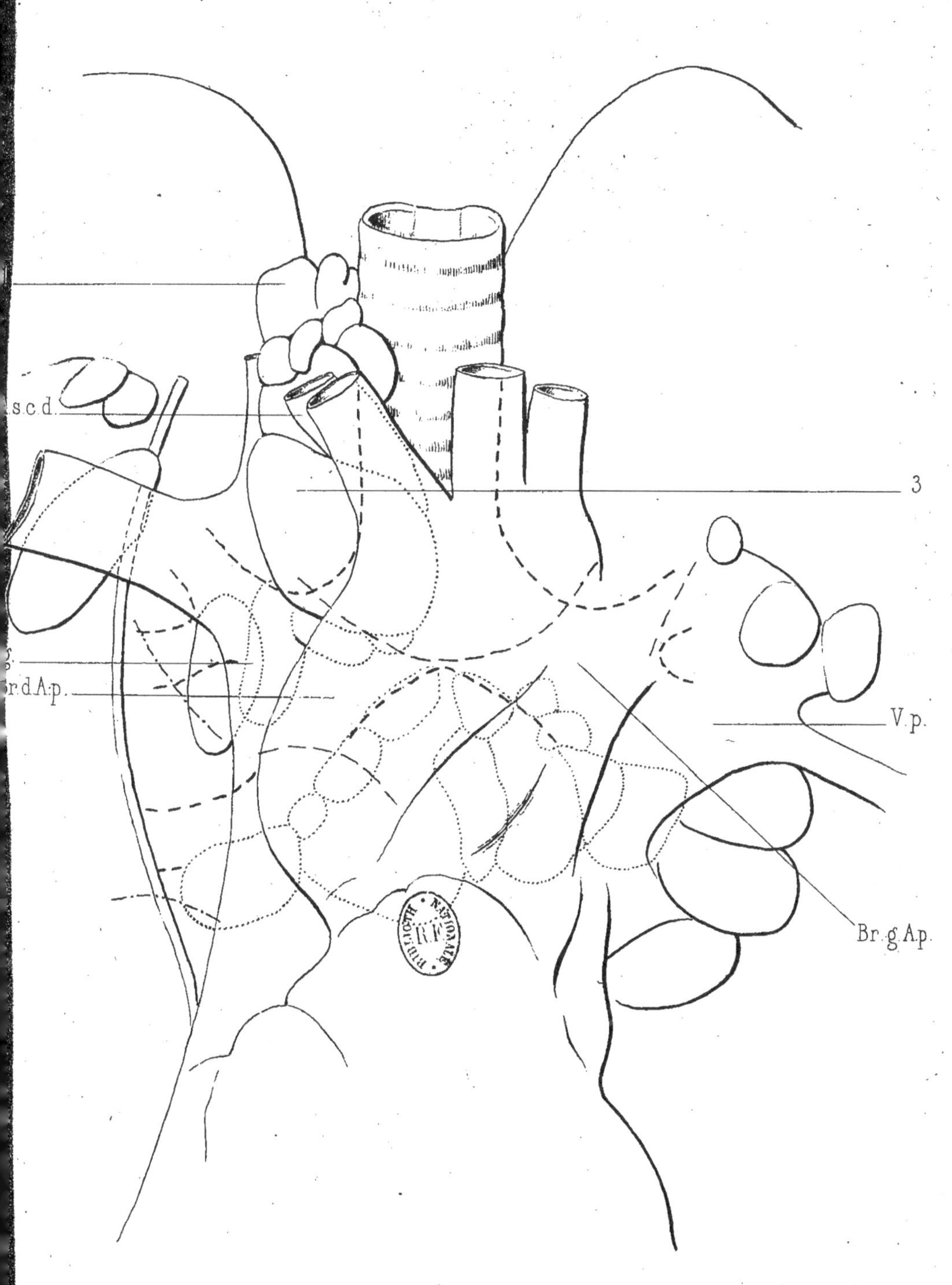
A.s.c.d.
3
V.p.
Br.d.A.p.
Br.g.A.p.

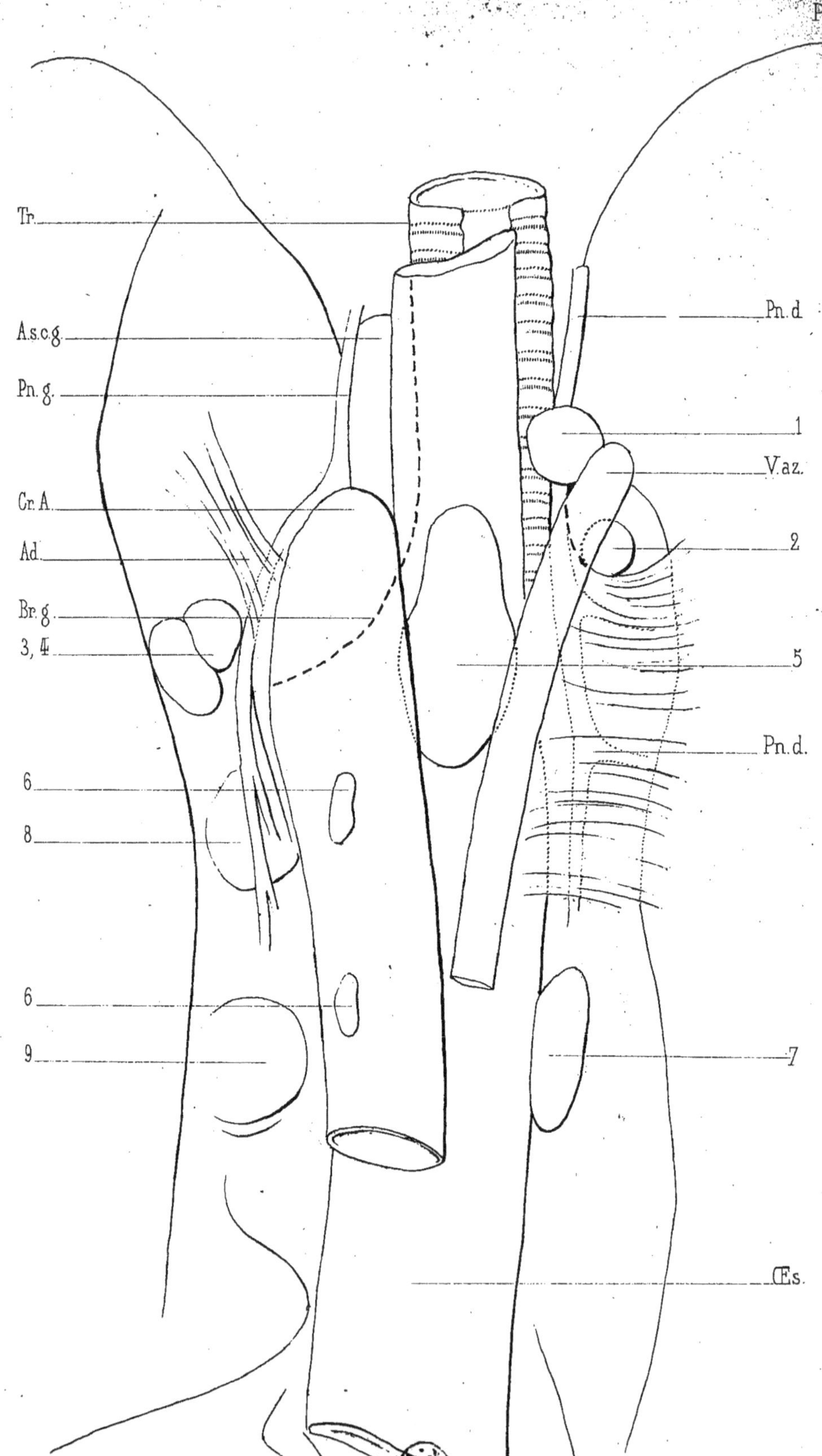

Tr.
A.s.c.g.
Pn. g.
Cr. A.
Ad.
Br. g.
3, 4
6
8
6
9
Pn. d.
1
V. az.
2
5
Pn. d.
7
Œs.

(Région trachéo-bronchique vue par sa face postérieure.)

Tr.   Trachée.

A. s. c. g. Artère sous-clavière gauche.

Pn. g.   Pneumogastrique gauche.

Cr. A.   Crosse aortique.

Ad.   Fausses membranes du lobe supérieur du poumon gauche, adhérentes au pneumogastrique gauche.

Br. g.   Limite supérieure de la bronche gauche marquée par des traits.

3. 4.   Ganglions bruns rénitents sus-bronchiques gauches externes, ou accolés au poumon (le pneumogastrique gauche adhère quelquefois à ces ganglions).

6. 6.   Petits ganglions rouges rénitents.

8.   Ganglion faisant partie des ganglions intertrachéo-bronchiques, enveloppé du tissu cellulo-fibreux.

d.   Pneumogastrique droit. En arrière et au-dessous de la bronche droite, on le trouve recouvert et atteint par des adhérences cellulo-fibreuses qui unissent l'œsophage à la plèvre viscérale du poumon droit.

1. 2.   Ganglions jaunâtres, pâles, rénitents. Le pneumogastrique droit passe entre le ganglion 1 en arrière, et la masse ganglionnaire prétrachéo-bronchique droite, située en avant et que l'on n'aperçoit pas ici.

V. az.   Veine azygos, à cheval sur la bronche droite.

5.   Gros ganglion rénitent, rosé, pâle extérieurement, taché de noir au centre, à la coupe, placé derrière l'œsophage entre l'aorte et la veine azygos.

Œs.   Œsophage.

7.   Ganglion rénitent brun extérieurement, cendré, taché de noir à la coupe.

9.   Ganglion correspondant au ganglion 6 de la Pl. I, vu par sa face postérieure et enveloppé de tissu cellulo-fibreux.

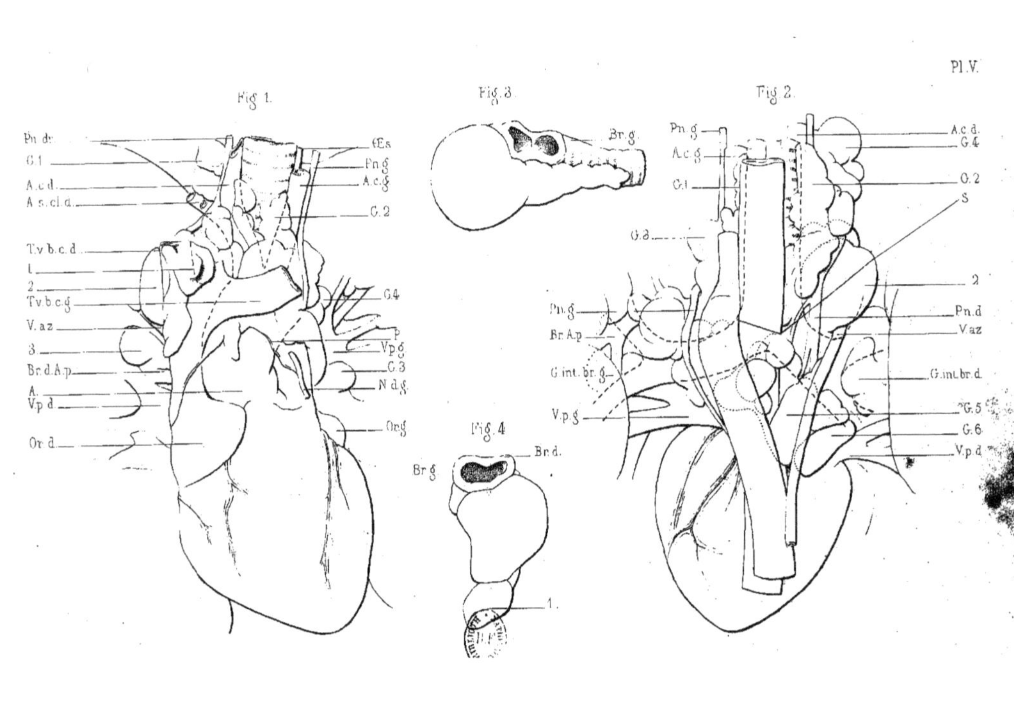
Pl. V.
Fig 1.
Fig. 3.
Fig 2.
Fig. 4.
Pn. dr.
G.1
A.c.d.
A.s.cl.d.
Tv b.c.d.
l.
2
Tv b.c.g.
V. az
3
Br.d.A.p.
A.
Vp.d
Or.d.
Œs
Pn.g
A.c.g
G.2
G.4
P
Vp.g
G.3
N.d.g
Or.g
Br.g.
Br.d.
Br.g
1.
Pn. g
A.c.g
G.1
G.d
Pn.g
Br.A.p
G.int. br. g.
V.p.g
A.c.d.
G.4
G.2
S
2
Pn.d
V.az
G.int.br.d.
G.5
G.6
V.p.d

EXPLICATION DE LA PLANCHE V.

Les pièces dessinées dans cette planche proviennent d'un enfant de 8 mois, mort dans le service de M. le Dr Guéneau de Mussy, à l'Hôtel-Dieu, le 20 janvier 1874.

Père tuberculeux. Mère syphilitique.

Enfant malade depuis un mois. — Fièvre. — Coryza rebelle. — Ulcération du pavillon de l'oreille gauche. — Toux quinteuse. — Signes de pneumonie du sommet droit. — Bronchite. — Difficulté à avaler. — Convulsions. — Mort.

Voir, pour les détails anatomiques, page 274, obs. IV.

Fig. 1. — Région trachéo-bronchique, vue par sa face antérieure.

Pn. dr.   Pneumogastrique droit.

G. 1.   Ganglion caséeux.

A. c. d.   Artère carotide primitive droite.

A. s. cl. d. Artère sous-clavière droite.

T. v. b. c. d. Tronc veineux brachio-céphalique droit.

1.   Gros ganglion caséeux surmontant la masse ganglionnaire prétrachéo-bronchique droite, et faisant une forte saillie en avant, dans l'angle de bifurcation de la veine cave supérieure.

2.   Portion visible du groupe ganglionnaire prétrachéo-bronchique droit (caséeux).

T. v. b. c. g. Tronc veineux brachio-céphalique gauche.

V. az.   Origine de la veine azygos.

3.   Ganglion caséeux (1er ganglion interbronchique droit).

Br. d. a. p. Branche droite de l'artère pulmonaire.

A.   Aorte à son origine.

V. p. d.   Tronc antérieur des veines pulmonaires droites.

Or. d.   Oreillette droite.

Œs.   Œsophage.

Pn. g.   Pneumogastrique gauche.

A. c. g.   Artère carotide primitive gauche.

G. 2.   Ganglions rouges (congestionnés, non caséeux).

G. 4.   Ganglions rouges.

P.   Péricarde sectionné au niveau de l'origine des gros vaisseaux de la base du cœur.

V. p. g.   Tronc antérieur des veines pulmonaires gauches.
G. 3.   Ganglion rouge.
N. d. g.   Portion du nerf diaphragmatique gauche.
Or. g.   Oreillette gauche.

Fig. 2. — Région trachéo-bronchique vue par sa face postérieure (chez
            le même sujet).
Pn. g.   Pneumogastrique gauche.
A. c. g.   Artère carotide primitive gauche.
G. 1.   Chaîne ganglionnaire trachéo-latérale gauche.
G. 3.   Ganglion caséeux.
Br. a. p.   Branche de l'artère pulmonaire passant en dessus et en ar-
            rière de la première division bronchique gauche.
G.int.b.g. 1er ganglion interbronchique gauche.
V. p. g.   Tronc postérieur des veines pulmonaires gauches.
Ac. d.   Artère carotide primitive droite.
G. 4.   Ganglion caséeux.
G. 2.   Autres ganglions faisant partie de la chaîne trachéo-latérale
            droite.
S.   Section de la masse ganglionnaire prétrachéo-bronchique
            droite (2) et des deux bronches à leur naissance (v. fig. 3 et 4).
2.   Face postérieure du groupe ganglionnaire prétrachéo-bron-
            chique droit, parcourue en arrière par le tronc du pneumo-
            gastrique droit (pn. d.).
V. az.   Veine azygos, au point où elle se montre en arrière, en pas-
            sant entre la bronche droite et le groupe ganglionnaire (2),
G.i.t.b.d. 1er ganglion intertrachéo-bronchique droit (caséeux).
G. 5. G. 6. Ganglions rouges placés en arrière des ganglions intertrachéo-
            bronchiques, proprement dits caséeux (et dont la limite à
            gauche est marquée par un pointillé).
V. p. d.   Tronc postérieur des veines pulmonaires droites.

Fig. 3.   Portion inférieure du groupe ganglionnaire prétrachéo-bron-
            chique droit (2), sectionné.
Br. g.   Bronche gauche.

Fig. 4.   Portion inférieure du groupe ganglionnaire précédent.
Br. d.   Bronche droite.
Br. g.   Bronche gauche.
            Ce ganglion répond au ganglion 1 de la fig. I.

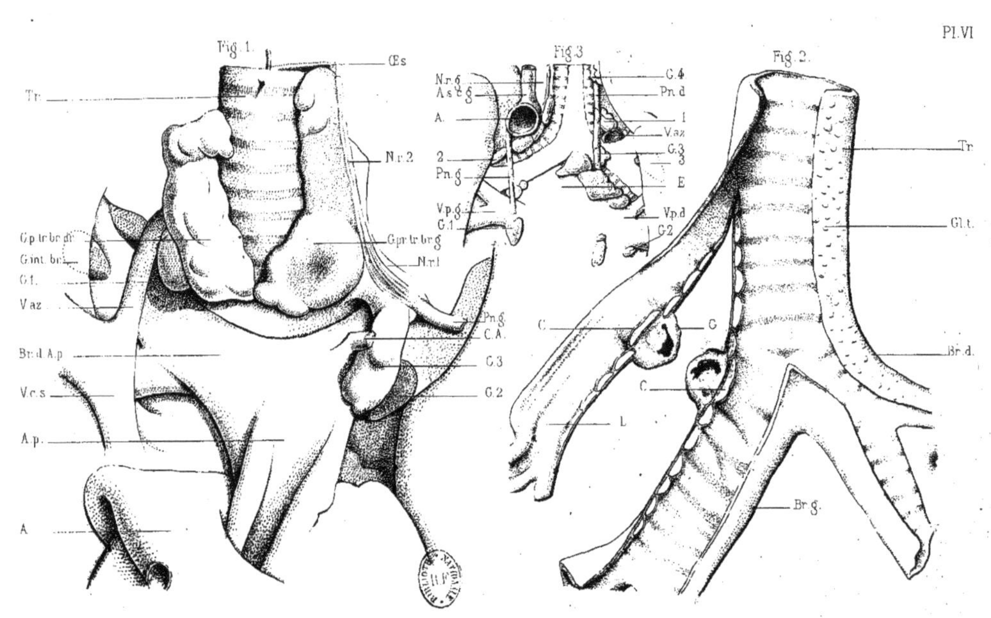

Fig. 1.
Œs
Tr
Nr. 2
G. p. tr. br. d.
G. int. br.
G. 1.
V. az
G. p. tr. br. g
N. r. 1
Br. d. A. p
Pn. g.
C. A.
V. c. s.
G. 3
A. p.
G. 2
A
Fig. 3
N. r. 6
A. s. c. g
A.
2
Pn. g.
V. p. g.
G. 1.
G. 4
Pn. d
1
V. az
G. 3
E
V. p. d
G. 2
Fig. 2.
Tr
Gl. t.
C
G
Br. d.
C
L
Br. g.

Fig. 1. Tr. Trachée vue par sa face antérieure.

Œs. Œsophage adhérent à la masse ganglionn. placée devant lui.

G.p.tr.br.Groupe ganglionnaire prétrachéo-bronchique droit, composé de trois principales masses au milieu d'un tissu fibreux rose les séparant et les entourant, caséeuses, rénitentés, d'un jaune-paille.

Gp.tr.br. Groupe ganglionnaire prétrachéo-bronchique gauche, formé d'un grand nombre de ganglions caséeux jaunes, rénitents, dont deux ont le centre marbré de noir. Il adhère à la trachée et à la bronche gauche qui sont un peu aplaties.

G.int.br. Ganglion interbronchique droit faisant hernie entre deux divisions tertiaires de la branche droite de l'artère pulmonaire. Ce ganglion a le volume d'un haricot; il est rénitent, caséeux, noir au centre, jaune à la périphérie. Les anneaux cartilagineux qui l'avoisinent sont indurés.

G. 1. Deux ganglions accolés, du volume d'un gros pois dans leur ensemble, noirs et jaunes, caséeux. Ils faisaient saillie dans l'angle que forme la veine azygos avec la veine cave supérieure.

V. az. Veine azygos. Son origine est reportée plus bas en avant, la pièce anatomique ayant été suspendue à un crochet.

V. c. s. Veine cave supérieure ; elle a été de même entraînée en bas pour la même raison.

Br.d.a.p. Branche droite de l'artère pulmonaire, reportée aussi plus bas par suite de la suspension de la pièce.

A. p. Tronc de l'artère pulmonaire, dont les parois sont plissées.

A. Crosse de l'aorte, renversée en bas, pour mettre à découvert les parties sous-jacentes.

Pn. g. Pneumogastrique gauche renversé en dehors par son propre poids.

N. r. 1. Nerf récurrent gauche, dont les fibres sont adhérentes à un ganglion, et éparpillées.

N. r. 2. Continuation du nerf récurrent gauche, adhérent au ganglion prétrachéo bronchique gauche.

C. a. Canal artériel oblitéré, détaché de son insertion à la concavité de la crosse aortique.

G. 3.   Deux ganglions rénitents caséeux, jaune-paille.
G. 2.   Ganglion sus-bronchique gauche externe, rénitent, caséeux.
          noir marbré au centre, jaune à la périphérie, avec de petites
          concrétions pierreuses. — Plus haut et plus en dehors dans
          le hile du poumon, on trouve un ganglion du volume d'un
          gros pois, dur, noir et contenant une matière plâtreuse au
          centre, et des concrétions pierreuses.

Fig. 2. Tr. Trachée.
Gl. t.   Glandules trachéales.
Br. d.   Bronche droite.
Br. g.   Bronche gauche.
L.   Lambeau de la trachée et de la bronche gauche, sectionné
          pour montrer les rapports du ganglion G avec la bronche,
          et particulièrement avec les deux cartilages C, luxés en
          dedans et atrophiés.
C. C.   Section de deux cartilages normalement soudés, légèrement
          atrophiés et luxés du côté de la cavité de la bronche gauche.

Fig. 3.   Cette figure est un exemple de congestion des ganglions tra-
          chéo-bronchiques, chez un enfant âgé de 17 jours, mort de
          broncho-pneumonie double.
N. r. g. Nerf récurrent gauche.
A. s. c. g. Artère sous-clavière gauche.
A.   Crosse de l'aorte sectionnée.
2.   Ganglion sus-bronchique, faisant partie de la chaîne gan-
          glionnaire trachéo-bronchique latérale.
Pn. g.   Pneumogastrique gauche.
V. p. g. Tronc postérieur des veines pulmonaires gauches.
G. 1.   Ganglion situé en dedans du bord inférieur du tronc veineux
          (v. p. g.).
G. 4.   Ganglions faisant partie de la chaîne ganglionnaire trachéale
          latérale droite.
Pn. d.   Pneumogastrique droit.
1.   Ganglion du groupe prétrachéo-bronchique droit, vu par sa
          face postérieure.
V. az.   Veine azygos sectionnée.
G. 3.   Ganglion situé en arrière de la partie moyenne de la bronche
          droite.
3   1ᵉʳ Ganglion interbronchique droit.
E.   Espace intertrachéo-bronchique et ganglions sous-bronchiq.
V. p. d. Tronc postérieur des veines pulmonaires droites.
Gr. 2.   Ganglion situé en dedans du bord inférieur du tronc veineux
          (v. p. dr.).

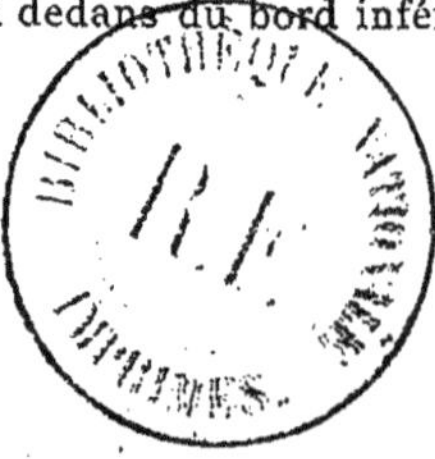

TABLE DES MATIÈRES.

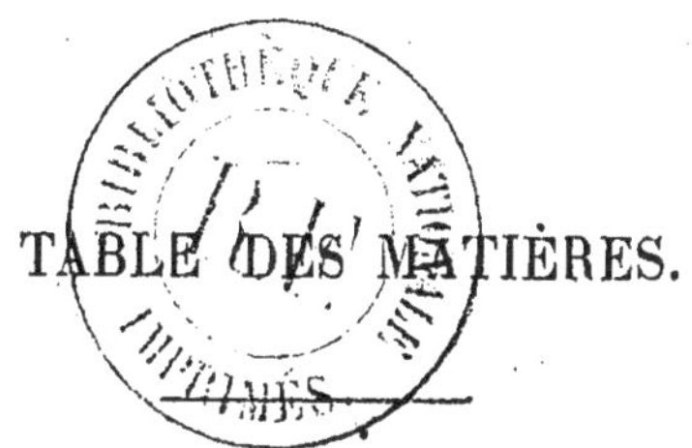

DEUXIÈME PARTIE.

TROISIÈME PARTIE.

Paris. A. Parent, imprimeur de la Faculté de Médecine, rue Mr-le-Prince, 31.

Clinique médicale, par le Dr Noël GUENEAU DE MUSSY, médecin de l'Hôtel-Dieu, membre de l'Académie de médecine. Tome 1er, 1 vol. in-8. Prix. 12 fr.
Le tome 2e paraîtra très-prochainement.

Leçons sur la syphilis étudiée plus particulièrement chez la femme, par le Dr ALFRED FOURNIER, médecin de l'hôpital de Lourcine, professeur agrégé à la Faculté de médecine de Paris, 1 fort volume in-8, avec tracés sphygmographiques; le vol. cartonné. 16 fr.

Leçons sur les maladies du système nerveux, faites à la Salpêtrière par le Dr CHARCOT, professeur à la Faculté de médecine de Paris, recueillies et publiées par le Dr BOURNEVILLE. 1 vol. in-8, avec 25 figures dans le texte et 8 planches en chromolithographie; le vol. cart. 10 fr.

Traité pratique des maladies du cœur, par FRIEDREICH. Ouvrage traduit de l'allemand par les Drs LORBER et DOYON. 1 v. in-8 cart. 10 fr.

Thérapeutique des maladies de l'appareil urinaire, par le Dr MALLEZ et E. DELPECH. 1 vol. in-8 cartonné. 8 fr. 50

Traitement préservatif et curatif des sédiments, de la gravelle, de la pierre urinaires et de maladies diverses dépendant de la diathèse urique, par le Dr A. MERCIER. 1 vol. in-12 avec fig. intercalées dans le texte. Cartonné. 8 fr.

La pleurésie purulente et son traitement, par le Dr MOUTARD-MARTIN, médecin de l'hôpital Beaujon. 1 vol. in-8. 4 fr.

De l'embaumement chez les anciens et chez les modernes, et des conservations pour l'étude de l'anatomie, par le Dr SUCQUET. 1 vol. in-8. 5 fr.

Alimentation du cerveau et des nerfs, par le Dr TAMIN-DESPALLES. 1 vol. in-8 avec 3 planches. 7 fr.

Physiologie du système nerveux cérébro-spinal, d'après l'analyse physiologique des mouvements de la vie, par le docteur E. FOURNIÉ, médecin adjoint à l'Institut des sourds-muets. 1 fort volume in-8, cart. en toile. 12 fr.

Recherches expérimentales sur le fonctionnement du cerveau, par le docteur E. FOURNIÉ, etc. 1 vol. in-8, avec 4 planches coloriées. 4 fr.

Leçons sur le strabisme, les paralysies oculaires, le nystagmus, le blépharospasme, professées par F. PANAS, chirurgien de l'hôpital Lariboisière, professeur agrégé à la Faculté de médecine de Paris, chargé du cours complémentaire d'ophthalmologie, etc., rédigées et publiées par G. LOREY, interne des hôpitaux; revues par le professeur. 1 vol. in-8, avec 10 figures dans le texte. 5 fr.

Traité de médecine légale et de jurisprudence médicale, par le Dr LEGRAND DU SAULLE, médecin de l'hôpital de Bicêtre (service des aliénés), médecin expert près les tribunaux, etc. 1 fort volume in-8. 18 fr.

Traité pratique des maladies des reins, par S. ROSENSTEIN, professeur de clinique médicale à Grœningue, traduit de l'allemand par les Drs BOTTENTUIT et LABADIE-LAGRAVE. 1 vol. in-8. 10 fr.
Cartonné. 11 fr.

Hystérotomie de l'ablation partielle ou totale de l'utérus par la gastrotomie. Étude sur les tumeurs qui peuvent nécessiter cette opération, par J. PÉAN, chirurgien des hôpitaux de Paris, et L. URDY, interne des hôpitaux de Paris. 1 vol. in-8 avec 25 figures dans le texte et 4 planches. 6

De la guérison durable du rétrécissement de l'urèthre par la galvanocaustique clinique, par les Drs F. MALLEZ et A. TRIPIER. 2 fr.

BOULOUMIE (de Vittel). **Considérations générales sur la dyspepsie, la gravelle et la goutte.** 1 fr.

BOULOUMIE (de Vittel). **Considérations générales sur la pathogénie des maladies de la prostate et prostatite subaiguë.** 1 fr. 50

Paris. A. PARENT, imprimeur de la Faculté de Médecine, rue M^r-le-Prince. 31.